AF500016

CATALOGUE DES PIÈCES

DU

MUSÉE DUPUYTREN

PUBLIÉ

Sous les auspices de la Faculté de médecine de Paris

PAR

M. HOUEL

CONSERVATEUR DES COLLECTIONS DE LA FACULTÉ DE MÉDECINE DE PARIS
AGRÉGÉ DE LA FACULTÉ
CHEVALIER DE LA LÉGION D'HONNEUR
MEMBRE DE LA SOCIÉTÉ DE CHIRURGIE, DE LA SOCIÉTÉ DE BIOLOGIE
ET DE LA SOCIÉTÉ ANATOMIQUE

TOME DEUXIÈME

PARIS

PAUL DUPONT
ÉDITEUR
41, rue Jean-Jacques-Rousseau.

G. MASSON, ÉDITEUR
LIBRAIRE DE L'ACADÉMIE DE MÉDECINE
Boulevard Saint-Germain, en face l'École-de-Médecine

1877

CATALOGUE DES PIÈCES

DU

MUSÉE DUPUYTREN

CATALOGUE DES PIÈCES

DU

MUSÉE DUPUYTREN

PUBLIÉ

Sous les auspices de la Faculté de Médecine de Paris

PAR

M. HOUEL

CONSERVATEUR DES COLLECTIONS DE LA FACULTÉ DE MÉDECINE DE PARIS
AGRÉGÉ DE LA FACULTÉ
CHEVALIER DE LA LÉGION D'HONNEUR
MEMBRE DE LA SOCIÉTÉ DE CHIRURGIE, DE LA SOCIÉTÉ DE BIOLOGIE
ET DE LA SOCIÉTÉ ANATOMIQUE

TOME DEUXIÈME

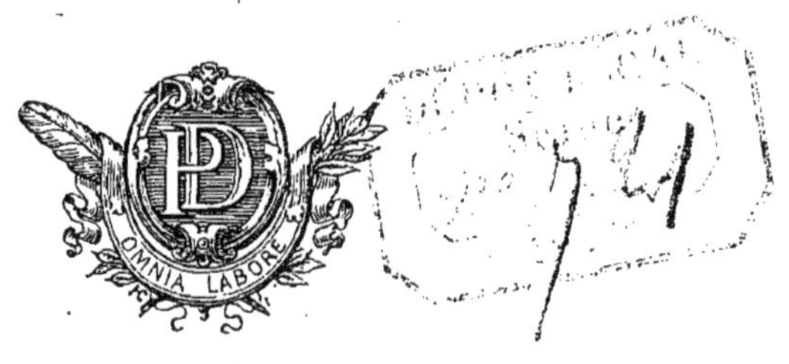

PARIS

PAUL DUPONT
ÉDITEUR
41, rue Jean-Jacques-Rousseau.

G. MASSON, ÉDITEUR
LIBRAIRE DE L'ACADÉMIE DE MÉDECINE
Boulevard Saint-Germain, en face l'École-de-Médecine

1877

CHAPITRE VI

Altérations des Os

CAUSÉES PAR LES TUMEURS, LES COLLECTIONS LIQUIDES, LES PRODUCTIONS ORGANIQUES DÉVELOPPÉES DANS LEUR VOISINAGE, DANS LES CAVITÉS QU'ILS FORMENT, OU DANS L'ÉPAISSEUR MÊME DE LEUR TISSU.

Voici comment s'exprime Denonvilliers, pour motiver cette distinction, que j'ai adoptée :

« Les altérations auxquelles ce chapitre est consacré, ana-« logues quant à leurs causes, présentent sous d'autres rap-« ports des différences quelquefois assez tranchées : ainsi, « à côté de l'usure, de la perforation, de la destruction des « os par des tumeurs fibreuses, anévrismales, hydatiques, « cancéreuses, etc., vont se trouver la divulsion des os, l'hy-« pertrophie du tissu osseux, et, par suite, l'accroissement « exagéré des cavités naturelles, à la suite de cancers, de « polypes, de productions diverses nées et développées dans « les sinus frontaux ou maxillaires, dans le canal médullaire « des os longs, etc., etc.

« Pour mettre de l'ordre dans ce sujet, je le diviserai en « trois articles: le premier comprendra les altérations des os « du tronc ; le second celles des os de la tête ; le troisième « enfin, celles des os des membres. »

ARTICLE PREMIER.

ALTÉRATIONS DES OS DU TRONC

Les pièces relatives à ces altérations sont au nombre d cinq seulement. Les trois premières nos 295, 296, 297, con sistent dans des usures de la colonne vertébrale par des tu meurs anévrismales. A l'occasion des anévrismes de l crosse de l'aorte, j'aurai, dans cette description, un asse grand nombre de pièces de ce genre à signaler, et parm lesquelles celles-ci auraient pu être classées; mais je les a trouvées dans cet articles et je les y ai laissées. La pièc n° 297 *a* est encore une usure de la colonne vertébrale don la nature est indéterminée. Enfin la cinquième et dernièr pièce n° 298, est un sacrum dont le canal central est consi dérablêment dilaté, par suite de la pression qu'a exercée su ces parois une tumeur hydatique développée dans son inté rieur.

N° 295. — Tronçon de colonne vertébrale, composé de sept vertèbres dorsales, qui sont probablement les 4e, 5e, 6e, 7e, 8e, 9e e 10e; usure des corps vertébraux par une tumeur anévrismale.

Les vertèbres altérées sont la sixième, septième et huitième, la lésion est limitée à la moitié latérale gauche de leur corps, et elle paraît être le résultat d'une pression qu'exercerait à ce niveau une poche anévrismale. Sur la septième vertèbre, l'usure est plus profonde et a détruit environ le tiers du corps; sur la sixième, elle n'a emporté qu'une très-petite bande osseuse limitée par une ligne courbe, à convexité supérieure; sur la huitième, elle a tracé une demi-lune, dont la convexité regarde en bas. Dans son ensemble, cette usure représente une excavation ovoïde d'environ 5 centimètres de long, sur 3 de largeur et 1 de profondeur. A ce niveau, les disques inter-vertébraux sont également détruits. L'usure s'est étendue jusque sur la tête de la sixième côte, à sa face antérieure; où l'on distingue deux petites cavités juxta-posées.

N° 296. — Tronçon de colonne vertébrale, composé de la dernière cervicale et des sept premières vertèbres dorsales, avec les 4e, 5e, 6e et 7e côtes de chaque côté. Usure des corps vertébraux par une tumeur anévrismale.

L'usure s'étend à quatre corps vertébraux, à savoir : les troisième, quatrième, cinquième et sixième vertèbres dorsales ; au lieu d'être bornée à gauche, la lésion s'avance de 12 à 15 millimètres du côté droit. Les excavations sont très-irrégulières, les cinquième et sixième vertèbres présentent chacune deux excavations séparées par une crête osseuse verticale. Les fibro-cartilages sont intacts, et dépassent le niveau des surfaces osseuses. La tête des quatrième, cinquième et sixième côtes est aussi altérée, ainsi que leurs articulations. Cette lésion a été produite par la présence d'une tumeur anévrismale de l'aorte.

N° 297. — Portion de colonne vertébrale composée des douze vertèbres dorsales, avec les extrémités postérieures des côtes correspondantes et la première vertèbre lombaire. Usure des corps vertébraux par une tumeur anévrismale.

Cette pièce a été recueillie sur un homme de 32 ans, qui était malade depuis longtemps, et qui présenta dans les dernières semaines de son existence des phénomènes assez curieux. Outre les signes rationnels d'une affection thoracique grave, étendue, on trouvait une matité absolue des deux côtés de la poitrine, les battements du cœur étaient perçus à droite, avec beaucoup de force. Il existait une paralysie complète du sentiment et du mouvement dans les membres inférieurs. On crut à des affections diverses, les uns à une transposition du cœur, les autres à une pleurésie avec épanchement considérable qui avait dévié le cœur. M. Cruveilhier diagnostiqua un anévrisme de l'aorte.

A l'autopsie, on trouva en effet un anévrisme volumineux de l'aorte descendante, qui avait refoulé à droite et à gauche ainsi qu'en avant, les poumons condensés et atrophiés, et soulevé le cœur. La veine cave était oblitérée dans une partie de son trajet, et convertie en cordon fibreux. Les artères inter-costales qui naissaient de l'artère anévrismatique étaient oblitérées. Les parois de l'anévrisme étaient adossées aux vertèbres altérées, elles manquaient même dans ce point, de sorte que le sang était en contact direct avec les os.

Les vertèbres malades sont au nombre de six, à partir de la cinquième exclusivement, mais elles ne sont pas toutes altérées au même degré. La sixième et la onzième sont à peine érodées dans leur corps, tandis que celui des vertèbres intermédiaires est profondément usé, détruit, principalement le corps de la huitième et de la neuvième. Leur érosion plus profonde du côté gauche s'étend néanmoins à droite, ce qui tient à ce que la lésion est si profonde au niveau des huitième, neuvième et dixième vertèbres, que non-seulement le canal rachidien est ouvert et la dure-mère mise à nu dans l'étendue de 5 centimètres, mais encore il y a au-devant d'elle, une voie de communication transversale entre le côté droit et le côté gauche, voie qui était remplie par le sang contenu dans la tumeur anévrismale. Le sang s'était ainsi creusé à la face postérieure des corps vertébraux, un canal qui lui permettait d'arriver jusque dans le côté droit de la poitrine. Les disques inter-vertébraux conservés, forment autant de plans horizontaux tout à fait isolés.

Les apophyses transverses des huitième, neuvième et dixième vertèbres et les côtes correspondantes sont également usées, détruites des deux côtés, et la lésion pour les neuvième et dixième vertèbres est si considérable à gauche, qu'il existe dans ce point, plusieurs trous par lesquels s'engageaient des prolongements postérieurs de la tumeur anévrismale, qui venaient faire saillie sur les côtés des gouttières vertébrales.

(Professeur Cruveilhier, *Dessin et observation. Atlas d'anatomie pathologique,* 39e livraison.)

N° 297 *a.* — **Tronçon de colonne vertébrale, composé de l'occipital, des sept vertèbres cervicales et des six premières dorsales. Erosion des corps vertébraux.**

Les six dernières vertèbres cervicales et les cinq premières dorsales, présentent sur la face antérieure de leur corps, des érosions plus ou moins profondes avec divulsion de quelques-unes d'entre elles; cette lésion est surtout accusée pour la troisième cervicale et la face inférieure de la première dorsale. Ces altérations, d'après le peu de renseignements que l'on possède, auraient été produites par une tumeur dont le siége et la nature n'ont point été indiqués.

N° 298. — Sacrum surmonté de la dernière vertèbre lombaire. Kyste hydatique du canal rachidien.

L'individu sur lequel cette pièce a été recueillie, portait à la partie postérieure du bassin, une tumeur fluctuante, qui a été prise pour un abcès par congestion. A l'ouverture, avec le pus fétide qui s'en écoula, on constata quelques débris d'hydatides mortes, et le malade succomba au bout de peu de temps. Il n'a point été possible de se procurer aucuns renseignements sur l'état des nerfs de la queue de cheval dans cette partie du canal sacré.

Le canal sacré a acquis des dimensions considérables, il a, à sa partie supérieure, 3 centimètres de diamètre antéro-postérieur, et 8 centimètres de diamètre transversal. Cette ampliation est due à la divulsion des parois du canal, et à l'usure des parties osseuses. Le sacrum est converti en une espèce de cage osseuse, percée à jour de tous les côtés.

La face postérieure du corps de la dernière vertèbre lombaire, est creusée d'une excavation profonde résultant de son érosion ; il en est de même du sacrum faisant suite aux corps vertébraux. Les trous sacrés antérieurs sont agrandis ou même confondus, par suite de la destruction des cloisons qui les séparent. Les lames de la dernière vertèbre lombaire sont amincies et largement perforées ; celles du sacrum le sont aussi. Une grande perte de substance d'environ 3 centimètres de largeur, est située sur la ligne médiane, derrière les premières pièces du sacrum, et dans laquelle s'était engagé le prolongement du kyste, qui soulevait les téguments et proéminait à l'extérieur. Entre les trous sacrés antérieurs et postérieurs, existe un intervalle, variable entre 15 et 25 millimètres. L'usure se propage jusque dans le centre des ailerons du sacrum, surtout du côté gauche.

(M. Mazet.)

Article 2.

ALTÉRATIONS DES OS DE LA TÊTE

Les pièces du Musée se rapportant à cet article sont nombreuses, soixante-quatre, du n° 299 au n° 327 inclusivement. La plupart sont d'un grand intérêt scientifique, et ont été signalées dans les livres classiques. Un très-grand nombre de ces pièces viennent de l'ancienne Académie de chirurgie, et ont été figurées dans les mémoires de cette Société ; pour la plupart, les observations ont été recueillies.

Les quinze premières pièces du n° 299 à 312, sont plus spécialement relatives à des lésions de la voûte du crâne. Celle décrite sous le n° 299 nous montre une perforation de la voûte, conséquence probable d'une tumeur développée dans l'épaisseur du pariétal droit. Les deux suivantes , n°s 300 et 301, sont des usures du crâne produites par des tumeurs intra-crâniennes de nature indéterminée. Les dix pièces suivantes, du n° 302 au n° 310, à l'exception du n° 308 *a*, présentent des exemples de perforation des os de la voûte du crâne, causées par des fongus de la dure-mère. Les huit autres pièces, du n° 311 au n° 316 inclusivement, présentent des altérations du même genre que les précédentes, déterminées aussi, soit par un fongus de la dure-mère, soit par une tumeur fibreuse intra-crânienne ; ces perforations siégent à la base du crâne. La pièce n° 312, étudiée avec soin, donnée par Denonvilliers comme un exemple de perforation de la fosse occipitale inférieure par une tumeur fibreuse, me paraît plutôt devoir se rapporter à une hernie du cervelet, et j'aurai soin de la rappeler de nouveau dans la description de cet ordre de lésions. La pièce n° 316 est un exemple d'hydropisie du sinus frontal.

Les deux pièces 317 et 317 *a*, sont des exemples de polypes muqueux des fosses nasales. Les pièces n°s 318, 318 *a*, 318 *b*, 318 *c*, 318 *e*, 318 *h*, 320, 322, se rapportent à des tumeurs des os maxillaires ou du sinus lui-même; les cinq premières pièces ne sont que des reproductions en cire ou en plâtre de ces tumeurs. Les deux pièces n° 318 *c*, 318 *d*, sont des modèles en cire de cancer probable des fosses nasales, avant et après l'opération. La pièce n° 318 *f*, nous offre une destruction partielle d'un grand nombre d'os de la face, par une tumeur probablement de nature fibreuse. La pièce n° 318 *k*, est un exemple très-remarquable de tumeur fibreuse calcifiée du maxillaire supérieur.

Les pièces n°s 318 *i*, 319 *a*, 319 *b*, 319 *c*, 319 *d*, 319 *e*, 319 *f*, sont des exemples intéressants de polypes fibreux naso-pharyngiens. Les deux pièces n°s 326, 327, consistent en deux énormes tumeurs osseuses, surajoutées aux os de la face, et formées en grande partie par l'expansion de ces os.

Les pièces suivantes se rapportent à des lésions du maxillaire inférieur. Les n°s 326 *b*, 327 *a*, 327 *b*, sont des exemples de kystes multiloculaires du maxillaire inférieur. La pièce n° 327 *d*, est un exemple de kyste uniloculaire médian, dans lequel vient faire saillie la racine de deux dents canines.

Les pièces n° 327 *c*, 327 *f* et 327 *g*, sont des exemples de tumeurs fibreuses; la pièce n° 327 *e* est une exostose éburnée, la pièce n° 337 *i*, une tumeur ostéo-fibreuse. Enfin la pièce n° 327 *j* est un exemple de tumeur du bord alvéolo-dentaire du maxillaire inférieur.

N° 299. — Voûte du crâne, qui présente une perforation très-probablement produite par une production pathologique.

Cette voûte du crâne dans son ensemble a éprouvé une déformation très-accusée : tout le côté gauche est généralement aplati, tandis que le droit est bombé, la suture sagittale est reportée à droite. Le pariétal droit, près de son bord inférieur, présente une perforation ovalaire dont la demi-circonférence supérieure est taillée verticalement comme avec un emporte-pièce, tandis que l'inférieure en avant et en arrière présente une disposition oblique en sens inverse. En avant, la table externe est détruite, l'interne, au contraire, est en partie conservée et perforée de plusieurs trous. En arrière, la lame interne et le diploé sont détruits dans une plus grande étendue que l'externe; la même disposition s'observe à la partie inférieure. Il résulte de la forme de cette altération, que l'on est conduit à admettre que la lésion qui a produit cette perte de substance, doit avoir pris son origine dans le diploé. La nature de la tumeur ne peut être déterminée aujourd'hui d'une manière exacte, mais, avec le professeur Denonvilliers, on peut admettre qu'il est probable que cette lésion est due à la présence d'un tubercule, ou peut-être d'un cancer. Le pariétal à la partie postérieure de sa face externe, est rugueux, inégal, criblé de trous, à la face interne et au même point, l'érosion y est encore plus considérable; toute la table interne est érodée, en grande partie détruite.

N° 300 — Pariétal droit; érosion de la lame vitrée.

La table interne du pariétal a été détruite dans une étendue de 9 centimètres de diamètre environ, dans tous les sens. Le fond de cette large érosion est rugueux, inégal et formé par le diploé. L'altération n'a pas pénétré à une égale profondeur dans tous les points, d'où résultent des éminences et des enfoncements; la lésion a été cependant assez profonde pour que la lame vitrée soit complétement détruite, et dans certains points l'os est même transparent. Il est probable que cette érosion à été produite par une tumeur intra crânienne. Le sillon de l'artère méningée moyenne, est brusquement interrompu à la circonférence inférieure de cette perte de substance.

N° 301. — Voûte du crâne dont les parois ont peu d'épaisseur, et qui présente une usure de la table interne à la fois profonde et étendue.

Sur la face postérieure du frontal, on voit de chaque côté de la gouttière longitudinale, plusieurs fosses, dont le fond est uniquement formé par la table externe, qui présente même quelques perforations. Le diploé et la lame vitrée sont coupés à pic sur le bord de chaque excavation. Les trois quarts postérieurs de la voûte du crâne, présentent des altérations différentes du coronal ; au lieu de dépressions profondes, se remarquent de nombreuses érosions qui ont mis les cellules du diploé à nu, en même temps que ces régions sont devenues très-vasculaires. Il existe entre ces nombreuses plaques d'érosion, des éminences mamillaires. Les sillons de l'artère méningée moyenne, à peine visibles à droite, sont étroits, peu marqués et peu nombreux du côté gauche.

Ces altérations sont indiquées comme étant dues au développement d'un fongus de la dure-mère.

N° 302. — Voûte du crâne; perforation du frontal probablement par une tumeur.

Les os de cette voûte du crâne sont très-épais, surtout en arrière; le coronal en dehors des sinus frontaux a 9 millimètres d'épaisseur; les pariétaux 8 millimètres vers leur bord postérieur, et l'occipital, 1 centimètre. Le poids total de cette voûte est de 350 grammes.

Le coronal à sa partie moyenne, immédiatement au-dessus de la bose nasale, est le siége d'une perforation arrondie, qui résulte très-probablement d'un fongus de la dure-mère. La table interne est usée dans une plus grande étendue que l'externe. Cette dernière, qui n'est point encore complétement détruite dans toute l'étendue de la perforation, est un peu déjetée en dehors. Les sutures sont soudées à l'intérieur, tandis qu'en dehors elles sont encore accusées.

N° 303. — Voûte du crâne; perforation du frontal probablement par une tumeur.

A la partie supérieure et latérale droite du frontal, il existe une perforation à peu près circulaire, d'un diamètre d'environ 3 centimètres. La destruction s'étend à la suture fronto-pariétale et à la partie antérieure de cet os. Les bords de cette perforation, assez réguliers, sont rugueux, le pourtour des deux tables est le siége d'une altération identique, qui est cependant plus étendue sur l'externe que sur l'interne. Cette altération consiste dans une grande vascularisation, et l'érosion de la lame du tissu compacte. L'érosion et la vascularisation sont d'autant plus profondes pour les deux lames, que l'on se rapproche de la perforation. Cette lésion a été déterminée par un fongus de la dure-mère.

Sur d'autres points de la surface du crâne, se montrent d'autres petites cavités à orifice plus étroit que le fond, et qui ont été regardées par Louis, comme logeant des tumeurs fongueuses commençantes, et que Winslow considérait au contraire comme des moyens d'union de la dure-mère aux os. Le poids de ce crâne, qui a une épaisseur moyenne, est de 250 grammes.

(Professeur Desault.)

N° 504. — Voûte du crâne, sur laquelle existe une large perforation du frontal, due probablement à un fongus de la dure-mère.

Sur la moitié droite du frontal, existe une large perforation arrondie, qui a un diamètre transversal de 4 centimètres et un vertical de 5. A l'extérieur, la perforation est entourée par un bourrelet de parties molles desséchées, au milieu desquelles existent encore des détritus osseux; la table externe est renversée en dehors. Par l'examen de l'intérieur du crâne, on constate que dans la demi-circonférence externe, la lame vitrée est détruite dans une étendue beaucoup plus considérable que l'épi-crânienne. Dans la demi-circonférence interne, le contraire semble avoir eu lieu.

Autour de la demi-circonférence externe, la lame vitrée est parcourue par de larges gouttières, profondes et flexueuses, qui partent toutes du sillon principal de l'artère méningée moyenne gauche, remarquable lui-même par sa largeur, et surtout par sa profondeur.

N° 305. — Voûte du crâne; érosion avec perforation des deux pariétaux et de la suture sagittale.

Sur ce crâne dont les parois sont peu épaisses, il existe sur le trajet de la suture sagittale, près de l'union des angles antérieurs et supérieurs des pariétaux, une perforation irrégulière, d'environ 3 centimètres de largeur; les bords en sont dentelés et tranchants. Cette perte de substance, à la face externe du crâne, est circonscrite par un parallélogramme très-régulier, au centre duquel à peu près, est située la perforation. Dans ce point, la table externe est érodée, le diploé apparaît composé de cellules dont les parois sont épaisses et résistantes. La circonféreuce de cette érosion, parfaitement délimitée, est criblée de trous qui n'aboutissent point à des sillons vasculaires.

Si l'on examine cette érosion par la face intérieure du crâne, on voit dans toute la demi-circonférence antérieure la lame vitrée coupée à pic; dans la demi-circonférence postérieure au contraire et sur le côté droit, cette table est amincie, usée irrégulièrement, et disposée en un biseau coupé obliquement de dedans en dehors. Il est aujourd'hui impossible de déterminer d'une manière précise la nature de l'érosion qui a produit cette altération osseuse.

N° 306. — Voûte du crâne, à la partie supérieure de laquelle existe une perforation oblongue de 6 centimètres de long sur 2 à 3 de largeur.

La perforation longe la suture inter-pariétale; son bord gauche, dirigé un peu obliquement d'arrière en avant et de gauche à droite, anticipe en arrière sur le pariétal gauche; son bord droit appartient tout entier au pariétal de ce côté. Dans ses deux tiers antérieurs, on remarque deux couronnes de trépan qui se confondent, et qui ont probablement été appliquées après la mort. A la surface interne du crâne, la table interne du pariétal droit est érodée dans une grande étendue; il est probable que cette érosion, qui a mis les cellules du diploé à nu, est due à la présence d'un fongus de la dure-mère qui, après avoir usé ainsi la lame vitrée, a perforé l'os dans un point où il s'est ensuite fait jour à l'extérieur. Tout le crâne présente de nombreux trous qui donnaient passage à des vaisseaux.

N° 307. — Voûte du crâne; destruction d'une grande partie du pariétal droit.

Une vaste perforation quadrilatérale qui a de 6 à 7 centimètres de diamètre, existe sur la partie antérieure du pariétal droit. Les bords vus par l'extérieur sont minces et tranchants; la table interne surtout en bas, près de l'angle du pariétal, et en haut, le long de la gouttière longitudinale, est usée dans une plus grande étendue que l'externe; dans certains points même le diploé a disparu. Tout autour de la perforation, la table interne est couverte de petites stries ou dentelures, qui convergent vers l'ouverture. Il est probable que ce crâne a été perforé par un fongus de la dure-mère.

N° 308. — Voûte du crâne, large perforation du pariétal droit par un fongus de la dure-mère.

Cette pièce a été recueillie sur un homme de 35 ans, qui fit une chute en décembre 1761, en descendant les marches de l'un des trottoirs du pont Neuf. Il tomba sur les fesses qui supportèrent seules l'effort du choc ; à l'instant il sentit la tête étonnée, et ce trouble lui permit à peine de se relever. Cet étonnement dura pendant quatre mois.

Huit mois après son accident, son barbier, en lui rasant la tête, sentit au côté droit, vers le sommet, un bruit sourd, sorte de crépitation, semblable au froissement d'un parchemin sec ; le malade, en se tâtant la tête, éprouva la même sensation. Il n'existait point de tumeur encore, mais elle apparut dès le lendemain ; elle était pulsative, indolente ; elle fut prise pour un anévrisme ; on appliqua un bandage compressif, elle rentrait facilement, mais sa rentrée occasionnait des étourdissements effrayants. La tumeur fit de rapides progrès, elle acquit le volume d'un gros œuf de dinde et devint douloureuse.

L'autopsie démontra à Louis que cette tumeur appartenait à la face convexe de la dure-mère, que son volume égalait le poing ; il s'agissait évidemment d'un fongus de la dure-mère, dont les caractères sont rapportés avec détail dans l'observation.

Le crâne très-épais, lourd, malgré sa perte de substance, pèse encore 416 grammes. Il existe sur le pariétal droit une large perforation quadrilatérale, par laquelle s'échappait le fongus hors du crâne. Cette perte de substance a 5 centimètres en moyenne d'un bord de l'ouverture à l'autre, en tous sens. Les bords en sont irréguliers et présentent de nombreuses aspérités, dont une antérieure très-saillante, aujourd'hui perdue, est dessinée dans le mémoire de Louis. L'extérieur du crâne, tout au pourtour de l'ouverture, surtout en avant, en arrière et en haut, est couvert de nombreuses saillies, entre lesquelles se voient des trous nombreux et de grande dimension. Tous ses sillons convergent vers la perte de substance du pariétal. A l'intérieur du crâne, la table interne est détruite dans une plus grande étendue que l'externe, et le pourtour de cette érosion profonde est circonscrit par des saillies remarquables mamelonnées, résultant de sécrétions osseuses nouvelles, disposées en aiguilles. Des sillons nombreux analogues à ceux de la face externe, viennent aboutir à cette nouvelle sécrétion osseuse.

(Louis, *Mémoires de l'Académie de chirurgie*, édition in-8°, 1819, t. 5, p. 11.)

N° 308 a. — Voûte du crâne ; perforation du pariétal gauche.

Sur le pariétal gauche, on trouve une petite perforation circ laire, d'environ 4 centimètres 1/2 de diamètre, dont les bor sont réguliers. L'ouverture est plus large à sa circonféren extérieure qu'à l'intérieur, où l'on remarque de nombreux tro vasculaires. La perte de substance paraît avoir été produite p une tumeur du diploé.
(Professeur Blandin)

N° 309. — Portion droite d'une voûte de crâne ; perforation du pariétal.

Sur cette pièce on constate qu'il existe une perforation plac vers l'angle postérieur et inférieur du pariétal. Cette perforati a un diamètre de 4 centimètres dans le sens vertical, sur d'avant en arrière ; la circonférence interne est taillée en bisc d'une manière fort irrégulière aux dépens de la lame vitrée du diploé ; les sillons de l'artère méningée moyenne sont rema quables par leur nombre, leur largeur et leur profondeur.
A l'extérieur, en avant et en arrière de la perforation, la tab externe est usée au loin, et l'os coupé en biseau, s'amincit gr duellement jusqu'au pourtour de l'ouverture.

N° 310. — Voûte du crâne ; perforation de l'occipital par un fongus de la dure-mère.

Cette pièce a été recueillie sur une femme de 50 ans, sujet depuis vingt ans à des accès épileptiques peu violents. Cet femme ayant fait une chute dans laquelle avait porté la part postérieure de la tête. Les douleurs devinrent continues, et a bout de six semaines apparut dans le lieu lésé une tumeur d volume d'une aveline, qui augmenta peu à peu. Cette tumeur ava les caractères suivants : 1° elle était inscrite dans un cercle osseu formé par l'occipital ; 2° elle était soulevée par des battemen isochrones à ceux du pouls ; 3° la pression exercée sur elle repoussait vers le cerveau, au-dessous du niveau du cercl osseux, et il s'ensuivait un évanouissement qui durait aussi lon temps qu'elle restait comprimée à ce point.
L'autopsie démontra que la tumeur d'aspect fongueux naiss dans l'épaisseur de la dure-mère ; l'hémisphère gauche du ce veau présentait une dépression. La perforation occupe la part supérieure de l'occipital, et elle est placée à gauche de la ligı

médiane ; examinée à l'intérieur, elle est irrégulièrement arrondie et présente plusieurs saillies qui s'avancent vers le centre de l'ouverture, ce qui donne à ses bords un aspect dentelé. Le diamètre de cette ouverture est d'environ 35 millimètres ; les bords en sont très-minces, surtout au niveau des dentelures. Une petite perforation d'environ 2 à 3 millimètres existe sur le pariétal gauche. Ce crâne est très-mince, à peine si le diploé forme une légère couche ; il n'a pas plus de 3 millimètres dans les points les plus épais, et son poids est de 131 grammes. Les sutures sont entièrement effacées.

A la face interne du crâne, tout le pourtour de la perforation est taillé très-obliquement en biseau aux dépens de la table interne. Ce biseau, à la partie antérieure, malgré le peu d'épaisseur des os, a plus de 2 centimètres, et l'aspect de l'os dans ce point est analogue à la portion squammeuse du temporal. Tout le pourtour est limité par un bourrelet osseux, résultant d'une sécrétion disposée en aiguille. Cette sécrétion se prolonge à la partie supérieure, le long de la gouttière du sinus longitudinal supérieur jusqu'à sa partie moyenne.

(Marrignes, Mém. de Louis, *Acad. de chirurgie*, t. V, p. 23, édition in-8°, 1819.)

N° 311. — Tête; large perforation du pariétal droit, résultant d'un fongus de la dure-mère.

Cette pièce date de 1764 ; elle provient d'un jeune homme de 21 ans, qui portait au côté gauche de la tête une tumeur du volume d'une seconde tête, et qui a été prise pour une hernie du cerveau. L'oreille externe en était déplacée et portée au niveau de l'angle de la mâchoire inférieure. On sentait très-distinctement à la base de la tumeur, les inégalités de l'os perforé et les pulsations du cerveau.

Considérée à l'extérieur, on voit sur cette tête, dans la région temporale gauche, une perforation ovalaire, dont le grand diamètre est dirigé d'arrière en avant ; la grosse extrémité est postérieure. Le grand diamètre a 6 centimètres de longueur, le petit 4, la circonférence 17.

Le contour de cette perforation est constitué en haut, en avant et en arrière, par la portion écailleuse du temporal amincie, criblée de trous et repoussée en dehors, de manière à figurer une crête tranchante de plusieurs millimètres de saillie. La partie inférieure de ce contour a été formée aux dépens de la portion horizontale du temporal, moins le rocher. Toutes ces parties ont été renversées en bas comme étalées, de sorte que la base du rocher est extrêmement découverte. La surface extérieure de l'apophyse mastoïde est tournée directement en dedans vers la ligne médiane; ses parties intérieures sont exposées aux regards, et représentent un large plan quadrilatéral qui regarde en dehors, semé d'excavations arrondies, qui ne sont que le fond des cellules mastoïdiennes. Au devant de ce plan est une excavation plus profonde que les autres, dans laquelle on reconnaît la caisse du tympan, dont la paroi interne est entière et présente le promontoire, la fenêtre ovale. La portion osseuse de la trompe d'Eustache est conservée. De la cavité glénoïde il ne reste qu'une excavation triangulaire, qui fait partie de la scissure glénoïdale.

A l'intérieur, la perforation a son contour arrondi et émoussé en arrière; il est bordé dans sa moitié antérieure par une crête osseuse tranchante, dirigée vers l'intérieur du crâne, et implantée à angle droit sur la portion écailleuse du temporal et sur le rocher.

(M. Grima, *Mémoires de Louis, Acad. de chir.*, t. V, p. 34, édit. in-8°, 1819.)

N° 311 *a.* — **Portion du crâne; perforation du pariétal.**

C'est une pièce assez mal conservée, et sur laquelle on constate une perforation du pariétal par un fongus considérable, qui est implanté sur la face externe de la dure-mère; cette masse fait aussi saillie à la face interne de cette membrane.

N° 312. — Base de crâne; perforation de la fosse cérébelleuse droite.

Cette pièce a été recueillie sur une femme de 47 ans, qui, pendant les sept dernières années de sa vie, fut tourmentée par des céphalalgies atroces, qui n'avaient point de point fixe. Pendant 5 ans elles ne furent point continues, elles revenaient à des époques variables; elles furent regardées comme des migraines. La dernière année, elles prirent le caractère intermittent, en même temps qu'elles devinrent plus intolérables. La malade ne trouvait de soulagement que dans une compression établie autour de la tête. La langue fut paralysée; la peau, les muscles de la face et de l'œil du côté droit, perdirent aussi le mouvement et le sentiment. Quelques jours avant la mort, la paralysie gagna tout le côté droit du corps.

Cette base du crâne présente un trou, qui occupe la plus grande partie de la fosse occipitale inférieure droite; il est exactement limité en dehors par la gouttière latérale droite, il est séparé de la crête occipitale interne par un espace de 24 millimètres. La portion mastoïdienne du temporal, et l'angle postérieur et inférieur du pariétal ont été détruits. Les tables internes et externes sont coupées assez nettement et au même niveau; mais, vers la portion mastoïdienne du temporal, il y a en dedans une sorte de vermoulure : la table interne inégale, raboteuse, est criblée de trous qui, se confondant par leur circonférence, pénètrent dans l'épaisseur de l'os et s'y creusent des fosses irrégulières. A l'extérieur, derrière l'apophyse mastoïde, la lame externe est également criblée de trous irréguliers et détruits dans plusieurs points.

D'autres altérations s'observent encore sur cette base du crâne : 1° le trou déchiré postérieur est très-agrandi; 2° la lame interne de la gouttière basilaire est amincie, érodée; 3° la lame carrée du sphénoïde a disparu; 4° dans le fond de la selle turcique la lame osseuse est détruite; 5° des érosions existent à la base des deux rochers.

M. Gastellier dit qu'à l'autopsie on a trouvé « la dure-mère, « l'arachnoïde et la pie-mère, la masse totale du cerveau et le « corps calleux dans leur état naturel, tant pour la forme que « pour la couleur. Parvenus aux deux ventricules dits anté-« rieurs, nous vîmes sortir au moins un demi-setier d'une li-« queur limpide. Le cervelet ne nous offrit rien de remarqua-« ble non plus à l'extérieur; mais en coupant une première « couche, nous lui trouvâmes plus de consistance que son état « normal ne comporte. Notre attention se réveilla, et nous le « coupâmes avec circonspection par lames assez minces, pour « nous assurer au juste et par degrés de son altération. A me-» sure que nous approchions de ses pédoncules, nous sentions la « résistance augmenter graduellement et à un point tel, que les « dernières lamelles étaient parvenues à cet état de gélatine que « prennent les os dans leur ramollissement. Enfin, après avoir « tout enlevé, nous découvrîmes, dans une des fossettes de l'oc-« cipital (fosse occipitale inférieure droite), un grand trou qui « pénétrait les deux tables de cet os. »

A quelle espèce de lésion doit être rapportée cette pièce? M. Denonvilliers, dans son catalogue, paraît assez embarrassé; il dit : « Toutefois, puisque les os n'étaient point cassés, nous pensons « qu'une usure aussi étendue et aussi profonde que celle qu'ils « présentent, ne peut guère s'expliquer que par le développement « de quelque tumeur fibreuse ou autre dans l'intérieur du crâne. »

Il me paraît bien plus évident qu'il s'agit ici d'une perforation consécutive à une hernie du cervelet. Ce qui me pousse vers cette opinion, c'est le siége, l'aspect de la perforation, et M. Gastellier, dans son observation, ne sachant point au juste la nature de la lésion qu'il avait sous les yeux, note l'existence d'une plus grande quantité de sérosité dans les ventricules cérébraux, et un état particulier du cervelet qu'il décrit avec soin. Il est seulement à regretter qu'il n'ait point mieux précisé l'état de cet organe au niveau de l'ouverture. Aussi, lorsque je décrirai les pièces relatives aux hernies du cervelet, j'aurai soin de rapprocher, et de signaler cette pièce intéressante, qui me paraît s'y rapporter. Toute autre interprétation me paraît difficile à admettre.

(M. Gastellier.)

Nº 313. — Voûte du crâne avec la moitié antérieure de la base, sur laquelle existent des altérations occasionnées par une tumeur intra-crânienne, qui a été considérée comme étant de nature fibreuse.

La tumeur prenait naissance sur le rocher du côté gauche, dont le sommet est en partie détruit. Le fond du conduit auditif interne, et les trous qui donnent passage au nerf auditif facial sont mis à nu. La cavité tympanique est conservée ainsi que l'oreille interne.

La tumeur paraît s'être épanouie à la base du crâne, entre le cerveau et les os; car la portion écailleuse du temporal et les grandes ailes du sphénoïde sont minces et transparentes; leur face interne est creusée d'une grande quantité de petites excavations arrondies dans le fond, et constituées par une mince lamelle papyracée, sur laquelle on voit même des trous arrondis. La cavité du sinus sphénoïdal est presque oblitérée, par suite de la dépression de sa paroi supérieure qui est venue au contact avec l'inférieure; elle se trouve de niveau avec les fosses temporales. La fosse pituitaire est profonde de 18 millimètres. Les trous déchirés antérieurs sont très-élargis, et se confondent avec les trous ovales; peut-être la tumeur envoyait-elle par là des prolongements du côté de la région cervicale.

La portion orbitaire du frontal présente sur la ligne médiane une dépression infundibuliforme. L'apophyse basilaire de l'occipital est réduite à une lamelle osseuse compacte excessivement mince, perforée même dans le voisinage du trou déchiré postérieur.

A la face interne de la voûte du crâne, sur le pariétal gauche, et près de la suture sagittale, existent deux ou trois petites dépressions arrondies. La face interne du coronal est couverte de petites dépressions à bords lisses arrondies.

(Professeur Cruveilhier.)

Nº 314. — Base du crâne; destruction du sommet de l'orbite droit sans doute par une tumeur intra-crânienne.

L'apophyse clinoïde antérieure, le trou optique et toute la petite aile du sphénoïde ont disparu. La fente phénoïdale est très-agrandie. Cette dernière ouverture a conservé sa forme triangulaire; sa base est formée par le corps du sphénoïde usé et perforé. La portion de cet os, qui constitue la gouttière optique, ainsi que celle qui s'articule avec la lame perpendiculaire de l'ethmoïde, est usée, érodée et criblée de trous. Plusieurs ouvertures très-larges conduisent dans les sinus sphénoïdaux et les cellules ethmoïdales La moitié postérieure de l'os planum a disparu, la circonférence de l'ouverture est nettement coupée.

Le fond de la fente ptérigo et sphéno-maxillaire est très dilaté, agrandi; l'apophyse orbitaire de l'os palatin a été détruite, et une assez large perforation à ce niveau communique avec le sinus maxillaire. Il est probable que la tumeur intra-crâniene s'est échappée par ces orifices.

N° 315. — Moitié droite de la tête, sur laquelle on observe, dans la moitié antérieure de la fosse temporale, une large perforation à bords irréguliers, dentelés, constituée par la table externe mince tranchante.

Cette perforation a environ 3 centimètres et demi dans tous les sens; presque toute la portion verticale de la grande aile du sphénoïde a été détruite, avec une très-petite portion de la partie antérieure de l'écaille du temporal. Dans l'orbite, il existe également une perforation qui occupe à la fois la moitié externe de la voûte, et la partie postérieure et supérieure de la paroi externe, qui est constituée par la moitié externe des grandes ailes du sphénoïde.

A l'intérieur du crâne on retrouve la dure-mère qui a été conservée et refoulée en dedans; la tumeur remplissait la moitié des fosses cérébrales antérieures et moyennes, et s'implantait sur la face externe de la dure-mère, qui présente dans son épaisseur quelques noyaux osseux. La table interne des os qui constituent la perforation, est usée dans une plus grande étendue que l'externe, et est parcourue par de nombreux sillons vasculaires. On constate en outre sur la périphérie de nouvelles sécrétions osseuses.

(M Brunet, 29 pluviôse an V.)

N° 315 a. — Tête, sur le côté gauche de laquelle existent deux perforations, très-probablement produites par des fongus de la dure-mère.

La perforation supérieure est située sur le frontal près de son angle supérieur, et est adossée à la suture fronto-pariétale. Elle est irrégulièrement arrondie, d'un centimètre de diamètre, les bords externes en sont inégaux dentelés. Du côté de la face interne la perforation est plus étendue, et son pourtour est crib de trous nombreux.

La seconde perforation, beaucoup plus étendue, a 7 centimètr de longueur sur 5 de large; elle est située sur la partie latéra et inférieure gauche du crâne. Toute la moitié antérieure de l' caille du temporal est détruite, ainsi que l'apophyse zygom tique, et la portion articulaire de la cavité glénoïde. La destru tion s'arrête à la scissure glénoïdale et au bord antérieur c rocher, la portion horizontale du canal carotidien entre dans contour de la perforation. Le pariétal a perdu une petite po tion de son angle antérieur et inférieur; toute l'apophyse orbitai externe, et la cavité de la voûte orbitaire ont disparu. Quant sphénoïde on ne trouve aucune trace de sa grande aile; à s implantation sur le corps existe une ouverture qui pénèt dans les sinus sphénoïdaux. Les os de la face ont aussi éprou de ce côté des pertes de substance, la base de l'apophyse pt rigoïde manque, l'os malaire a disparu, le plancher de l'orbit une partie de l'ethmoïde et l'os unguis n'existent plus. Auto de la perforation, les os du crâne sont taillés en biseau aux dépei de la lame interne. Le contour de cette large perforation, à circonférence extérieure, à la distance de 2 à 3 centimètres po le pariétale, le temporal et le frontal, présente de nouvelles co ches sous-périostiques, poreuses et friables. Il est probable q cette perforation a été produite par une tumeur fongueuse de dure-mère, peut-être aussi qu'il existe des destructions pr duites pendant la macération.

N° 316. — Base du crâne, sur laquelle on observe un agrandiss ment considérable, de l'orbite du côté droit; cette lésion a é produite par une tumeur dont il nous est impossible aujourd'h de déterminer la nature, mais qui devait être très-probableme un cancer.

L'augmentation des dimensions de l'orbite ne porte que sur l largeur, la circonférence du côté malade est de 24 centimètre du côté sain elle est de 11 centimètres. Quant à la profondeu elle est de 1 centimètre moindre que celle de l'orbite gauche L'agrandissement est produit par le refoulement : 1° en haut d frontal qui fait saillie à l'intérieur du crâne, en arrière cette parc supérieure manque par suite de la destruction d'une partie du fronta et de la petite aile du sphénoïde. Il n'existe plus ni trou optiqu ni fente sphénoïdale, le fond de l'orbite communique à l'intérieu du crâne par une ouverture carrée de 3 centimètres de hauteu sur 2 de largeur. 2° En bas et en dehors, par le refoulement d sphénoïde, de l'os malaire et du maxillaire supérieur, la parti inférieure de cette circonférence descend presque au niveau d rebord alvéolaire. Le sinus maxillaire est retréci, le maxillair dans sa totalité a subi une diminution dans ses diamètres verticaux, le bord alvéolaire est abaissé.

3° La paroi interne de l'orbite n'existe plus, la partie correspondante de l'ethmoïde, de l'os unguis, des os propres du nez et l'apophyse montante ont été détruits ; de sorte que les fosses nasales et l'orbite ne font qu'une seule cavité. L'orbite du côté sain a aussi subi une déformation; il a été comprimé latéralement, son diamétre vertical l'emporte sur le transversal, ce qui est le contraire dans l'état normal.

La circonférence de l'orbite droit est revêtue d'une espèce de marge osseuse de quelques millimètres, aplatie, déprimée et lisse, comme si les os avaient été usés par l'action d'une lime très-fine, disposition qui est due sans doute à la compression exercée par la tumeur.

N° 316 a. — Portion très-limitée du coronal droit, sur laquelle on observe une dilatation considérable du sinus frontal.

Cette dilatation du sinus frontal a été le résultat d'une hydropisie de ce côté; le sinus remonte assez haut sur la portion verticale du frontal, en même temps qu'il se prolonge dans la paroi supérieure de l'orbite. Sa paroi antérieure, complétement usée et érodée, manque, les vestiges que l'on en rencontre sont déviés en dehors. La paroi postérieure des sinus très-amincie, puisqu'elle à l'épaisseur d'une feuille de papier, n'a cependant subi aucune déformation; elle ne fait point de relief du côté de la cavité crânienne. Cette paroi est seulement percée d'un grand nombre de trous, dont les plus grands ont la dimension d'une tête d'épingle; ces trous résultent de la perforation par amincissement de cette paroi.

(Professeur Nélaton, 1862.)

N° 317. — Portion supérieure des os de la face et de la partie antérieure de la base du crâne; polype fibro-muqueux.

Une coupe divise verticalement les fosses nasales en deux moitiés latérales, et chaque moitié a été placée séparément dans des bocaux distincts. On constate sur chacune de ces pièces d'énormes polypes fibro-muqueux à implantations multiples, qui remplissent toute la cavité nasale et ont en grande partie détruit les cornets. Ces polypes rameux et lobulés, s'avancent en avant jusqu'à l'orifice des fosses nasales.

(M. Foucher, 1853.)

N° 317 a. — Moitié latérale gauche des fosses nasales; polype muqueux.

On constate sur cette pièce l'existence d'un polype muqueux

pédiculé du volume d'un petit œuf de pigeon, inséré à l'extrémité postérieure du cornet inférieur.

(Professeur Verneuil, *Soc. anat.* 1854, t. XXIX p. 9.)

No 318. — Modèle en cire de la moitié latérale droite de la tête et du cou; tumeur du sinus maxillaire.

Cette pièce provient d'une jeune femme, sur laquelle on observe un relief notable de la joue, produit par une dilatation du sinus maxillaire supérieur, qui a été refoulé en dehors. L'œil très-saillant est chassé de l'orbite, projeté en haut et en avant; à sa circonférence inférieure, la paupière présente un notable relief demi-circulaire, avec quelques bosselures arrondies. Cette pièce est sans renseignements. La tumeur avait été considérée comme un polype fibreux du sinus maxillaire.

(Professeur Thillaye.)

N° 318 *a*. — Modèle en plâtre d'une tumeur du sinus maxillaire.

Ce moule, en plâtre, représente la face d'un individu qui offre du côté droit une saillie assez considérable de la face antérieure du sinus maxillaire, qui aurait été déterminée par un abcès de cette cavité.

(Professeur J. Cloquet.)

N° 318 *b*. — Deux modèles en cire de la face d'un jeune homme, représentant un polype des fosses nasales avant et après guérison.

L'un de ces modèles, représente sur la joue gauche une déformation considérable, produite par la saillie de la partie antérieure du sinus maxillaire et des os propres du nez de ce côté. La bouche entr'ouverte, laisse voir une ouverture pénétrant jusque dans le sinus maxillaire, où existait un polype, dont la nature n'a point été spécifiée.

La seconde pièce qui est sur le même plateau, montre qu'après l'opération, qui a dû être pratiquée par la voûte palatine, puisqu'elle n'a laissé aucune trace sur la peau, la tuméfaction a disparu en grande partie.

(Professeur Ant. Dubois.)

N° 318 c. — Deux modèles en cire de la tête et du cou d'une vieille femme, représentant une tumeur cancéreuse probable, des fosses nasales et du sinus maxillaire droit.

Sur l'une de ces pièces, avant dissection, on constate que la malade, très-amaigrie, présente sur le côté droit de la face une tuméfaction considérable, qui s'étend jusque derrière l'oreille dont le pavillon est soulevé, et en bas jusqu'à l'angle du maxillaire inférieur. En haut du côté de l'œil correspondant, la lésion avait aussi pris un grand développement, car cet organe est déplacé, projeté en haut et en dedans, par la tumeur qui fait saillie au-dessous de lui. La peau est représentée avec une coloration ardoisée.

La seconde pièce représente les régions envahies, après dissection ; une coupe verticale antéro-postérieure divise la face en deux moitiés latérales. La moitié droite qui correspond à la tumeur est seule représentée, et on constate qu'une vaste tumeur avec de nombreux prolongements, remplit les fosses nasales ; elle a envahi la paroi supérieure de la cavité buccale, a défoncé la partie antérieure du sinus maxillaire, elle semble avoir passé par la fente sphéno et ptérygo-maxillaire pour venir s'épanouir sur le côté de la face, où l'on peut la suivre jusque dans la région parotidienne. Un autre prolongement s'enfonce dans la fosse temporale et jusque dans l'orbite.

Quelle est la nature de cette tumeur? Cette question est aujourd'hui insoluble, mais il est probable que, vu l'âge et le sexe, il s'agit d'un cancer; c'est aussi l'opinion qu'avait émise M. Cruveilhier.

(Professeur Cruveilhier.)

N° 318 *d*. — Polype sarcomateux des fosses nasales.

Cette pièce, sans renseignements, d'un intérêt médiocre, est constituée par une moitié gauche de la face, sur laquelle on voit un polype sarcomateux des fosses nasales, qui a perforé la fosse moyenne de la base du crâne.

N° 318 *e*. — Modèle en plâtre de la face d'un jeune sujet, qui présente une tuméfaction considérable du maxillaire supérieur du côté gauche.

Cette déformation a été indiquée comme étant le résultat d'un polype fibreux du sinus maxillaire.

(Professeur Dupuytren, 1835.)

N° 318 *f*. — Squelette de la base du crâne et de la face ; la lésion est bornée au côté gauche ; les os de la face de ce côté présentent des altérations profondes, résultant probablement de quelque tumeur fibreuse; sur l'origine de laquelle il n'existe aucuns renseignements.

L'os maxillaire supérieur gauche est réduit à la voûte palatine et au rebord alvéolo-dentaire; encore la canine et la plupart des molaires manquent, et à leur point d'implantation le rebord alvéolaire est érodé et détruit. L'os malaire est également profondément altéré; il est réduit, dans la partie qui a persisté, à une mince lamelle rugueuse, inégale, surtout à sa partie interne ; le plancher de l'orbite manque donc totalement ainsi que la paroi externe de la fosse nasale. La paroi externe et antérieure de l'orbite a été égament détruite dans toute la portion correspondant à l'os malaire; les os qui forment la partie postérieure de cette paroi sont rugueux, inégaux, érodés à leur surface. La paroi supérieure de l'orbite a subi elle-même de profondes altérations, elle est érodée, usée à sa partie externe, et à l'interne l'usure a été tellement profonde, qu'elle a mis à jour les sinus frontaux dont la paroi supérieure est amincie, perforée même dans certains points. La surface basilaire de l'occipital est un peu rugueuse, inégale et criblée de trous vasculaires, mais la lame de tissu compacte n'est point usée profondément.

(M. Huguier.)

N° 318 *g*. — Tête; l'orbite du côté droit est remplacé par une énorme cavité, qui devait contenir une tumeur probablement de nature cancéreuse.

Cette pièce a été trouvée sur un individu jeune encore, car il n'a que vingt-huit dents. A la place de l'orbite du côté droit, dont on ne retrouve plus aucune trace, existe une cavité anormale, dont les dimensions sont énormes, dans la composition de laquelle entrent les sinus frontaux et sphénoïdaux, les fosses nasale, temporale et zygomatique, la cavité même du crâne; cette cavité s'est formée soit par la destruction des os, soit par leur disjonction, leur déformation et leur refoulement. Cette effroyable cavité occupe presque tout le côté droit de la face, elle s'étend surtout en bas, où elle arrive jusqu'au-dessous de l'arcade alvéolaire, et se propage en haut et en arrière jusque dans la fosse temporale qu'elle s'est appropriée. Cette lésion a été produite très-probablement par quelque tumeur cancéreuse des parties situés dans l'orbite.

La portion orbitaire du frontal, ainsi que la petite aile du sphénoïde, ayant été entièrement détruites, la paroi supérieure de cette vaste excavation se trouve constituée par la dure-mère, soulevée et parsemée d'incrustations osseuses. Cette membrane ayant été injectée, on aperçoit dans son épaisseur l'artère meningée moyenne. La dure-mère est tellement décollée et refoulée en arrière, que l'hémisphère antérieur du cerveau a dû subir une notable compression. Le pourtour en est agrandi dans le sens antérieur par des végétations osseuses, qui proviennent de l'arcade orbitaire, et se dirigent en avant à la manière d'un auvent.

La paroi inférieure est formée par la surface orbitaire du maxillaire supérieur, qui est déviée et inclinée en bas et en dehors. Cette paroi se prolonge en arrière par suite de la destruction du corps du sphénoïde, et en dehors par l'effet du déplacement de l'os malaire, qui a été poussé si loin dans ce sens et en bas, que, d'une part, il est descendu presque au niveau de l'arcade dentaire, et d'une autre part il s'est écarté de la ligne médiane de 9 centimètres. Il est uni à l'os maxillaire par des prolongements osseux de nouvelle formation. L'os maxillaire supérieur est rétréci de haut en bas, l'ouverture de la fosse nasale droite est inférieure à celle de gauche, l'arcade dentaire est abaissée.

La paroi interne est formée par les sinus sphénoïdaux largements ouverts, la cloison des fosses nasales est refoulée à gauche, amincie et perforée de plusieurs ouvertures, les os propres du nez sont déplacés et reportés du côté gauche.

La paroi externe consiste en quelques plaques osseuses irrégulières, laissant entre elles de vastes hiatus, par lesquels la tumeur a pu se porter vers la fosse temporale. Celle-ci présente une altération profonde, la table externe du temporal a été usée, l'os est aminci, raréfié, détruit dans certains points.

Le pourtour de la vaste cavité a 55 centimètres, et est limité à sa partie supérieure, par d'énormes végétations osseuses.

(M. Sommé, d'Anvers. 1831.)

N° 318*b*. — Squelette de la base du crâne et de la face, qui a subi une altération fort remarquable par suite du développement d'un corps fibreux dans le sinus maxillaire du côté droit.

La seule chose dont se soit plaint cet individu pendant sa vie, c'est la diminution de la vue; l'œil était chassé de l'orbite, mais il n'y avait aucun trouble des autres fonctions, ni dans la sensibilité ni dans le mouvement. L'extirpation de la tumeur fut pratiquée d'après la méthode de Gensoul, et le malade succomba six jours après.

Les os de la face et du crâne du côté droit, ont subi un refoulement excentrique duquel est résulté une énorme cavité arrondie, qui avait un diamètre transversal d'au moins 10 centimètre Cette cavité présente dans son pourtour les caractères suivants du côté interne, l'apophyse montante et les os propres du ne très-amincis ont été refoulés en avant, où ils forment un reli arrondi, la cloison des fosses nasales a été déjetée à gauche appliquée contre le sinus maxillaire de ce côté, qui est lui-mêm aplati littéralement. L'os unguis et la lame papyracée de l'eth moïde du côté gauche projetés en dehors, ont notablement rétré latéralement l'orbite gauche, ils font dans cette cavité un relie saillant assez irrégulier.

Le plancher de l'orbite détaché du maxillaire supérieur, don on ne retrouve plus que des vestiges isolés, est refoulé en haut il est venu presque au contact de la paroi supérieure de la ca vité orbitaire, qui ne pouvait plus loger l'œil. La portion hori zontale du frontal des deux côtés, la grande et la petite aile d sphénoïde à droite et le corps du sphénoïde sont usés, atrophiés on ne trouve plus dans la dure-mère qui les remplace, que quel ques points osseux isolés. Cette membrane fait un relief assc considérable à l'intérieur du crâne.

La paroi externe de cette vaste excavation est formée par l'o malaire aminci et rejeté en dehors, ainsi que par la paroi anté rieure du sinus maxillaire projetée en avant, usée et perforée su un très-grand nombre de points. La voûte palatine réduite à un mince lamelle, est abaissée et en grande partie détruite. Entre l partie antérieure du maxillaire inférieur dont la branche verti cale droite, mais surtout l'apophyse coronoïde, est notablement atrophiée, et les vestiges de la partie postérieure du maxillair inférieur, existe une large ouverture d'environ 8 centimètres d diamètre antéro-postérieur, par laquelle la tumeur arrivait dan la joue.

(M. Pigné, *Soc. Anat.*, 1842, t. XVII, p. 209.)

N° 318 *i*. — Modèle en cire de la tête d'un jeune enfant qui pré sente des déformations très-notables de la partie latérale gauch de la face.

Le nez très-élargi, déformé, laisse échapper par ses deux orifices deux prolongements de la tumeur. L'œil est chassé de l'orbite, les deux paupières sont projetées en avant et soulevées. Deux autres tuméfactions assez considérables se remarquent encore de ce côté: l'une des bosselure située sur les parties latérales de la joue, correspond aux fentes ptérigo et sphéno-maxillaire ; l'autre, située au devant de l'oreille, siége dans la région temporale. Il s'agit très-probablement sur cette pièce d'un polype fibreux naso-pharyngien, dont on retrouve en effet le siége habituel des tuméfactions produites par les prolongements.

M. Ruffin. 1803.)

N° 318 *j*. — Modèle en plâtre d'une tête qui présente une double exophthalmie.

Cette pièce qui représente la face d'un jeune homme de 22 ans, offre une déformation considérable, la tumeur a déterminé une double exophthalmie. L'œil du côté gauche a été déjeté en haut et en avant, celui de droite fortement en bas et en dehors; extérieurement les fosses nasales ont disparu.

(Professeur J. Cloquet.)

N° 318 *k*. — Maxillaire supérieur gauche, qui était rempli par une énorme tumeur, fibrome calcifié.

Cette pièce provient d'un jeune homme de 33 ans, dont le sinus maxillaire est rempli par une tumeur volumineuse ; le début en remonte à dix-huit ans. La tumeur formait une saillie volumineuse au niveau de la joue, le nez était reporté à droite et rétréci, la narine gauche était oblitérée ; la voûte palatine, refoulée en bas, proéminait dans la cavité buccale. Vers la partie moyenne du sillon naso-labial, existait un trajet fistuleux qui donnait issue à un liquide très-fétide. Un second trajet existait dans le point correspondant à la première grosse molaire. Le développement de cette tumeur avait été très-lent, il a été accompagné de douleurs, et le maxillaire a été reséqué, moins le plancher de l'orbite qui a été conservé.

La tumeur qui occupe le maxillaire est du volume du poing environ ; elle est formée de deux parties : l'une, extérieure fibreuse, l'autre centrale d'apparence osseuse, constituée par une série de séquestres libres dans une cavité dont la couche fibreuse forme les parois. Ces productions calcaires, grisâtres, inégales et friables, étaient en assez grand nombre, pressées les unes contre les autres; les plus petites ont été perdues, on n'en voit plus qu'une, la plus volumineuse, libre d'adhérence, qui a une longueur de 3 centimètres 1/2 et dont le poids est de 10 grammes.

L'examen microscopique de cette partie centrale y a démontré l'absence d'ostéoplastes ; l'analyse chimique faite par M. Naquet, a montré que cette concrétion était formée de carbonate de chaux, de phosphate de chaux et de magnésie, et, enfin, d'une substance organique peu abondante. Les sels ne sont plus dans le rapport qu'ils présentent dans le tissu osseux.

La couche la plus extérieure qui forme la masse principale, est dure, fibreuse, d'un blanc grisâtre, et à peine adhérente à la lame osseuse qui l'entoure. Ce tissu fibreux contient entre ses mailles, des grains calcaires de même nature que la concrétion centrale. Cette couche présente, suivant les points, des différences notables d'épaisseur. L'enveloppe osseuse du sinus maxillaire, refoulée de toute part, persiste à l'état de lame mince. La voûte palatine est représentée par une couche de tissu osseux épaisse comme une feuille de papier, et comprise entre deux membranes fibreuses hypertrophiées. Cette tumeur peut être considérée comme un fibrome calcifié, dont la partie centrale s'est nécrosée par l'exagération de l'élément calcaire sur la partie organique.

(M. Demarquay, *Soc. de chir.*, 1868, 2e série, t. IX, p. 208. *Gaz. méd. de Paris*, 1868.)

N° 319. — Base du crâne avec les deux maxillaires supérieurs; destruction de certains os de la face.

Cette tête, qui appartenait à un vieillard, est tellement détériorée qu'il est difficile de préciser ce qui appartient à la lésion, ou bien à la destruction par suite de vétusté. Ces os très-légers, portent néanmoins l'empreinte d'une grande vascularisation. L'os maxillaire droit, les deux unguis et une grande partie de l'ethmoïde ont été détruits, mais l'altération *post mortem* joue un grand rôle dans ces altérations.

(Professeur Desault.)

N° 319 *a*. — Colonne vertébrale cervicale, avec la partie moyenne de la base du crâne; polype fibreux de la base du crâne.

On peut encore constater de la manière la plus évidente sur cette pièce, un polype fibreux volumineux, naissant de l'apophyse basiliaire sur la ligne médiane, au-devant du trou occipital. La largeur du pédicule était exactement celle de l'apophyse basiliaire, il ne s'étendait pas sur les trous déchirés antérieurs ou postérieurs. Les deux rochers ont également été respectés par la production morbide; la tumeur occupant toujours la ligne médiane, son pédicule d'implantation se prolongeait en avant, entre les deux orifices des trompes d'Eustache et les deux apophyses ptérygoïdes. En résumé, le polype s'insérait donc exclusivement sur l'apophyse basiliaire et sur le sphénoïde. Il existait des prolongements nasaux et temporaux que l'on voit encore, mais qu'il est difficile de préciser aujourd'hui d'après l'examen de la pièce.

(Professeur Nélaton, thèse de M. Vauthier. 1854, p. 9.)

N° 319 *b*. — Polype fibreux naso-pharyngien.

Cette pièce a été observée chez un jeune homme de 28 ans et l'origine de la tumeur remontait à 7 ou 8 ans. Cette tumeur se prolongeait dans la narine gauche qu'elle oblitérait complétement, et était arrivée dans la joue du même côté qui était devenue très-gonflée. L'œil gauche était également plus saillant que le droit. L'extraction fut pratiquée à travers une large perforation du sinus maxillaire, tout en y respectant le plancher de l'orbite et la voûte palatine.

On constate sur la pièce qu'il s'agit bien évidemment d'un fibrome oblong du volume d'un œuf de poule, contenant dans son intérieur des sinus veineux. Le pédicule de cette masse paraît assez limité, il a un diamètre d'environ 3 centimètres. M. Demarquay ayant procédé pour l'extirpation, par arrachement, rien n'a été précisé quant au point d'implantation précis du polype. Il est aussi très-difficile sur cette pièce de reconnaître les prolongements.

(M. Demarquay, *Soc. de chir.*, 1857, t. VIII, p. 16.)

N° 319 c. — Moitié antérieure de la base du crâne, avec la face; polype fibreux naso-pharyngien.

Cette pièce provient d'un jeune homme d'une vingtaine d'années, elle a été conservée desséchée. On constate l'existence d'un polype fibreux naso-pharyngien, qui s'implante à la face inférieure de la surface basilaire de l'occipital et à la partie postérieure du corps du sphénoïde; la tumeur qui descendait très-bas sur le voile du palais, présente plusieurs prolongements. Un de ces prolongements s'engage dans la narine droite, et arrivait jusqu'à l'orifice antérieur. Un autre prolongement très-volumineux, arrivait dans la joue droite où il faisait un relief considérable. M. Nélaton considérant qu'il serait, à cause de son volume, un obstacle puissant à l'arrachement de la tumeur par le procédé palatin, songea à s'en débarrasser par une opération préliminaire pratiquée à travers la joue. A la suite de ce premier temps de l'opération, le malade fut pris d'un violent érysipèle, et il ne tarda pas à succomber, sans que l'on pût songer à la section du pédicule de ce polype, que l'on retrouve entier.

L'on peut constater sur cette pièce que le prolongement facial dont on retrouve encore le pédicule, arrivait dans la joue à travers les fentes ptérygo et sphéno-maxillaires, très-agrandis, et ayant pris une forme arrondie. L'ouverture dans laquelle passait le polype, pour arriver dans la joue, a environ 3 centimètres 1/2 de diamètre. La tubérosité maxillaire comprimée par la tumeur est aplatie et a disparu en grande partie, le plancher de l'orbite est refoulé en haut. La branche verticale de la mâchoire inférieure, ainsi que les apophyses qui la surmontent, sont notablement atrophiés, probablement par compression. Un autre prolongement ayant défoncé les parois du sinus du

sphénoïde, arrive dans le crâne au niveau du sinus caverneux droit, dans lequel il fait une légère saillie.
(Professeur Nélaton, 1861.)

N° 319 *d*. — Portion de la base du crâne, avec la langue, le larynx et le pharinx; polype fibreux naso-pharyngien.

Cette pièce provient d'une jeune fille de 2 ans; on y constate la présence d'une tumeur fibreuse qui occupe les fosses nasales et la partie supérieure du pharynx, et déterminait une gêne considérable de la respiration. Les deux narines sont presque entièrement remplies par une tumeur aplatie, lobulée, ferme au toucher, qui saignait au moindre attouchement et se moule exactement sur les anfractuosités des fosses nasales. En arrière, elle fait une saillie du volume d'une grosse noix à la partie supérieure du pharynx, obstrue l'orifice postérieur des fosses nasales, et refoulait le voile du palais en bas. L'implantation de cette tumeur qui a refoulé au-devant d'elle la muqueuse a lieu au périoste de la partie antérieure de l'apophyse basiliaire et de la partie antérieure du corps du sphénoïde.
(M. Marjolin. *Soc. de chir.*, 2e série, t. II, p. 321.)

N° 319 *e*. — Moitié latérale droite de la partie antérieure de la base du crâne; polype fibreux naso-pharyngien.

Cette pièce provient d'un jeune homme d'environ 18 ans, dont la santé générale a été détériorée par la misère et surtout par des épistaxis abondantes. Il existe sur le côté droit de la face un polype naso-pharyngien, qui donnait lieu à des hémorrhagies nasales, pour lesquelles ce jeune homme vint réclamer les secours de la chirurgie; jamais son polype ne l'avait incommodé. A son entrée dans le service de M. Deguise, vers la fin de 1859, le chirurgien constata la déformation de la narine droite par un polype d'apparence fibreuse; le voile du palais, au lieu d'être concave, présentait une convexité très-accusée. M. Deguise pratique la division antéro-postérieure du voile du palais et l'incision partielle des os palatins, et avec des ciseaux, il sectionna le polype en rasant la base d'implantation, qu'il pensa devoir occuper la base de l'apophyse basilaire; la masse polypeuse extraite avait le volume d'un œuf de poule. Des cautérisations avec le fer rouge et le caustique de Vienne solidifié, furent pratiquées sur le pédicule d'implantation.

Cinq mois après sa sortie du service, en apparence guéri, cet enfant revint de nouveau en proie à de nouvelles hémorrhagies: le polype apparaissait à travers la fente du voile du palais, une chaîne d'ecraseur fut appliquée sur son pédicule, le fit tomber, et de nouvelles cautérisations énergiques furent pratiquées sur le point d'implantation.

Le 26 septembre 1860, l'enfant rentre avec une nouvelle récidive accompagnée d'hémorrhagies abondantes, et dans un état de faiblesse telle, que M. Deguise n'osa point tenter une nouvelle opération sans soumettre avant cet enfant à un régime fortifiant. Cette fois le polype a poussé des embranchements que l'on reconnaît exister dans le pharynx, à travers la voûte palatine divisée, sous les muscles de la joue, au-dessus de l'arcade zygomatique dans la région temporale. Le 25 février 1861, l'état général s'étant amélioré, on décida l'opération; le maxillaire supérieur droit, comme on peut le voir sur la pièce, fut enlevé comme opération préliminaire. L'enfant, pris de syncope, succomba, avant aucune tentative d'arrachement du polype.

On peut constater sur cette pièce la disposition suivante du polype: le pédicule qui a une large base, s'insère au tissu fibreux qui entoure le trou déchiré antérieur droit à la partie interne de l'apophyse ptérygoïde, à la partie supérieure de la fosse nasale correspondante, et surtout au cartilage de la trompe d'Eustache.

De cette insertion multiplée et étendue, partent des prolongements qui se dirigent dans divers sens; il en était un considérable qui descendait dans le pharynx et qui a été resequé. La partie supérieure de la tumeur, n'ayant contracté avec le corps du sphénoïde que des adhérences de voisinage, a défoncé la paroi inférieure du sinus sphénoïdal, à l'intérieur duquel elle a pénétré, puis, après avoir distendu sa cavité, elle est venue faire saillie sur la selle turcique.

Sur le côté externe du pédicule d'insertion, existe un prolongement du volume d'une aveline qui passe entre le bord externe du constricteur supérieur du pharynx et le bord postérieur de l'apophyse ptérygoïde, il vient faire saillie sur le côté du pharynx. Ce prolongement est coiffé par le muscle ptérygoïdien externe qui est étendu à sa surface.

Un troisième embranchement beaucoup plus volumineux, passe par la fente ptérygo-maxillaire, pour arriver dans la région temporale, il a même en partie détruit par atrophie la base de l'apophyse ptérygoïde. Arrivé à ce niveau il se subdivise en trois lobes. Deux prolongements assez volumineux se perdaient dans l'épaisseur des fibres du muscle temporal. Le troisième prolongement pénètre dans la partie postérieure de l'orbite par la fente sphéno-maxillaire, puis, se dirigeant en arrière, il pénètre dans le crâne par la fente sphénoïdale, et vient former à l'intérieur de cette cavité une tumeur du volume d'une noix, bosselée, inégale, et qui, à ce niveau, comprimait sensiblement le lobe moyen du

cerveau ; il avait contracté quelques adhérences avec la dure-mère.
(M. Deguise, *Soc. de chir.*, 2e série, t. II, p. 179)

N° 319 *f*. — Maxillaire supérieur droit, entouré d'un polype fibreux naso-pharyngien.

Cette pièce a été enlevée sur un jeune homme de 22 ans. Ce jeune homme à plusieurs reprises avait eu des hémorrhagies abondantes, les deux narines étaient oblitérées par des prolongements fibreux, qui arrivaient jusqu'aux orifices antérieurs La déglutition et surtout la respiration étaient très-gênées.
On constate sur cette pièce que la totalité du maxillaire supérieur droit a été enlevée, le polype qui s'insérait à l'apophyse basilaire, remis en place, présente deux prolongements qui pénètrent les fosses nasales, un troisième se cache dans le sinus maxillaire. Un autre prolongement passait par le trou sphéno-palatin qui est très-dilaté, et vient s'épanouir sous forme de masse assez volumineuse sur la tubérosité maxillaire ; cette masse, qui avait été reconnue avant l'opération, faisait une saillie considérable dans la joue, où elle constituait une notable difformité. Le succès de l'opération a été complet et ne s'est pas démenti.
(Professeur Nélaton, thèse de M. Robin Massé, 1864, p. 36.)

N° 320. — Moitié antérieure de la base du crâne avec les deux maxillaires supérieurs ; tumeur probable du sinus maxillaire.

La portion verticale de l'os palatin gauche, et toute la partie de l'os maxillaire supérieur du même côté, qui est située en arrière de la première petite molaire ont été détruites, le cornet inférieur manque. Les fosses zygomatiques, buccale, nasale et orbitaire gauches, ne forment plus qu'une seule excavation. En avant, existe un arc osseux, sorte de pont jeté horizontalement formé par une languette osseuse appartenant au maxillaire supérieur et à l'os malaire, dont la face interne est usée et le bord inférieur aminci est même échancré ; de plus, les articulations de cet os avec le frontal et le temporal sont relâchés. La cavité buccale est en communication avec l'excavation pathologique, par suite de la destruction de la partie postérieure de l'arcade alvéolaire. Le plancher de l'orbite manque entièrement. Il est probable que cette vaste destruction, a été produite par une tumeur qui s'est développée dans le sinus maxillaire, et qu'après avoir détruit les parois du sinus, elle s'est échappée à l'extérieur.

N° 321. — Base du crâne et portion supérieure de la face; tumeur probable de la voûte palatine.

La face est creusée dans sa partie postérieure d'une vaste excavation, résultant de la destruction des cornets, d'une grande partie de l'éthémoïde, du sphénoïde, de l'os palatin et du maxillaire supérieure gauche, ainsi que de la cloison osseuse qui sépare la bouche et les fosses nasales. Cette excavation communique avec les sinus sphénoïdaux, frontaux et maxillaires, avec les cavités crânienne et orbitaire, avec les fosses zygomatiques.

La paroi supérieure de cette vaste excavation est constituée par la lame criblée de l'éthmoïde en partie détruite, surtout à gauche; on y constate deux fentes longitudinales qui pénètrent dans le crâne. La lame verticale de l'éthmoïde est la seule portion de la cloison des fosses nasales qui persiste; sur les deux cotés de la lame criblée, se trouve une large ouverture qui communique dans les sinus frontaux. En arrière, la paroi supérieure est constituée par les deux sinus sphénoïdaux largement ouverts, et dont la paroi supérieure très-amincie est criblée de trous; du côté gauche il existe même une véritable perforation. La surface basilaire est usée, érodée.

La paroi inférieure manque, la voûte palatine a été complétement détruite.

En avant, l'excavation est limitée par les os propres du nez, les apophyses montantes des maxillaires supérieurs et l'arcade alvéolaire. Ces os très-amincis, surtout à gauche, n'ont point subi de déformation notable, ce qui est vraiment remarquable avec de pareils désordres.

La paroi latérale droite présente une perforation. Cette perforation, qui fait communiquer l'orbite droit avec les fosses nasales, résulte de la destruction de l'unguis et d'une partie de l'os planum. Le sinus maxillaire est largement ouvert. L'aile interne de l'apophyse ptérygoïde et la presque totalité de l'os palatin ont été détruits. Le canal vidien et les conduits palatins postérieurs sont transformés en gouttières.

La paroi latérale gauche présente encore des désordres beaucoup plus considérables, l'apophyse ptérygoïde entière, l'os palatin, la tubérosité du maxillaire supérieur, et toute la portion du rebord alvéolaire, qui surmonte les trois grosses molaires, ont disparu. La paroi postérieure du sinus maxillaire et sa base, sont entièrement détruites, la paroi supérieure est profondément altérée et présente une large perforation. L'antérieure, très-amincie, est aussi perforée au niveau de la fosse canine.

Cette vaste destruction a été produite par une tumeur, qui tirait probablement son origine de la voûte palatine.

(M Bonnet, chirurgien de Clermont-Ferrand, Anc. Acad. de Chir.)

N° 322. — Base du crâne avec les deux maxillaires supérieurs; destruction du maxillaire droit par une tumeur qui a probablement pris naissance sur cet os.

Il existe une irrégularité notable entre les deux maxillaires, celui de droite l'emporte de beaucoup sur le gauche, de plus le diamètre transversal a acquis un grand développement, il est de 12 centimètres au niveau de la suture fronto-pariétale, et de 15 centimètres 8 millimètres, au niveau du rocher, tandis que le diamètre antéro-postérieur de la crête frontale aux côtés de la crête occipitale est de 16 centimètres 5 millimètres.

L'os maxillaire supérieur droit a été presque entièrement détruit, probablement par une tumeur qui a pris naissance dans son intérieur. Les débris qu'on en retrouve sont en haut, le sommet de l'apophyse montante; en bas on retrouve encore une portion très-irrégulière de cette apophyse, ainsi que la portion du maxillaire qui contient les alvéoles des dents incisives, de la canine, et une languette très-étroite médiane de la voûte palatine. Le maxillaire supérieur droit manque donc en grande partie, ainsi que l'os palatin, le cornet inférieur, la portion celluleuse de l'ethmoïde, l'os unguis, le vomer. L'orbite n'a plus ni paroi inférieure, ni paroi interne, et communique largement avec les deux fosses nasales, la bouche et la fosse zygomatique. Les os avoisinants, même à gauche, ont aussi éprouvé des usures et des érosions dont quelques-unes sont assez profondes.

(Professeur Désault.)

N° 323. — Moitié droite de la tête, qui présente des érosions profondes, déterminées très-probablement par la présence d'une tumeur.

Il n'existe aucuns renseignements snr cette pièce. La fosse moyenne et latérale droite de la base du crâne, est le siége d'une perforation arrondie de 15 millimètres de diamètre. Le pourtour de cette perte de substance qui s'est faite principalement aux dépens de la grande aile du sphénoïde, est criblé de trous nombreux de dimensions variables, qui transforment cette partie en une espèce de dentelle. Cette altération s'étend aux apophyses, à l'angle supérieur et antérieur de l'os malaire, à l'os propre du nez du même côté. Enfin on retrouve la même altération à l'angle postérieur et supérieur du pariétal droit, le diploé dans une étendue de 2 à 3 centimètres est détruit; les deux lames de tissu compacte sont percées à jour.

N° 324. — Moitié antérieure de la base du crâne avec les deux maxillaires supérieurs; destruction d'une grande partie des os de la face par une tumeur probablement de nature cancéreuse.

Presque tout l'orbite droit, l'os malaire et le sinus maxillaire supérieur du même côté, ont entièrement disparu. Il en est résulté une vaste perte de substance, qui s'étend à la fois du côté des cavités crânienne, nasale et orbitaire, par suite de la destruction de la partie moyenne du sphénoïde, du vomer et de l'ethmoïde. Du côté de la face, cette vaste excavation présente une ouverture oblongue, limitée en bas par un bord coupé en demi-lune dans la portion alvéolaire du maxillaire supérieur, et en haut, par l'apophyse montante du même os, par la portion orbitaire du frontal, et par la grande aile du sphénoïde. Ces bords érodés sont criblés de trous, au point de les faire ressembler à de la dentelle.

La paroi de la fosse nasale gauche est profondément altérée, les cornets sont détruits, le sinus maxillaire est ouvert, la paroi interne de l'orbite a disparu. Dans le crâne, se voit une ouverture irrégulière, résultant de la destruction de l'ethmoïde, du corps du sphénoïde et de la moitié supérieure de l'apophyse ptérygoïde droite.

La tumeur, qui a produit ces immenses désordres, qui devait être de nature cancéreuse, occupait très-probablement à la fois les fosses nasales, les orbites et le crâne, et s'étendait aussi du côté de la face.

(Ancienne Académie de chirurgie.)

N° 325. — Moitié antérieure de la base du crâne avec les deux os maxillaires supérieurs; tumeur probable des sinus frontaux.

Cette partie du squelette présente en avant sur la ligne médiane une grande perte de substance, due très-probablement à quelque production organique, qui aura pris naissance dans les sinus frontaux ou dans la cavité même du crâne.

Les os propres du nez, l'ethmoïde, le vomer, les os unguis, les cornets inférieurs de chaque côté ont complétement disparu, ainsi que les apophyses montantes des os maxillaires supérieurs, avec la paroi interne de l'orbite, et une partie de leur plancher et de la voûte. Un fragment médian du frontal est également détruit. Il résulte de cette vaste perte de substance une excavation qui avait, en grande partie, détruit la partie médiane et supérieure de la face.

(Ancienne Académie de chirurgie.)

N° 325 a. — Base du crâne avec la partie supérieure de la face; vaste cavité résultant de la destruction d'une grande partie des os de la face.

On constate, sur cette pièce, la destruction complète des os propres du nez, et de la partie du frontal avec laquelle ils s'articulent. La partie inférieure des deux maxillaires supérieurs et leurs bords alvéolaires manquent en grande partie ; le vomer, les cornets et la partie moyenne de l'ethmoïde sont détruits. Il résulte de ces différentes pertes de substance, une vaste cavité arrondie pouvant contenir un gros œuf de dinde, et dont les parois présentent une disposition singulière.

La paroi inférieure manque à peu près complétement par suite de la destruction presque totale de la voûte palatine, qui n'est représentée que par une petite languette osseuse transversale, large de 1 millimètre, appartenant aux os palatins. La paroi supérieure très-anfractueuse, très-irrégulière, présente un grand nombre de petites loges, disposition aréolaire, qui lui donne un aspect kystique, multiloculaire, analogue à celle que l'on rencontre dans certains kystes des os. Les deux parois latérales présentent un aplatissement des sinus maxillaires qui sont, en grande partie affaissés, mais dont l'orifice interne a persisté. Toute la partie du squelette circonscrivant cette vaste cavité, a subi une hypertrophie notable, le coronal a acquis une épaisseur de 1 centimètre 1/2, cette hypertrophie qui est surtout remarquable, et limitée à la moitié de la base du crâne et à la face, se retrouve cependant encore à la moitié postérieure, mais à un degré moindre. Les os, dans la moitié antérieure du crâne, sont soudés, les sutures ont disparu. Il est probable que cette vaste cavité nasale, contenait une tumeur organique dont la nature ne peut être précisée aujourd'hui, et que la production morbide pénétrait dans les sinus maxillaires, et les petites cavités kystiques indiquées à la partie supérieure, et qu'elles pouvaient même lui servir de point d'origine, d'implantation. L'aspect rugueux, inégal du coronal, pourrait peut-être même faire supposer, qu'il s'agit ici de quelque production organique de nature syphilitique; mais ce n'est qu'une simple supposition.

(Professeur Jarjavay, 1868.)

N° 326. — Tête présentant une énorme exostose kysteuse, développée dans le maxillaire supérieur droit.

Cette pièce a été trouvée dans un cimetière. La tumeur a été décrite de la manière suivante, par Bordenave (*Mémoire sur les maladies du sinus maxillaire,* t. V, p. 252, in-4°) : « L'exostose,

« dont il est ici question, occupe tout le sinus maxillaire du côté « droit, et confond dans sa masse une partie des os voisins ; elle « fait particulièrement saillie en devant, et s'étend beaucoup vers « le bas. Sa longueur, prise depuis le bord inférieur de l'orbite « jusqu'en bas, a près de 6 pouces (16 centimètres) ; sa circonfé- « rence, mesurée dans l'endroit le plus saillant, depuis l'os de « la pommette, en passant sous l'os maxillaire et les ailes du « sphénoïde de ce côté, est d'environ 1 pied (33 centimètres). La « partie supérieure de l'os maxillaire fait saillie du côté de l'or- « bite, et en rétrécit la cavité. L'os unguis, confondu dans la « tumeur, est presque entièrement effacé. L'exostose, par son « volume, a détourné les os propres du nez à gauche, a oblitéré « entièrement la cavité droite des narines, et sa saillie du côté « gauche est telle, qu'elle répond presque au-dessous de l'os de « la pommette. La partie inférieure de l'os maxillaire, en s'éten- « dant vers le bas avec la maladie, a pris une direction inclinée « et oblique à gauche ; et les apophyses ptérygoïdes de ce côté « ont plus de longueur que de l'autre. L'os de la pommette est « confondu dans la partie supérieure et externe de la tumeur... « Cette exostose, extérieurement lisse et polie, est fort dure dans « sa partie supérieure ; inférieurement, la substance solide, de- « venue plus mince, manque en quelques endroits, et laisse par « là apercevoir l'intérieur de la tumeur : la substance de l'os y « est d'un tissu spongieux serré, presque semblable à de la « pierre ponce ; les parois en sont épaisses en général, et, dans « quelques endroits, elles ont environ 1 pouce (2 à 3 centimètres). »

La lésion est bornée aux os de la mâchoire supérieure du côté droit, les sutures persistent, la fente sphéno-maxillaire droite a 4 centimètres 5 millimètres de longueur, tandis que la gauche n'a que 3 centimètres. La longueur du canal sous-orbitaire est de 7 centimètres. La paroi interne du sinus maxillaire gauche est fortement repoussée en dehors, le sinus est atrophié, l'orbite gauche est déformé.

Cette énorme exostose est creusée d'une cavité centrale, qui la fait ressembler au spina-ventosa des membres. Cette cavité est évidemment déterminée par le développement de productions organiques dans les cavités intra-osseuses. C'est pour cette raison que M. Denonvilliers a placé cette pièce dans les tumeurs molles qui déterminent un kyste osseux, et non parmi les véritables exostoses.

(M. Beaupréau, ancienne Académie de chirurgie.)

N° 326 *a*. — Maxillaire supérieur droit ; kyste volumineux.

Le sinus maxillaire droit a acquis un développement considérable, il forme un kyste uniloculaire arrondi du volume du poing ou d'une grosse orange. Les parois en sont très-minces, l'os est réduit à une lamelle qui a l'épaisseur d'une feuille de papier. Sa surface interne recouverte d'une membrane lisse, présente quelques rudiments de cloisons qui font un léger relief à sa surface. Le contenu de cette vaste tumeur n'a point été indiqué, il est aujourd'hui impossible d'en déterminer la nature. On trouve implantées sur un point de la circonférence de cet énorme kyste, deux dents molaires, qui indiquent le point de cet os qui correspondait au rebord alvéolaire complétement effacé.

(Professeur Nélaton.)

N° 326 *b*. — Moitié gauche du maxillaire inférieur; kyste multiloculaire.

Le maxillaire inférieur, dans sa moitié latérale gauche, a acquis un volume considérable; il forme une tumeur arrondie du volume d'une tête d'enfant; on reconnaît sur un des points, la coupe normale du maxillaire, qui a été divisé près de la ligne médiane, car, à ce niveau, on y distingue encore l'implantation des incisives et plus loin des premières molaires.

La tumeur, divisée en deux, présente un très-grand nombre de kystes, dont quelques-uns assez volumineux pourraient contenir une orange, d'autres plus petits une noix. Mais tous ces kystes paraissent isolés les uns des autres. Leurs cloisons sont complètes et formées, dans certains points, de minces lamelles de tissu osseux et de tissus fibreux qui tapissent leurs cavités. Ces kystes, dont le nombre est incalculable, renfermaient une matière liquide gélatiniforme, sur laquelle je ne possède aucuns renseignements. La périphérie de la tumeur présente la même texture que les cloisons, c'est-à-dire qu'elle est constituée par des lamelles ou plaques minces de tissu osseux, reliées entre elles par un tissu fibreux, également lamellaire. Dans aucun point de cette énorme tumeur, il ne m'a pas été possible de constater de déviation dentaire, et il me paraît aujourd'hui bien difficile de pouvoir déterminer exactement le point d'origine de cette tumeur et des nombreuses cavités kystiques qui la constituent.

(M. Ad. Richard, 1864.)

N° 327. — Tête d'adulte présentant une énorme tumeur osseuse, située sur le côté droit de la face.

Vu l'importance de cette pièce, l'une des plus remarquables du Musée, je me propose d'en donner une description aussi complète que possible, avec les renseignements cliniques fournis par le donataire et M. Denonvilliers.

Le sujet auquel a appartenu cette tête était une femme de 36 ans. A l'âge de 4 ans, apparut, à l'angle externe de l'orbite droit, précisément à la réunion de l'apophyse orbitaire externe du frontal avec l'os malaire, une tumeur dure, osseuse, grosse comme une lentille dans son principe, à laquelle l'auteur attribue pour point de départ le développement d'un polype, formé originairement dans le sinus frontal droit et qui s'accrut progressivement, de manière à comprimer les parois supérieure et interne de l'orbite et à expulser entièrement l'œil de cette cavité.

Dans l'espace de trente-deux années, qui se sont écoulées depuis le début de la maladie jusqu'à la mort, la tumeur a pris un tel développement, qu'elle représente une boîte osseuse ovale, plus volumineuse que le crâne même dont elle dépend. La circonférence horizontale du crâne, prise au niveau des bosses frontales et de la protubérance occipitale, a 5 décimètres; sa circonférence verticale, au niveau des conduits auditifs, a 4 déc. 2 cent. La tumeur présente, dans sa plus grande circonférence 5 déc. 7 cent., et, dans le sens opposé 4 déc. 4 cent. Le poids de toute la pièce, tumeur et tête, est de 2 kilogrammes.

Le grand diamètre de cette tumeur est obliquement dirigé de droite à gauche, de haut en bas, et d'arrière en avant; une ligne verticale, abaissée de l'apophyse orbitaire externe du côté gauche, vient rencontrer son extrémité inférieure; quant à son extrémité supérieure, elle comble entièrement la fosse zygomatique, déborde à droite le niveau du crâne d'au moins 5 centimètres, et se prolonge en arrière jusqu'à l'apophyse mastoïde. Il résulte de cette disposition et des énormes dimensions de cette tumeur, qu'elle a envahi la face et pris complétement la place des os qui la constituent.

Il est impossible de déterminer quels sont les os qui correspondent à chaque région de cette énorme tumeur, mais on constate que ses connexions avec les os du crâne sont les suivantes : elles ont lieu au moyen du frontal et du temporal droits, avec lesquelles elle est si intimement unie, qu'elle semble en être une expansion, et l'on peut suivre les irradiations de ces os, jusque sur la partie moyenne du kyste osseux. L'os malaire est probablement compris dans la tumeur, mais on ne retrouve rien de l'apophyse ptérygoïde, des os propres du nez, des deux unguis, de l'ethmoïde, des os palatins, du maxillaire supérieur droit. A la place des fosses nasales, existe une large excavation, qui se prolonge jusque dans le crâne, et dans laquelle s'ouvrent les sinus frontaux. L'orbite droit est rempli par la naissance de la tumeur, le gauche est privé de paroi interne.

Le maxillaire supérieur gauche a été refoulé en dehors, en arrière et en haut, de telle sorte que le plancher de l'orbite, au lieu d'être horizontal est oblique, la fente sphénoïdale est très-resserrée. La voûte palatine, déviée de sa direction, est comme comprimée transversalement.

Quand on considère le développement énorme qu'a pris la tumeur du côté postérieur, on se demande comment le pharynx, la langue et surtout la mâchoire inférieure avaient pu se loger, entre elle et la colonne vertébrale. La mâchoire inférieure refoulée en bas avait probablement subi une véritable luxation, car, à droite, on ne trouve aucune trace de la cavité glénoïde, le conduit auditif externe droit a une direction verticale. L'apophyse zygomatique est transformée en une sorte d'épine osseuse, épaisse et forte, longue de 4 centimètres, comparable à l'apophyse styloïde, dont elle représente la direction.

A l'extérieur, la tumeur paraît formée d'un tissu osseux compacte, très-dur, lisse en avant, en bas et en dedans, très-inégal en arrière, et présentant là une multitude d'écailles denticulées, de grandeur inégale, et juxta-posées. Cette tumeur a été sciée et on constate quelle est creuse; ses parois, d'épaisseur inégale et variant entre quelques millimètres et 2 ou 3 centimètres, sont constituées par un tissu très-dense à la superficie, mais qui va en se raréfiant vers le centre. La surface interne est irrégulière, hérissée de prolongements osseux, prolongements au milieu desquels on aperçoit plusieurs excavations, tapissés par une lame de tissu compacte mince et polie. Dans l'observation il est indiqué qu'à l'état frais, la partie supérieure de la tumeur était remplie par une production polypiforme, née dans le sinus frontal, tandis que la partie inférieure était occupée par une masse de substance crétacée, imbibée d'une matière ichoreuse et fétide.

(M. Viallet, *Bulletin de la Fac. de méd.*, t. Ier, année 1805, p. 72.)

N° 327 a. — Moitié droite du maxillaire inférieur, qui a été reséquée près de la ligne médiane; kyste multiloculaire.

Au niveau de la coupe on constate les deux incisives, puis plus loin la canine, deux petites molaires et plus loin encore une grosse molaire. Il manque plusieurs dents.

La branche horizontale de cette moitié de maxillaire a acquis un volume considérable, celui d'un gros œuf de dinde; la tumeur présente une forme ovoïde, parallèle au corps de cet os. Elle faisait saillie à la fois du côté de la face interne et externe; ce dernier relief est notablement le plus considérable. Une coupe verticale pratiquée sur la tumeur, permet de constater qu'elle est formée d'un grand nombre de cavités kystiques de volume variable, mais dont trois ou quatre peuvent au moins loger une pomme d'api. Les cavités kystiques sont tapissées d'une membrane fibreuse assez fine, peu adhérente aux parois ; il existe des cloisons qui sont ostéo-fibreuses, c'est-à-dire qu'elles présentent des cloisonnements interosseux non continus, mais dont quelques-uns dans certains points ont une certaine épaisseur, et envoient comme les polypes, des ramifications dans des directions différentes, qui se perdent dans les cloisons de diverses cavités. Dans un de ces kystes d'un volume assez considérable, situé près du point de section, on observe un contenu mollasse, comme fibrineux, composé d'un tissu fibreux filamenteux, auquel adhère de la matière gélatiniforme et qui flotte au milieu du liquide. Mais sur aucuns points de ces cavités ni des cloisons, il a été possible de constater l'existence de déviation dentaire, ou de saillie de la racine d'une dent. Je noterai cependant l'absence sur cette mâchoire de la seconde grosse molaire ; à sa place la gencive ne présente aucune trace de cicatrice, ce qui pourrait faire supposer qu'elle n'a jamais existé. Les racines de celles qui sont situées près du point de section, c'est-à-dire des incisives et de la canine, arrivent près de l'une de ces cavités kystiques, dans laquelle elles pouvaient faire saillie; leur sommet est même usé, érodé.

N° 327 *b*. — Moitié latérale gauche du maxillaire inférieur qui a été resequée dans la totalité, pour une tumeur kystique multiloculaire qui occupe toute la moitié de la mâchoire.

Cette moitié de mâchoire a été reséquée sur un homme de 42 ans, qui s'était fait arracher, en 1838, deux dents molaires inférieures gauches; l'une d'elles fut cassée dans l'opération. Les racines restèrent dans l'alvéole. Neuf ans plus tard, en août 1847, se développa, au niveau de l'alvéole de la dent cassée, une petite grosseur qui s'accompagna de douleurs très-vives. A plusieurs reprises, le gonflement étant devenu considérable, on y pratiqua des incisions, suivies d'un écoulement très-abondant, sans qu'il en résultât aucun soulagement pour le malade, ni aucune diminution de la tumeur, qui fit au contraire de rapides progrès.

Quand ce malade vint consulter M. Mayor père, son état était pitoyable, les douleurs incessantes qui s'irradiaient dans le cou et derrière la tête le privaient de sommeil. La tumeur faisait saillie aussi bien du côté de la bouche qu'extérieurement ; la langue était refoulée sur l'isthme du gosier ; la compression exercée par la tumeur, au voisinage du larynx, s'opposait à la mastication qui n'était plus possible. On sentait sous le doigt la crépitation parcheminée de Dupuytren ; le diagnostic fut porté, et M. Mayor pratiqua la resection et la désarticulation de la moitié gauche de la mâchoire. Cette opération fut pratiquée en 1848.

Sur la pièce, on constate que la tumeur formée par la portion gauche du maxillaire inférieur, a acquis un volume considérable; elle a environ 15 centimètres dans son diamètre antéro-postérieur, et 12 dans son diamètre vertical. On retrouve la coupe de la mâchoire sur un côté de la masse morbide, avec trois dents. Une incision verticale permet de voir que toute cette énorme tumeur est formée par des kystes multiloculaires, offrant une série de loges incalculables, de volume variable, dont les plus grosses peuvent loger une noix. Ces cavités sont tapissées par une membrane fibreuse, mince, peu adhérente aux parois, et qui a la plus grande analogie avec la muqueuse du sinus maxillaire. Ces cavités dont les parois sont moitié osseuses moitié fibreuses, contenaient un liquide filant, visqueux, jaune rougeâtre. M. Magitot dans son mémoire sur les kystes des mâchoires, n'hésite point à classer cette pièce dans les kystes multiloculaires périostiques.

Deux hypothèses se présentent ici pour expliquer l'origine de cette tumeur. La première, les kystes, seraient développés aux dépends du périoste des racines d'une molaire fracturée dane une tentative d'extraction. La seconde, la tumeur aurait pris naissance aux dépens des follicules de la dent de sagesse, qui d'après l'observation n'aurait point paru.

(M. Mayor, de Genève, *Soc. de chir.*, t. VII, p. 159, 1856.)

N° 327 c. — Moitié latérale droite du maxillaire inférieur présentant une tumeur fibreuse très-volumineuse.

Cette tumeur égalant presque une tête d'adulte, a été enlevée sur une femme de 34 ans ; elle avait débuté vers l'âge de 18 ans environ ; elle a grossi très-lentement. Au bout de cinq ans, elle avait acquis environ le volume d'un gros œuf de poule. A cette époque, une tentative incomplète d'extraction fut faite ; la maladie avait débuté au niveau des grosses molaires droites.

Au bout d'un an, la tumeur récidiva, c'est-à-dire que l'ablation étant incomplète, elle continua à se développer et cela avec une assez grande rapidité. La tumeur siégeant à droite dépassait à gauche la symphyse du menton, descendait au moment de l'opération au niveau de la partie moyenne de la région cervicale, et remontait jusqu'à la pommette. La peau n'était point adhérente ; la tumeur n'était point douloureuse ; par son volume, elle gênait seulement dans les mouvements de la mâchoire, la phonation, la mastication et la déglutition. Cette masse morbide avait une grande dureté dans certains points ; cependant, on sentait un claquement parcheminé. Il existait un grand nombre de bosselures. Presque toutes les dents de la moitié droite de la mâchoire étaient fortement ébranlées ou manquaient. Le maxillaire a été séparé sur le côté gauche, au niveau de la partie moyenne de sa branche horizontale ; et à droite, un peu en arrière de la limite de la masse morbide.

Examinée immédiatement après l'opération, la tumeur pesait 1,125 grammes. Au milieu de cette masse, en dedans, on distingue encore l'arcade alvéolaire qui a presque conservé sa courbure normale. On compte sept dents sur le revers alvéolaire, la plupart sont vacillantes. Toute la tumeur est dure, bosselée, de consistance inégale, les unes très-dures, les autres plus molles.

La tumeur, dans sa partie la plus large, a 1 décimètre 50 centimètres; au niveau de la symphyse du menton, 1 décimètre. Sa hauteur est de 2 décimètres, sa longueur de 3.

Une coupe pratiquée sur cette masse, permet de constater que sa plus grande partie est composée de tissu osseux, éburné, divisé en plusieurs morceaux de volume variable, séparés, et unis par du tissu fibreux. Tout à fait en bas et à la périphérie, on peut dans certains points soulever une lamelle osseuse d'enveloppe mince, comme parcheminée. Cette lamelle qui se retrouve plus ou moins marquée sur tout le pourtour, est manifestement formée par l'os lui-même dilaté et aminci. L'examen microscopique de cette masse a été fait par M. le professeur Robin, qui a constaté qu'elle était formée exclusivement par les éléments du tissu osseux et fibreux. Il a donc paru à M. Bauchet, et c'est sa conclusion, qu'il s'agit ici d'une tumeur fibreuse, qui en se développant a refoulé en dehors le tissu osseux du maxillaire inférieur. Cette tumeur se serait ensuite ossifiée en grande partie.

(M. Bauchet, thèse de 1854, p. 13.)

N° 327 *d*. — Moitié droite du maxillaire inférieur; cavité kystique purulente.

Ce maxillaire provient d'un homme d'environ 45 ans ; au niveau de la symphyse, il présente un gonflement très-notable, dû principalement à la projection en avant de sa lame antérieure, qui est devenue beaucoup plus vasculaire, érodée et présente même de nouvelles sécrétions osseuses périostiques. A ce niveau, le périoste était décollé.

A l'intérieur, on trouve une cavité kystique qui contenait du pus. Ce kyste commence à droite, au niveau de la racine de la dent canine, et se prolongeait du côté gauche, à travers la cloison de la symphyse ; il s'étendait même loin de ce côté. Dans la moitié droite de ce kyste, la seule qui existe aujourd'hui, et qui présente des anfractuosités irrégulières, on trouve deux racines des dents incisives, privées de leur périoste et plongeant dans la partie antérieure de cette cavité. M. Magitot, dans son travail sur les kystes des mâchoires, s'exprime ainsi : « Nul doute que « ce périoste n'ait servi à constituer la paroi kystique elle-« même. »

(M. Houel, *Bul. Soc. Anat.*, 1847, t. XX, p. 89.)

N° 327 *e*. — Moitié gauche du maxillaire inférieur; exostose éburnée avec des points nécrosés.

Cette moitié du maxillaire inférieur présente un gonflement.

fusiforme du corps et de la branche. La tumeur paraît avoir pour limite en avant, une des petites molaires qui reste implantée dans la mâchoire; 5 millimètres environ en dedans du point de section, en arrière ; la tuméfaction comprend l'apophyse coronoïde, et s'arrête au col du condyle. Ce dernier est intact. Les grosses molaires et la dent de sagesse manquent sur le rebord alvéolaire ; à leur place, ce bord est rugueux, inégal, couvert de nombreuses végétations molles et osseuses, laissant entre elles des cavités anfractueuses.

La surface de l'os présente aussi bien à la face interne qu'à l'externe, des rugosités dues évidemment à de nouvelles sécrétions périostiques, et à la face externe, outre les nombreux trous vasculaires que l'on observe, on constate l'existence de deux ou trois orifices dont un assez large ; véritables cloaques qui pénètrent profondément dans la tumeur et arrivent sur des points nécrosés.

Une coupe pratiquée parallèlement à l'axe de la mâchoire, permet de constater que l'os a subi une dilatation ampulaire, et à la circonférence de la tumeur, on distingue assez nettement sur certains points l'os ancien refoulé excentriquement. Le centre de la tumeur qui se confond presque partout avec la lame périphérique, est composé d'un tissu osseux très dense, éburné, contenant une très-grande quantité de phosphates calcaires. C'est donc un exemple remarquable d'exostose éburnée de la moitié gauche du maxillaire inférieur, avec des points nécrosés ; mais je n'ai pu constater de dent incluse dans cette tumeur, ou de relation avec une des racines.

(Professeur Jobert de Lamballe.)

N° 327 *f*. — Tumeur du maxillaire inférieur, qui occupe tout le corps de l'os et la branche gauche ; la resection a été opérée à droite près de l'angle de la mâchoire ; tumeur fibro-cartilagineuse.

Cette pièce a été recueillie sur un homme de 38 ans ; la maladie avait débuté vers l'âge de 16 ans, et il fut opéré à Bordeaux pour la première fois par M. Molinié. Le mal récidiva assez promptement, l'opération ayant été probablement incomplète. La nouvelle tumeur se développa lentement, mais elle finit par acquérir un volume considérable, et c'est le 20 mai 1856 que cette masse énorme fut enlevée. La tumeur occupait toute la joue gauche et le menton ; la mesure prise d'une oreille à l'autre en passant par l'extrémité du menton, était de 47 centimètres, et d'un angle de la mâchoire à l'autre, en passant en avant du menton, de 33 centimètres. La bouche restait toujours largement béante ; il s'écoulait constamment un liquide sanieux et fétide, composé de salive et de pus. Toute la moitié gauche du maxillaire inférieur est dépourvue de dents. A partir de la ligne médiane, vers la droite, le corps du maxillaire inférieur était également un peu augmenté de volume, dépourvu de ses dents ; et la muqueuse était ulcérée ; l'ulcération qui était profonde à bords déchiquetés, constituait une cavité constamment pleine de pus, que le malade ne pouvait vider qu'en penchant la tête. Ces ulcérations remontaient à deux ans environ.

La tumeur, examinée après son ablation, paraît manifestement développée dans le maxillaire inférieur ; elle occupe toute la branche gauche, la partie gauche du corps ainsi que les deux tiers antérieurs du côté droit. La portion gauche offre du condyle gauche à la symphyse une longueur de 21 centimètres environ et une épaisseur de 10 centimètres. Le poids total était de 800 grammes. Cette portion, de mâchoire assez résistante dans la plus grande partie de son étendue, semble constituée par une expansion du tissu osseux aminci, de manière à former une vraie coque. Dans quelques points, la coque osseuse disparaît pour faire place à un tissu de consistance fibreuse. Le bord alvéolaire et le bord inférieur se perdent dans la forme cylindrique de l'os malade ; le premier se reconnaît à deux dents qui sont restées implantées. A l'extrémité supérieure on retrouve le condyle, avec ses dimensions et sa forme ordinaires, mais immédiatement au-dessous de la surface d'incrustation, l'os est comme boursouflé. L'apophyse coronoïde a pris la forme d'un mamelon à peine saillant.

La portion droite présente un volume de moins en moins considérable ; c'est la même lésion qui va s'amoindrissant ; seulement sa face interne présente une cavité avec ramollissement, qui pénètre dans la production morbide. Une fente pratiquée dans toute la longueur de la portion gauche, permet de constater que, sous la coque osseuse très-mince et friable, existe un tissu d'apparence cartilagineux, ou mieux fibroïde, d'une consistance variable d'un point à l'autre, mais toujours assez dense, avec des ilots osseux, épars çà et là.

L'examen microscopique a montré que cette tumeur était formée en grande partie de tissu fibreux, avec quelques corpuscules de cartilages perdus dans la trame. Le malade a guéri.

(M. Denucé, *Bul. Soc. de chir.*, t. X, p. 338.)

N° 327 *g*. — Tumeur fibreuse volumineuse de la moitié latérale gauche du maxillaire inférieur.

Cette pièce a été enlevée chez une jeune fille de 15 ans et demi. Un an avant, sans cause connue, elle remarqua qu'elle portait au niveau de la première molaire gauche, une tuméfaction de la forme et de la grosseur d'une amende, occupant toute la hauteur de la face externe du maxillaire. Ce n'est que beaucoup plus tard, au bout de six mois, que la tumeur se montra à la face interne de l'os. A partir de ce moment, elle s'accrut rapidement.

Au moment de l'opération, la tumeur se présentait sous la forme d'une masse sphéroïdale siégeant à la partie inférieure gauche de la joue, et du volume d'une tête de fœtus à terme; la bouche était envahie par une portion considérable de la tumeur, et la langue se trouvait refoulée en arrière et à droite de la cavité. Cette portion de tumeur était rouge, ulcérée et avait donné lieu à des hémorragies abondantes. L'extirpation en fut faite à l'aide de deux resections pratiquées, l'une au niveau de la symphyse du menton, l'autre vers le milieu de la branche montante.

La tumeur est ovoïde, assez lisse et régulière à sa surface; à son bord supérieur on distingue une des grosses molaires et deux incisives, les autres dents manquent. Une coupe pratiquée dans le grand diamètre de la masse, a permis de constater que la tumeur avait une coloration d'un blanc grisâtre ; son aspect était grenu, chagriné, et rappelant assez bien la coupe d'une pomme de terre. La masse paraît d'un aspect identique dans toute son étendue et d'une assez grande consistance ; elle est enveloppée par une mince lamelle de tissu osseux périphérique, constituée par l'os dilaté, aminci ; elle lui adhère assez intimement, quoiqu'il soit assez facile de l'en séparer dans certains points. La lamelle osseuse manque dans quelques points où elle est remplacée par un membrane fibreuse.

L'examen microscopique, fait par M. Robin, a montré que la tumeur était constituée par un tissu fibreux, parsemé de trabécules osseux, contenant extrêmement peu de vaisseaux. La malade a guéri.

(Professeur Nélaton, *Gazette hebdomadaire*, 1864.)

N° 327 *h*. — Trois photographies de la malade avant l'opération.

N° 327 *i*. — Tumeur volumineuse osteo-fibreuse de la moitié droite du maxillaire inférieur.

Cette pièce a été recueillie sur une femme de 20 ans ; la tumeur s'était manifestée quatre ans environ avant l'opération, et son point de départ était au niveau de la dent de sagesse, sur le bord alvéolaire externe. Son accroissement a été lent, progressif, et elle a acquis environ le volume du poing. Elle occupe les deux faces de l'os; elle avait envahi toute la cavité buccale; à peine restait-il une petite place pour la langue, qui était rejetée en arrière et du côté opposé. Le maxillaire a été resequé au niveau de la symphyse, et désarticulé d'avec le temporal.

La tumeur, de forme ovoïde, bosselée, inégale à sa surface, a partout une assez grande densité élastique. On distingue nettement la surface de section et le condyle qui est normal, mais l'apophyse coronoïde fait partie de la masse morbide. L'os maxillaire paraît surtout s'être développé aux dépens de la face antérieure et de son bord inférieur. Le supérieur, élargi, présente à son extrémité interne une incisive et la canine, mais il n'existe aucune molaire. Une coupe verticale, pratiquée parallèlement à l'axe de l'os, permet de constater qu'au niveau de la tumeur, la branche horizontate et verticale de la mâchoire a été détruite. Cette partie est remplacée par un tissu dense fibreux, au sein duquel on constate la présence d'un grand nombre d'éléments osseux, de forme variable, la plupart disposés en forme d'aiguilles, qui rayonnent du centre à la circonférence. Cette disposition est surtout très-accusée au niveau du bord inférieur ; quelques-unes de ces aiguilles sont manifestement des productions nouvelles. Il s'agit donc ici d'une tumeur fibreuse du maxillaire inférieur.

(Professeur Nélaton, 1864.)

N° 327 *j*. — Tumeur du volume d'une grosse noix, qui siégeait sur le bord alvéolo-dentaire du maxillaire inférieur, au niveau de la première grosse dent molaire droite.

Cette tumeur, composée d'une trame dense, formée de tissu fibreux, était peu adhérente à la mâchoire, il fut facile après l'incision de la paroi du kyste de l'énucléer, excepté cependant dans un point assez restreint, par lequel elle adhérait fortement au maxillaire. Cette tumeur fibreuse contient dans son intérieur une portion osseuse, qui représente environ un quart de la masse totale. Dans la partie fibreuse sont logées deux dents, dont une petite molaire,

(Professeur Nélaton, 1866.)

Article 3.

ALTÉRATIONS DES OS DES MEMBRES

Cinq pièces seulement se rapportent à cet ordre d'altération osseuse, n°s 328, 329, 330, 331, 332. Les trois premières sont des exemples de cette altération particulière aux os longs et spécialement du tibia, qui a été désignée fort improprement par les auteurs sous le nom de *Spina ventosa*. La quatrième, qui est un humérus, présente à son extrémité inférieure une lésion qui paraît avoir la plus grande analogie avec les trois précédentes. Enfin la cinquième est un pied, dont le calcanéum extrêmement développé, est creusé d'une cavité centrale qui, comme pour les pièces nos 328, 329, 330, 331, devait être remplie par une production morbide sarcomateuse, qui avait en grande partie détruit les os, sans cependant en rompre la continuité, l'os ayant été renforcé par des productions nouvelles périphériques.

N° 328. — Portion supérieure du fémur droit; dilatation du canal médullaire par une tumeur.

Cet os, qui paraît avoir appartenu à un homme fort et robuste, présente, à 2 centimètres au-dessous du petit trochanter, un commencement de dilatation qui va en progressant de haut en bas, de manière à atteindre vers son tiers inférieur plus de 25 centimètres de circonférence. Cette ampliation porte seulement sur les parois, de sorte que la portion malade, excavée, ressemble exactement à un cornet renversé.

La cavité ne contient ni tissu aréolaire, ni tissu réticulaire; elle est tapissée de tous côtés par du tissu celluleux, régulièrement creusé d'excavations comparables aux impressions digitales que l'on voit à l'intérieur du crâne. En haut, elle se continue avec le canal médullaire; en bas, le pourtour des parois est assez mince, finit par disparaître, d'où résultent une série d'échancrures profondes et de saillies considérables. Les parois diminuent d'épaisseur de haut en bas, et leur continuité est interrompue par des trous, des fentes et des lacunes de plus en plus prononcées, à mesure qu'on les examine plus près de la partie inférieure. La surface extérieure couverte en haut de mamelons arrondis, est en bas hérissée de masses plus ou moins pointues, formées d'aiguilles osseuses très-déliées. Tout fait supposer qu'il s'est développé une tumeur dans le canal médullaire, qui a produit sa dilatation, son éclatement et sa destruction dans sa partie inférieure. La présence des stalactites prouve qu'il y a eu en même temps un travail d'hypérostose.

N° 329. — Squelette de la jambe droite, sur laquelle on voit un magnifique exemple de spina-ventosa.

Le tibia dans sa moitié supérieure est boursouflé, et transformé en une cavité, au moins du volume d'une tête d'adulte, la moitié inférieure de cet os, à l'exception d'une légère augmentation de vascularisation, est normale. La tumeur formée par la moitié supérieure du tibia, a un diamètre vertical de 20 centimètres ; mesuré transversalement, son diamètre horizontal est de 15 centimètres ; d'avant en arrière, le même diamètre est de 18 centimètres. La circonférence varie de 50 à 55 centimètres; mesurée verticalement, la hauteur varie suivant le côté de 62 à 64 centimètres.

La forme de cette cage osseuse est celle d'une sphère irrégulière, un peu allongée dans le sens vertical, et aplatie à sa partie supérieure, où l'on voit deux larges excavations, encore encroûtées de cartilage, et profondes de 20 à 25 centimètres, qui recevaient les condyles du fémur.

Les parois, d'ailleurs assez minces, de cette vaste cavité, sont constituées par des dépôts osseux de nouvelle formation, déposés tantôt sous forme de plaques, tantôt d'aiguilles, ce qui donne à cette tumeur un aspect extérieur très-irrégulier. De distance en distance, existent des ouvertures de formes et de dimensions variées; à la surface existent aussi de nombreux sillons, dont quelques-uns devaient donner passage à des vaisseaux. La surface intérieure est tapissée de tissu osseux d'aspect celluleux, disposé irrégulièrement. La cavité intérieure était remplie probablement par un tissu sarcomateux. Le péroné est aplati latéralement dans le point qui correspond à la tumeur; il est soudé avec elle, et refoulé en dehors, d'où résulte un élargissement de l'espace interosseux.

N° 330. — Tibia et péroné droits; dilatation de la partie supérieure du tibia, spina-ventosa.

La cavité osseuse est développée aux dépens du tiers supérieur du tibia, le diamètre vertical et antéro-postérieur de la tumeur et de 14 centimètres. L'aspect de la coque osseuse, ainsi que celui de la cavité, est identique à la pièce n° 329; seulement la moitié interne de la coque osseuse manque, elle a été détruite par la macération. Une libre communication existe entre la cavité de la tumeur et la portion du canal médullaire située au-dessous; plusieurs couronnes de trépan appliquées sur la face interne du tibia, permettent de voir le canal médullaire dans toute son étendue, et de s'assurer qu'il n'est point altéré. Le péroné intact est aplati au niveau de la tumeur à laquelle il est soudé, en même temps qu'il est légèrement refoulé en dehors, d'où résulte que la largeur de l'espace interosseux est légèrement augmentée.

N° 331. — Moitié inférieure du bras, avant-bras et main gauche, avec conservation des muscles, des vaisseaux et des nerfs; sarcome de l'extrémité inférieure de l'humérus.

La moitié inférieure de l'humérus est profondément altérée; à partir de la section de cet os, le canal médullaire s'élargit assez rapidement, de manière à représenter bientôt une tumeur du volume d'une tête d'adulte. Au milieu des parties molles conservées et desséchées, il est assez dificile de distinguer la texture des parois de cette vaste poche; cependant on peut s'assurer que : 1° elles sont uniquement osseuses; 2° plus bas, et à mesure que les dimensions de la tumeur augmentent, du tissu fibreux contribue à les former, et sert de soutien à des plaques osseuses très-irrégulières, séparées les unes des autres par des intervalles plus ou moins étendus: comme si l'os avait été détruit par une puissante pression exercée de dedans en dehors; 3° l'intérieur de la poche était occupé par des productions morbides, *probablement un sarcome*, auxquelles la matière osseuse était mêlée. L'extrémité articulaire humérale a été envahie et est englobée dans la tumeur; mais le cubitus et le radius sont exempts d'altération.

Les parties molles voisines sont déviées de leur direction, et plus ou moins comprimées ou distendues, les muscles brachial antérieur et triceps brachial sont étalés en membranes, les nerfs sont aplatis, l'artère brachiale n'est point oblitérée.

(Professeur Thillaye.)

N° 332. — Squelette de la jambe et du pied droit; cavité développée au centre du calcanéum.

Le calcanéum, l'astragale, le scaphoïde et le cuboïde sont soudés ensemble. Le calcanéum a pris un développement considérable; il a quatre ou cinq fois son volume ordinaire, il est boursouflé, étalé suivant sa largeur, et forme une tumeur aplatie de haut en bas, arrondie sur les côtés, et sur laquelle se détachent plusieurs bosselures; l'une, placée en dedans, est grosse comme un œuf, elle se prolonge au-dessous du scaphoïde et du premier cunéïforme. Une autre plus considérable encore et bilobée, se voit en dehors; sur la partie antérieure de cette dernière, au-devant et au-dessous de la malléole externe, existe un trou arrondi, de plus de 2 centimètres de diamètre, par lequel on pénètre dans une cavité occupant le centre de l'os. La circonférence de l'os prise horizontalement n'a pas moins de 34 centimètres; d'un côté à l'autre ainsi que d'avant en arrière, son diamètre est de 10 centimètres.

La surface de l'os est rugueuse et criblée de trous vasculaires; en dedans et en dehors, on remarque des gouttières profondes, destinées au muscle fléchisseur propre du gros orteil et aux deux péronés latéraux. En haut la partie inférieure de l'astragale paraît enchassée dans la tumeur. L'articulation tibio-tarsienne est saine.

Une coupe verticale placée au-devant de l'articulation du cou-de-pied, partage la tumeur en deux moitiés, l'une antérieure, l'autre postérieure, et l'on constate que le centre de la tumeur est occupé par une cavité irrégulière, à parois assez minces dans tous les sens, excepté en haut, où il existe des anfractuosités correspondantes aux bosselures précédemment indiquées. L'intérieur de cette cavité est tapissé par du tissu celluleux; il est probable qu'elle était remplie par une production sarcomateuse.

CHAPITRE VII.

Nécroses

Les pièces comprises dans ce chapitre sont très-nombreuses; aussi je les diviserai en deux articles : 1° Nécroses des os de la tête ; 2° Nécroses des os des membres.

Article premier.

NÉCROSES DES OS DE LA TÊTE

Vingt-trois pièces se rapportent à cet ordre de lésion; pour dix-sept pièces la nécrose est bornée au crâne, pour deux numéros, 340 et 340 *a*, elle occupe à la fois les os du crâne et de la face; enfin pour quatre numéros, 344, 344 *a*, 344 *b*, 344 *c*, la nécrose est limitée au maxillaire inférieur, et il s'agit de nécrose phosphorée.

Les pièces de nécroses relatives à la voûte du crâne sont, les unes limitées au frontal, n°s 333, 337, 338 *a*, 343, 343 *a*, les autres au pariétal, n°s 334, 336; d'autres occupent à la fois le frontal et le pariétal, n°s 335, 338, 339, 339 *a*, 341, 342; enfin, pour un certain nombre de pièces, l'altération osseuse s'étend à presque tous les os de la voûte, n°s 339 *b*, 339 *c*, 339 *d*. Quelques doutes sur la nature de la lésion, malgré quelles aient été classées dans cette catégorie, peuvent s'élever pour deux pièces, n°s 343 et 343 *a* ; mais alors il serait très-difficile de déterminer aujourd'hui la classe que l'on devrait leur assigner, à moins de regarder ces lésions comme produites par une plaie des os, et l'on sait que ces plaies osseuses sans fractures, s'observent encore assez fréquemment.

Pour sept de ces pièces, nos 337, 338, 338 *a*, 339 *b*, 339 *d*, 340 *a* et 342, les lésions m'ont paru assez remarquables pour que je doive m'y arrêter un instant; il me paraît y avoir avantages à les rapprocher, et à les comparer les unes aux autres. Pour les deux premières pièces nos 337 et 338, il ne me paraît y avoir aucun doute; la nécrose est de nature syphilitique, elle est du moins indiquée comme telle par les auteurs. Pour les autres pièces la cause n'a point été suffisamment indiquée; je crois devoir cependant rapporter ces nécroses à la syphilis; l'aspect général de la lésion sur ces pièces, m'a paru essentiellement différer de la nécrose ordinaire.

En effet l'altération est beaucoup plus étendue; ensuite il est rare qu'elle occupe toute l'épaisseur de l'os ; elle est ordinairement bornée à sa surface externe, qui devient très-rugueuse, inégale; elle est parsemée de petits mamelons arrondis, dont les bords sont comme en voie de cicatrisation. Ces mamelons sont séparés les uns des autres par de petites excavations, qui sont probablement le résultat de parcelles osseuses exfoliées. Dans cette forme, les séquestres seraient donc très-petits et s'exfolieraient d'une manière insensible. Mais un point que je considère comme très-important, et qui est précisément l'inverse de ce que l'on observe dans les nécroses ordinaires, c'est que l'os est très-vasculaire; il est criblé de nombreux trous, qui livrent passage à des vaisseaux. Cette disposition donne à cette forme de nécrose une grande ressemblance avec la carie.

N° 333. — Portion de tête comprenant la moitié du frontal et du sphénoïde, l'orbite et la mâchoire supérieure du côté gauche ; nécrose du frontal.

Le frontal, au niveau de la bosse de ce nom, présente une nécrose peu étendue, la pièce nécrosée est arrondie, et n'a environ qu'un centimètre de diamètre; elle est circonscrite par une fente qui, en haut, s'étend jusqu'à la cavité crânienne, en bas existe une gouttière profonde. Le cercle osseux qui environne la partie mortifiée, présente des stries et des pertuis vasculaires.

N° 334. — Moitié droite de la voûte du crâne; nécrose du pariétal.

Sur le milieu du pariétal droit, existe une plaque triangulaire dont les côtés ont 4 centimètres d'étendue, qui est cernée par une rainure étroite et superficielle. Le séquestre est blanc mat et nullement vasculaire, tandis que les parties environnantes offrent des orifices vasculaires multipliés.

N° 335. — Voûte du crâne, le tiers antérieur du pariétal droit, et une portion du frontal du même côté sont frappés de nécrose.

Cette nécrose, du diamètre de 10 centimètres dans tous les sens à peu près quadrilatérale, est très-nettement et très-régulièrement circonscrite ; elle ressemble assez bien à une région tracée sur une carte géographique. La rainure qui sépare la pièce nécrosée est si bien tranchée, qu'elle semble avoir été tracée avec un burin ; une petite portion de la suture sagittale et de la suture fronto-pariétale droite entre dans la composition de cette rainure. La surface de la pièce nécrosée est lisse, compacte et présente par place quelques légères érosions.

A la face interne du crâne, on trouve également deux sillons profonds circonscrivant des pièces nécrosées, l'une petite, l'autre plus grande, quoique encore inférieure en étendue à la nécrose externe ; aussi ces sillons ne correspondent point à ceux de l'extérieur. De nombreux sillons vasculaires existent de ce côté à la face interne du crâne. Le poids de la pièce est de 360 grammes.

(Professeur Desault.)

N° 336. — Voûte du crâne; nécrose du pariétal gauche.

Sur la partie moyenne du pariétal gauche, on remarque une petite plaque osseuse de 3 centimètres de longueur, sur 1 de largeur, lisse, blanche, compacte, nécrosée. Cette nécrose n'est point circonscrite par une gouttière nette et bien marquée, mais par de petites érosions avec des excavations, qui font que l'altération s'étend assez loin sur la surface externe du pariétal. Dans quelques points, les érosions intéressent toute l'épaisseur de l'os qui se trouve perforé.

La table interne du pariétal est altérée dans une bien plus

grande étendue que l'externe, elle a un aspect vermoulu; la pièce pèse 300 grammes.

N° 337. — Voûte du crâne; nécrose qui avait été désignée par Desault sous le nom de nécrose vénérienne.

L'altération occupe la moitié droite du frontal, on voit à sa face externe une plaque nécrosée. Cette plaque présente 8 centimètres de longueur sur 4 de largeur. Elle est divisée en deux portions distinctes : l'une supérieure plus petite, l'autre inférieure plus grande. Chacune de ces plaques est circonscrite par une gouttière assez profonde, celle de la grande plaque est surtout très-accusée à sa partie externe, où l'on trouve un pertuis qui traverse l'os de part en part. La surface externe des deux séquestres a une couleur brunâtre, elle est rugueuse, inégale comme si cette face avait été érodée; le fond de ces érosions est en outre criblé de trous vasculaires, on y trouve encore de petits séquestres parcellaires. L'affection y paraît en voie de progression, tandis que, sur les bords dans beaucoup de points, l'aspect lisse et arrondi des contours ferait croire à une réparation. Cette double apparence donne à cette forme de nécrose un aspect tout particulier, qui est bien en effet spécial à la nécrose syphilitique, sur laquelle on trouve un mélange alternatif d'altérations progressives avec des cicatrisations évidentes.

La table interne dans toute l'étendue de la voûte du crâne, porte la trace d'une vascularisation très-notable; cette table est criblée de petits trous qui, sont surtout évidents au niveau des deux bosses frontales, mais ils sont principalement développés dans la fosse qui correspond à la nécrose. Il s'est même fait dans ce point une sécrétion osseuse abondante, qui a transformé l'excavation en bosse, il existe une espèce d'exostose. On constate aussi à ce niveau deux orifices assez larges, formés par la destruction de la table interne, et nous avons déjà vu qu'une de ces petites excavations communiquait avec la gouttière qui limite la circonféreuce interne de la grande plaque nécrosée. Ce crâne n'a pas sensiblement augmenté d'épaisseur, son poids est cependant considérable, il est de 505 grammes.

(Professeur Desault.)

N° 338. — Voûte du crâne; nécrose syphilitique.

L'altération a été indiquée par Desault sous le nom de *nécrose vérolique*. Ce crâne, comme le précédent, est remarquable par sa pesanteur comparée à l'épaisseur des parois. Il pèse 425 grammes.

L'altération que présente ce crâne est double, la nécrose la moins étendue porte sur la moitié droite du coronal, elle est sans sillon de délimitation bien accusé. La surface extérieure à ce niveau est rugueuse, dense, inégale, parsemée de nombreuses excavations, qui renfermaient très-probablement des parcelles osseuses, mortifiées Ces excavations circonscrivent des îlots de substances osseuses qui, à l'exception d'une plus grande vascularisation, paraissent normaux.

La seconde plaque de nécrose, beaucoup plus étendue que la première, n'a pas moins de 12 à 15 centimètres dans tous les sens, elle comprend à la fois la plus grande partie du pariétal droit, la suture sagittale, une petite portion du pariétal gauche et l'angle supérieur de l'occipital. Cette plaque de nécrose est délimitée par un sillon large et profond, obliquement taillé de haut en bas et de dehors en dedans. La surface externe de cette large portion osseuse est criblée de petits enfoncements produits par des séquestres parcellaires, qui ne dépassent pas le diploé; cette surface présente dans certains points des saillies qui, sans nul doute, sont le résultat d'un produit de nouvelle secrétion ; en outre, elle est très-vasculaire, criblée de trous assez larges. On observe encore certains points d'un aspect plus blanc, circonscrivant des érosions, points dans lesquels la surface de l'os est à peu près normale, et dont la circonférence paraît en voie de cicatrisation. Cette disposition particulière me paraît le propre des nécroses syphilitiques.

Cette nécrose, si étendue à l'extérieur, n'occupe qu'une très-petite portion de la table interne, où elle est bornée à la fosse pariétale droite, qui est creusée d'enfoncements profonds juxtaposées, comparables à des alvéoles. Le reste de la face interne est parcourue par de nombreux sillons vasculaires sur le sommet de la tête; vers le milieu de la suture sagittale une couronne de trépan a été appliquée je ne sais dans quel but.

(Professeur Desault.)

No 338 a. — Voûte du crâne; nécrose du frontal.

Sur cette voûte, on observe une large nécrose qui occupe presque tout le coronal, et s'étend particulièrement du côté droit. Le sillon de séparation est surtout prononcé à la partie gauche ; à la partie supérieure de ce côté il pénètre jusque dans la cavité crânienne. La surface externe de cette large plaque nécrosée, lisse, presque normale dans certains points, est creusée dans d'autres, de petites cavités cratériformes qui ont été produites par de petits séquestres parcellaires; il existe, en outre, une assez grande vascularisation.

La face interne, au niveau de la plaque de nécrose, est rugueuse, inégale, criblée de trous; le reste de cette face, dans toute l'étendue, présente de nombreux sillons aboutissant à des trous vasculaires. Cette lésion me parait encore devoir appartenir, quoique l'on manque de renseignements, à une nécrose syphilitique. Le crâne, notablement augmenté de densité, a un poids relativement considérable.

N° 338 *b*. — Séquestre de nécrose très-étendue d'un des pariétaux.

Ce séquestre a une longueur de 14 centimètres sur 10 de largeur. Il ne présente à la surface aucune trace de vascularisation, l'os a été très-probablement frappé de mort d'emblée. Ce séquestre, dans une moitié environ de son étendue, est borné à la lame superficielle; dans l'autre moitié, il occupe presque toute l'épaisseur de l'os, dans certains points on retrouve même intact la lame vitrée, qui ne présente également aucune trace de vascularisation. Je ne possède aucun renseignement sur l'étendue de cette vaste mortification.

(M. Voillemier, 1865.)

N° 339. — Voûte du crâne; nécrose.

La moitié antérieure du pariétal gauche, l'angle antérieur et supérieur du pariétal droit, la presque totalité du frontal, ont été frappés d'une nécrose qui s'étend à toute l'épaisseur de l'os, si ce n'est vers le pariétal droit, où la maladie n'affecte que la lame superficielle. La voûte orbitaire, les apophyses orbitaires externes, le commencement de la ligne courbe du temporal, sont les seules parties du frontal qui soient demeurées intactes.

L'énorme séquestre que présente ce crâne, a subi des altérations remarquables; il est percé de trous irréguliers d'une forme allongée, d'une longueur variable entre 1 et plusieurs centimètres. La plus étendue de ces perforations est placée au-dessus de l'arcade orbitaire gauche. Les plaques nécrosées qui restent dans l'intervalle des pertes de substance, sont criblées de trous. De loin en loin, on remarque quelques plaques osseuses qui ont conservé leur aspect blanc et lisse; à leur niveau la table externe n'est point altérée.

La face interne du séquestre présente le même aspect rugueux et inégal, il existe des érosions multiples de la table interne. Sa circonférence est bien mieux délimitée que l'externe, elle présente une gouttière fortement taillée en biseau aux dépens de la table externe, surtout à gauche. Les sutures sont demeurées intactes, même au milieu de la nécrose.

(M. Lorey.)

N° 339 *a*. — Voûte du crane; nécrose.

La plupart des os du crâne ont subi des altérations assez profondes, surtout à la surface externe. Les os le plus profondément atteints sont les deux pariétaux et la moitié gauche du coronal. Le pariétal droit présente à son centre une large perforation d'environ 4 centimètres de diamètre, et tout le reste de sa surface est hérissé de tubercules, de mamelons irréguliers, résultant probablement de petits séquestres détachés; le tout paraît aujourd'hui cicatrisé. A gauche, l'altération est différente; on retrouve bien quelques mamelons irréguliers, mais la table externe présente une large excavation qui paraît également cicatrisée. Sur la moitié gauche du frontal, on observe une plaque de nécrose oblongue transversalement; elle a dans ce sens 3 centimètres et 2 verticalement; elle est limitée par un sillon profond, et la surface externe est criblée de trous vasculaires. Toute la surface extérieure du crâne présente également une assez grande vascularisation avec des productions osseuses sous-périostiques disséminées; elle est criblée de nombreux sillons.

La face interne du crâne est criblée également de trous, et la voûte du crâne paraît avoir été le siége d'une légère hypérostose générale.

(M. Houel.)

N° 339 *b*. — Voûte du crâne; nécrose très-probablement syphilitique.

Ce crâne provient d'un individu qui était très-probablement atteint de syphilis, et par suite de nécrose; tous les os de la voûte, à l'exception de l'écaille gauche du temporal, présentent à des degrés divers une altération analogue. Leur surface externe est criblée d'excavations, la plupart bornées à la table externe ou au diploé; une seule, située au niveau de la partie moyenne de la suture fronto-pariétale droite, pénètre par un très-petit pertuis à l'intérieur du crâne. Ces excavations à contours irréguliers, et à bords la plupart lisses et en voie de cicatrisation, sont criblées de trous vasculaires, et résultent de séquestres parcellaires qui ont été en grande partie exfoliés, quoiqu'il soit encore facile d'en constater dans certains points. Ces cavités anfractueuses, irrégulières, très-variables en dimension, circonscrivent des îlots de mamelons qui font ainsi relief et sont d'un aspect blanc; ils résultent de la portion de la table externe qui n'a point été notablement altérée à ce niveau, quoique sur certains points il existe des perforations vasculaires. Les sutures, à l'exception de la sagittale et de la fronto-pariétale gauche, sont en grande partie ossifiées.

La surface interne du crâne à peu près normale est très-vascularisée, criblée de trous surtout au niveau de la région frontale. Les sillons de l'artère méningée moyenne ne sont point augmentés de profondeur ni de nombre, au contraire.

(M. Coffin.)

N° 339 *c.* — **Voûte du crâne atteinte de nécrose, et provenant très-probablement d'un individu syphilitique.**

Le crâne est hypérostosé, il a acquis un poids très-considérable, les sutures sont complétement soudées. Toute la surface du crâne est couverte de petites excavations qui sont pour la plupart cicatrisées, et circonscrivent une masse de petits tubercules lisses, résultant à ce niveau de la conservation de la table externe. Je ne puis mieux comparer comme aspect la surface extérieure de ce crâne, qu'à la peau d'un individu qui a été atteint de la petite vérole.

L'altération est beaucoup plus accusée à gauche qu'à droite; le pariétal gauche, au niveau de sa bosse, présente une large perforation à bords perpendiculaires, taillés à pic, qui a été produite par un séquestre, occupant toute l'épaisseur de l'os et qui n'existe plus. La dure-mère a été conservée, et au niveau de la perforation produite par le séquestre, elle paraît avoir aussi été détruite dans une étendue d'environ 3 centimètres de diamètre, ce qui ferait supposer qu'il a existé une gomme ou un abcès du côté des circonvolutions cérébrales, et qui s'est fait jour par cette perforation.

(M. Houel.)

N° 339 *d.* — **Voûte du crâne; nécrose syphilitique.**

Cette pièce provient du nommé Victor D..., âgé de 38 ans, mort le 6 mai 1868 à l'hôpital Saint-Antoine. Il était atteint de syphilis tertiaire des deux tibias, du crâne, et du pharynx. Il existait des tubercules pulmonaires.

La voûte du crâne dans toute l'étendue de la surface externe, est le siége de nombreuses bosselures, d'inégalités de volume variable, d'un aspect parfaitement lisse, ce qui tient à deux causes principales : 1° les anfractuosités résultent de nécroses parcellaires aujourd'hui cicatrisées ; 2° les bosselures sont dues à la conservation, à ce niveau, de la table externe et à une hypérostose générale, qui fait que ce crâne a acquis une densité et un poids considérable ; les sutures sont complétement soudées.

Au niveau de la région frontale, l'altération présente des désordres plus profonds, les bosselures et les anfructuosités y sont plus accusées; on y trouve encore sur la partie médiane, un séquestre mal délimité par un sillon peu profond, et à droite, de vastes excavations, une surtout qui arrive jusque sur la lame vitrée qui a été conservée.

La face interne du crâne dans sa moitié antérieure et médiane, est le siége de dépôts osseux de nouvelle formation, et est parcourue par de nombreux sillons. Dans le point qui correspond au séquestre signalé à la face externe, on en remarque également un de même dimension à la face interne, mais beaucoup mieux délimité, le sillon qui le circonscrit est profond de près d'un centimètre. Les sillons de l'artère méningée moyenne sont moins accusés que dans l'état ordinaire.

N° 340. — Tête donnée en avril 1831. Cette pièce présente une nécrose étendue à la fois aux os du crâne et à ceux de la face ; il est probable qu'elle est de nature syphilitique.

Cette pièce est très-remarquable, presque toute la portion verticale du frontal est nécrosée. En haut et à droite, l'altération est limitée par la suture fronto-pariétale, à gauche, elle est séparée de la même suture par un intervalle d'environ 3 centimètres. En bas, la lésion s'arrête à 1 centimètre au-dessus des arcades sus-orbitaires; à gauche, elle envahit l'apophyse orbitaire externe, et se continue sans interruption jusqu'à l'os malaire. Toute la partie du frontal ainsi délimitée est rugueuse, mamelonnée, avec des saillies et des anfractuosités plus ou moins profondes, irrégulières, résultant de séquestres qui ont été détachés. A la partie médiane, existent trois trous arrondis, à bords lisses et taillés à pic, qui pénètrent jusque dans la cavité du crâne. Immédiatement au-dessus de l'apophyse orbitaire interne gauche, existe une fente qui communique dans le sinus frontal. Les parties nécrosées sont séparées des parties saines par une rainure nette et profonde, qui ne s'étend à toute l'épaisseur de l'os, que dans deux ou trois points très-circonscrits.

A la face interne du crâne, la nécrose ne s'étend à la table interne que dans un espace très-restreint. La table interne conservée, mince, marquée de petits sillons, et percée d'ouvertures multipliées, ressemble à de la dentelle; elle est séparée par un intervalle de 2 millimètres des pièces mortifiées.

Les os nécrosés à la face, sont : les os propres du nez, les deux os malaires, les maxillaires supérieur et l'inférieur. L'altération présente quelques différences à droite et à gauche.

1° A droite, l'apophyse orbitaire externe présente quelques inégalités très-superficielles. Il en est de même de l'os de la pommette; sa face interne est demeurée saine. Une portion assez considérable de l'os maxillaire supérieur est rugueuse, grisâtre, perforée d'une multitude de trous, et comme érodée; cette portion nécrosée comprend la totalité de l'apophyse montante, l'épine nasale, toute la partie inférieure du pourtour de l'orifice antérieur des fosses nasales, et la paroi antérieure des alvéoles des quatre incisives supérieures, qui, privées de soutien, ont été expulsées. L'apophyse montante est séparée des parties saines, par une fissure verticale qui laisse apercevoir le sinus maxillaire. La maladie s'est aussi étendue à l'apophyse palatine, qui est amincie et criblée de trous jusqu'à la suture transversale qui l'unit à l'os du palais, lequel est resté intact.

2° A gauche, l'apophyse orbitaire externe et l'os de la pommette tout entier, offrent les mêmes caractères que le frontal ; ils sont frappés de mort, et isolés des parties vivantes par une rainure qui les circonscrit exactement, et qu'on aperçoit, en avant, dans la cavité orbitaire, et, en arrière, dans la fosse zygomato-temporale. L'apophyse zygomatique du temporal s'est détachée presque tout entière, et la portion qui persiste offre une surface inégale. Le pourtour de l'ouverture des fosses nasales, de ce côté, est épaissi, mousse, arrondi, comme si, la partie nécrosée s'étant détachée, une cicatrice osseuse s'était déjà formée. En dedans du trou sous-orbitaire, on remarque une ouverture qui pénètre dans le sinus maxillaire. Dans l'orbite, la lamelle qui concourt à fermer par en haut le canal sous-orbitaire est soulevée, amincie et percée de plusieurs trous assez larges. Il ne reste plus qu'un fragment de la partie supérieure des os du nez, dont la portion la plus considérable a sans doute été expulsée.

La base de la mâchoire inférieure a subi une perte de substance, par suite de la nécrose des lames superficielles de l'os.

(M. Sommé, d'Anvers.)

N° 340 a. — Tête avec les deux maxillaires supérieurs ; nécrose syphilitique d'une portion du coronal, avec destruction des os propres du nez et de la voûte palatine.

La portion verticale du coronal dans sa partie inférieure et moyenne, présente une altération qui s'étend plus à gauche qu'à droite. On constate à ce niveau, qu'il y a une destruction de la plus grande partie de la table externe qui a mis le diploé à nu, et établit une large communication avec les sinus frontaux. On distingue en outre deux séquestres de cette table externe, non détachés ; le supérieur, plus étendu, a 2 centimètres de long sur 1 de large. Le second séquestre, plus petit, est situé au niveau du bord supérieur de l'orbite, il est moins bien délimité. Le fond de cette vaste ulcération osseuse est rugueux, inégal, mamelonné; il est constitué par des végétations du diploé, qui ont acquis une grande densité et sont comme éburnées.

Les os propres du nez manquent presque en totalité, ainsi que la portion du coronal avec lequel ils s'articulent ; l'apophyse montante du côté droit a été détruite dans sa partie moyenne, ainsi que l'os unguis et la partie antérieure de l'os planum. Les cellules de l'éthmoïde, le vomer et les cornets sont aussi détruits, ainsi que la face inférieure du corps du sphénoïde qui a ouvert les cellules de cet os. La partie latérale droite de la voûte palatine, l'os palatin, ainsi que la paroi interne du sinus maxillaire, manquent, toutes ces diverses portions osseuses ont été détruites par les progrès du mal. Le bord de l'arcade alvéolaire très aminci, présente les vestiges de quelques alvéoles, qui témoignent que la plupart des dents ont tombé pendant la vie.

(M. Dequevauvillers, 1862.)

N° 341. — Voûte du crâne ; nécrose du frontal et du pariétal.

Sur ce crâne on observe une large perforation osseuse, produite par la nécrose de la partie supérieure et moyenne du frontal, de la suture sagittale dans presque toute son étendue, et de la portion avoisinante des pariétaux. La perte de substance subie par la voûte du crâne n'a pas moins de 7 à 8 centimètres de longueur sur 5 à 6 de largeur. Les bords de cette large perforation sont irréguliers, taillés à pic dans certains points, coupés obliquement en biseau aux dépens de leur face externe dans d'autres.

La dure-mère qui a été conservée, obture complétement la vaste perforation, elle est épaissie. La faux du cerveau et le sinus longitudinal supérieur sont conservés. Dans l'épaisseur de la dure-mère se sont développés un grand nombre de noyaux osseux arrondis, assez réguliers ; les uns sont isolés, les autres agglomérés et réunis en plaques. Les sutures persistent, les os ne sont point notablement plus vasculaires qu'à l'état normal.

(M. Verguin.)

N° 342. — Voûte du crâne atteinte de nécrose, et que son aspect particulier me fait croire être de nature syphilitique.

Le frontal, les pariétaux présentent les altérations suivantes : leur surface externe est irrégulière, parsemée d'enfoncements, criblée de trous, et qui ont dû contenir des séquestres, véritable nécrose ponctuée. Entre ces enfoncements s'élèvent des mamelons de volume variable, lisses, à bords arrondis, cicatrisés ou en voie de réparation. Le frontal présente deux perforations assez petites, il en existe une plus large au centre du pariétal droit, elle a quelques millimètres, les bords en sont tranchants, et le pourtour taillé en biseau aux dépens de la table externe. La lésion n'occupe qu'une petite étendue du pariétal droit.

La table interne paraît avoir été respectée, elle est seulement percée de nombreux trous vasculaires au niveau du frontal et du pariétal gauche. L'épaisseur et la densité des os paraissent normales.

(Professeur Desault.)

No 343. — Frontal ; dépression au niveau de la bosse droite.

Ce frontal de très-grande dimension présente, un peu au-dessus de la bosse frontale droite, une dépression assez régulière, de la largeur d'une pièce de 5 francs. Cette dépression est percée à son centre d'une ouverture d'environ 3 millimètres de diamètre. Les bords de cette ouverture sont arrondis, épais d'un millimètre. La surface de la dépression est lisse et criblée de trous excessivement fins.

Du côté interne la perforation est environnée de petits trous vasculaires, et de stries radiées qui se dirigent en convergeant vers le centre, comme les plis d'une cicatrice rayonnée. Cette pièce, d'origine inconnue, placée par M. Denonvilliers parmi les nécroses, me paraît devoir se rapporter à une autre forme de lésion qu'il serait difficile de déterminer aujourd'hui.

(Professeur Desault.)

No 343 *a*. — Voûte du crâne ; nécrose probable.

Cette voûte du crâne, dont les os ont acquis une épaisseur assez notable, pèse 587 grammes. Il existe au niveau de la bosse frontale gauche, une dépression large et profonde, dont les bords, coupés perpendiculairement, sont très-épais dans toute la partie supérieure ; inférieurement la dépression est plus superficielle, et ses bords se confondent peu à peu avec la surface de l'os. A son centre cette dépression a 17 millimètres de profondeur, sa surface extérieure est inégale, et formée par de la substance très-compacte. Au milieu les deux tables de l'os ont été percés, il en est résulté une petite ouverture arrondie, fermée par une lamelle membraneuse. Deux autres ouvertures se remarquent près de la circonférence inférieure, la supérieure plus considérable ovalaire, communique avec le sinus frontal gauche.

La table interne, qui ne présente aucune dépression et est seulement dans toute son étendue le siége d'une assez grande vascularisation, éloigne toute idée de violence de fracture ; et il est probable que cette altération est le résultat d'une nécrose guérie, après l'élimination d'un assez vaste séquestre. L'hypérostose généralisée de ce crâne, dont les sutures sont en grande partie ossifiées, milite en faveur de cette opinion.

(M. Durand-Fardel.)

N° 344. — Maxillaire inférieur ; nécrose phosphorée, ablation totale de l'os.

Cette pièce a été recueillie sur une femme âgée de 40 ans, metteuse en boîte depuis dix-huit années dans une fabrique d'allumettes chimiques. Au mois d'août 1867, elle commença à éprouver des douleurs au côté gauche de la face, et, peu de temps après, un premier abcès s'ouvrit derrière l'angle de la mâchoire inférieure gauche. Les accidents se succédèrent sans interruption dans l'espace de dix mois environ. Huit abcès se formèrent autour de cette mâchoire et laissèrent de larges ouvertures fistuleuses. Ces fistules étaient rangées à peu près symétriquement de chaque côté ; trois siégeaient dans la région sus-hyodienne, dans l'espace compris entre la ligne médiane et l'angle de la mâchoire ; la quatrième correspondait à peu près à l'articulation temporo-maxillaire. Toutes les dents de la mâchoire inférieure s'ébranlèrent et furent enlevées par la malade elle-même. A la mâchoire supérieure, quelques-unes tombèrent également ; la plupart se brisèrent au niveau de la couronne.

La période de séquestration succéda ensuite à la nécrose et dura environ un an, jusque vers le mois de mai 1869. A ce moment, le bord alvéolaire du maxillaire inférieur était dénudé, noirâtre, tandis que le bord inférieur se doublait en avant et en arrière d'un périoste épaissi, en voie d'ossification. Ne voulant point agir avant la mobilisation du séquestre, M. Trélat aida à la nature, d'abord en décollant progressivement les parties molles avec une spatule, puis en imprimant des mouvements de plus en plus étendus à la partie mortifiée. Enfin il jugea suffisante la séparation du séquestre et en fit l'extraction le 6 mai 1869.

L'opération fut des plus simples : une section médiane fut faite, comme on le voit, sur la pièce avec une scie à chaîne, puis avec un levier ; on fit l'extraction par la bouche des deux moitiés latérales. Le condyle gauche manquait, mais il s'élimina spontanément en deux fragments trois semaines plus tard, et il est rapporté sur la pièce ; le droit a été aussi détaché pendant l'opération.

La mâchoire, totalement nécrosée, a conservé son volume et sa forme ; les deux surfaces sont rugueuses, inégales, couvertes d'aspérités. Les ostéophytes qu'on rencontre d'habitude sont à peine marqués ; il n'en existe aucune trace à droite ; à gauche, il en existe un îlot sur la face externe de la branche verticale. La mâchoire s'est ensuite reproduite en grande partie et pouvait supporter un appareil prothétique qui servait à la mastication. (Professeur Trélat, *Soc. de chir.*, 2e série, t. II, p. 49.)

No 344a. — Maxillaire inférieur atteint de nécrose phosphorée, ablation totale de cet os.

Ce maxillaire a été pris sur un homme qui travaillait dans une fabrique d'allumettes chimiques. Le maxillaire inférieur dans sa totalité a été frappé de nécrose, et deux grosses mollaires droites sont seulement restées implantées dans leurs alvéoles, encore sont-elles deviées fortement en dedans. Les alvéoles des autres dents qui manquent, sont plus ou moins profondément altérées. Le maxillaire, dans sa totalité, sur aucune de ses faces, ne présente d'altération vasculaire bien évidente, ce qui indique que la nécrose a été assez rapide ; les lames de tissu compacte sont à peine érodées sur des points très-restreints. Le périoste et la muqueuse, au moment de l'opération, étaient encore adhérents par place, surtout au niveau des insertions musculaires, apophyses genies, angle de la mâchoire, et apophyse coronoïde. L'apophyse droite a même son sommet en grande partie détruit, probablement dans les tentatives d'arrachement. Le malade perdait régulièrement de 2 à 3 litres de salive par jour.

La continuité de la mâchoire est interrompue dans deux points, Une des solutions de continuité existe à droite, au niveau de la canine avec la première molaire ; elle a été produite par un trait de scie légèrement oblique, qui devait avoir pour but de faciliter l'ablation. La seconde solution de continuité existe au niveau de l'union de la branche horizontale avec la branche verticale gauche : c'est une véritable fracture qui a dû être produite pendant l'extraction.

Une nouvelle sécrétion poreuse aréolaire très-étendue, englobe une partie de l'os ancien ; à droite, à partir du col du condyle, elle englobe une grande partie des deux faces de la branche verticale, puis l'angle de la mâchoire et se continue le long du bord inférieur du maxillaire, qu'elle comprend comme dans une gouttière. Cette production osseuse nouvelle se prolonge très-haut à la face interne, où, dans certains points, elle arrive jusqu'à la base des alvéoles, tandis qu'en avant elle dépasse peu le bord, excepté cependant à gauche, où elle remonte un peu plus haut. La branche verticale gauche, sur ces deux faces présente aussi un revêtement osseux incomplet de nouvelle formation, d'un aspect aréolaire poreux. Ces sécrétions osseuses nouvelles sont peu adhérentes à l'os ancien, dont elles sont en grande partie séparées par une gouttière assez profonde, dans laquelle séjournaient très-probablement des matières purulentes.

(M. Alph. Guérin, *Soc. de chir.*, 1870, 2e série, t. XI, p. 64.)

N° 344 *b*. — Mâchoire inférieure ; nécrose phosphorée, ablation totale de cet os.

Cette pièce provient d'un homme de 30 ans. La lésion datait de plusieurs années ; il existait de nombreux trajets fistuleux, par lesquels, après dilatation, il a été facile d'introduire plusieurs doigts qui ont puissamment servi à l'extraction du séquestre, qui a eu lieu par l'intérieur de la bouche.

Afin de faciliter cette extraction, une section de la mâchoire a été faite sur la ligne médiane ; la moitié droite du maxillaire a été arrachée d'un seul coup ; celle de gauche a été brisée près de l'angle et chacun des fragments a été extrait séparément.

On constate sur cette pièce que la mâchoire a subi de notables altérations, surtout dans son corps, qui est profondément atrophié, usé probablement par suite de macération dans le pus. Tout le bord alvéolaire a été détruit et creusé en gouttière profonde ; le corps de l'os est réduit en quelque sorte à son bord inférieur. Les lésions sont plus profondes à gauche qu'à droite, où l'on observe encore l'existence de la dernière dent molaire. Les deux branches verticales sont peu altérées, la droite surtout ; les deux sont incrustées sur leurs deux faces de dépôts osseux de nouvelle formation, poreux, alvéolaires, d'aspect grisâtre, peu consistants, séparés sur leurs bords de l'os ancien par une rainure assez profonde ; dans certains points ils paraissent même complétement détachés. Ces dépôts osseux nouveaux, sont moins abondants à la branche horizontale ; on en observe cependant quelques-uns, surtout au niveau du bord inférieur, et ils se prolongent davantage à la face interne qu'ils recouvrent même dans certains points presque en totalité ; ils paraissent aussi dans ces points avoir plus de densité que sur les branches. Ces dépôts osseux ont été enlevés avec la mâchoire, à laquelle ils forment un étui incomplet.

(Professeur Verneuil, 1871.)

N° 344 *c*. — Maxillaire inférieur ; nécrose phosphorée, ablation totale de cet os.

Cette pièce a été recueillie sur une femme de 32 ans, metteuse en paquets, pendant quinze ans, dans une fabrique d'allumettes chimiques. Elle a commencé à travailler dans cette fabrique à l'âge de 14 ans; elle passait toute la journée dans la salle où se pratique la trempe des allumettes dans le mastic.

Au moment où elle a commencé sa profession, cette malade avait toutes ses dents en bon état; pendant quinze années de ce travail, elle n'a jamais souffert des dents, mais elle en a vu plusieurs s'ébranler, puis tomber sans douleur. Pareil phénomène se montrait chez ses compagnes, dont le plus petit nombre seulement avait des odontalgies. Aucun écoulement n'accompagna la chute des dents ; jamais il n'y eut de salivation abondante ni anormale, et pendant ce temps l'état général est toujours resté satisfaisant.

A l'âge de 29 ans, cette femme s'est mariée, et dès lors elle a quitté sa profession. Aucune manifestation, sauf la chute des dents, ne s'était encore montrée. Un an après son mariage elle accouche; l'accouchement est long et pénible; l'enfant vient mort.

Vingt jours environ après, sans qu'il existât aucun accident puerpéral, il se manifesta un gonflement douloureux au niveau de la joue gauche. La douleur devenant très-aiguë, et le gonflement ne faisant qu'augmenter, la malade entra dans le service de M. Broca, un mois après l'apparition de ces accidents. La joue était alors très-tuméfiée; elle dépassait, dit la malade, le volume du poing.

L'abcès ouvert donna issue à une grande quantité de pus. La suppuration fut longue et abondante : le pus s'écoulait à la fois à l'extérieur et dans la cavité buccale. De nouvelles dents s'ébranlèrent puis tombèrent, sans jamais provoquer aucune douleur.

Deux mois après son entrée à l'hôpital, pendant une absence de M. Broca, la malade, chloroformisée, subit une opération dont elle ignore la nature ; elle sait seulement et indique avec le doigt qu'une longue incision, dont la cicatrice est évidente, a été faite dans la région sous-maxillaire gauche.

Un mois après cette opération, M. Broca fit l'ablation par la cavité buccale, d'un séquestre comprenant une partie de la portion moyenne du maxillaire inférieur. L'ablation paraît avoir été faite seulement à l'aide d'une pince.

La malade quitte le service de M. Broca à la fin de mars 1869 ; le côté droit du maxillaire est en bon état; à gauche existent deux ou trois trajets fistuleux.

Au bout de quelque temps, la malade ne saurait préciser l'époque, la joue droite se tuméfie et devient douloureuse, quelques dents tombent, puis il se forme un abcès qui s'ouvre spontanément dans la cavité buccale.

Du mois de mars 1869 au mois de mars 1870, cette femme ne suit aucun traitement, et ne se décide à entrer à l'hôpital que le 29 mars 1870.

31 mars 1870. — La partie moyenne du maxillaire inférieur se montre alors dénudée ; elle a une coloration grisâtre, et se trouve baignée par une sécrétion abondante de liquides d'odeur repoussante. Cette portion est tellement mobile, qu'elle peut être extraite avec les doigts. On voit qu'elle comprend la moitié droite du maxillaire, moins le sommet de l'apophyse coronoïde et le condyle, une fracture s'étant produite à ce niveau dans les manœuvres d'extraction. Par un trajet étroit on arrive, avec le petit doigt, sur cette extrémité du maxillaire et l'on constate sa fixité. A gauche, on ne rencontre qu'une petite partie du maxillaire, une lame de la branche montante et le condyle; au point où le maxillaire fait défaut on trouve une production osseuse de nouvelle formation. A gauche, le séquestre, resté en place, est mobile, mais il est fort difficile à saisir.

Près de la branche droite de la mâchoire existait une cicatrice fortement déprimée, due à l'ouverture d'un abcès ; une autre se rencontre sur le bord inférieur du même côté ; sur le bord inférieur gauche se voit une cicatrice linéaire de 3 à 4 centimètres de longueur, trace de l'incision faite pour l'ouverture de l'abcès signalé plus haut. En arrière existaient deux trajets fistuleux, qui se sont fermés après l'ablation du séquestre.

A deux reprises différentes (14 avril, 3 mai), des tractions faites à l'aide de pinces à polypes, ne permettent pas d'enlever les extrémités droite et gauche du maxillaire.

Des injections phéniquées, fréquemment répétées, ont fait disparaître l'odeur repoussante des liquides sécrétés. L'état général est très-satisfaisant.

A la troisième tentative (5 juin), l'extraction des deux extrémités du maxillaire put être faite ; elle s'accompagna d'un écoulement de sang assez abondant. On dut, pour extraire le condyle gauche de sa loge, lui faire exécuter un mouvement de bascule, afin d'accommoder ses diamètres à celui du trajet qui permettait de l'aller saisir.

Sur cette pièce on constate que la moitié gauche de la branche horizontale de la mâchoire manque, ainsi que la plus grande partie de la branche verticale ; le condyle de ce côté et la portion osseuse qui le supporte existe seul : c'est la portion qui a été extraite en dernier lieu. Toute la moitié latérale droite du maxillaire est profondément altérée ; les deux faces ont leur lame en grande partie érodée, usée, l'os est plus vasculaire. Les alvéoles des dents sont revenues sur elles-mêmes, et les cavités qui recevaient les racines rétrécies. Le condyle est fracturé à la base de son col ; l'apophyse coronoïde érodée est usée, moins saillante que dans l'état ordinaire. On ne constate que par points, très-limités, de minces couches de tissu nouveau.

(Professeur Trélat, Soc. de Chir., 1871, 2e série, t. XII, p. 104.)

Article 2.

NÉCROSE DES OS DES MEMBRES

Ces nécroses sont elles-mêmes divisées en deux ordres : 1° les nécroses des membres supérieurs; 2° les nécroses des membres inférieurs.

ORDRE PREMIER

Nécroses des membres supérieurs

Onze pièces seulement, du n° 345 au n° 350 *a*, composent cet article; une pièce n° 345 se rapporte à la clavicule, cinq à l'humérus, n°s 346, 346 *c*, 347, 348, 348 *a*, deux à l'avant-bras, n°s 348 *b*, 349, deux à la main, n°s 350 et 350 *a*; les n°s 345 *a* et 346 *b* sont : l'un un dessin et l'autre un moule en plâtre.

Quelques-unes de ces pièces méritent une mention spéciale à cause de l'intérêt qu'elles présentent; la pièce n° 345, qui est relative à la clavicule, est remarquable par l'étendue de la nécrose, qui occupe la totalité de cet os. Une disposition presque identique s'observe pour le n° 346, et ces deux pièces sont un exemple de la puissance de régénération du périoste, qui était resté chargé seul de la réparation. Pour la clavicule, l'os nouveau qui est considérable, au lieu d'envelopper complétement l'ancien, lui forme seulement une gouttière. Pour l'humérus n° 346, le séquestre qui est constitué par la diaphyse entière, est complétement invaginé; il est entouré de toute part par l'os nouveau qui a une grande résistance, une grande épaisseur, et des cloaques se sont formés pour donner issue au pus. La pièce n° 346 *c*, qui a été présentée à l'Académie de médecine, est un exemple rare et remarquable d'ossification assez avancée de la moelle.

Une disposition analogue s'observe sur la pièce n° 348 *a*; mais ici l'ossification médullaire plus limitée, est aussi moins avancée.

N° 345. — Squelette des deux épaules conservées en position avec le sternum et une partie des ligaments; nécrose totale de la clavicule gauche.

L'importance de cette pièce me fait une obligation d'en consigner ici l'observation aussi complète que possible. Un jeune homme de 26 ans se présente à l'Hôtel-Dieu de Paris, le 7 septembre 1865, pour s'y faire traiter d'un dépôt à la partie supérieure de la cuisse, et de deux ulcères fistuleux situés sur la clavicule gauche; l'un siégait du côté de l'acromion, et l'autre vers le sternum. Moreau qui examina cette clavicule avec M. d'Angerville, la trouva dénudée de son périoste, et cariée à ses deux extrémités. L'os, isolé et vacillant, n'était maintenu que par la peau; aussi Moreau l'enleva-t-il avec beaucoup de facilité : il lui suffit de le pousser un peu du côté du sternum, et d'en faire passer l'extrémité à travers l'ulcère de la peau, pour le saisir et en faire l'extraction. M. d'Angerville ne soupçonnait pas tout le bien que la nature avait opéré en faveur du malade; il ne s'en aperçut qu'en le voyant exécuter tous les mouvements dont le bras est capable, avec autant de facilité que du côté sain. A la place de la clavicule enlevée, on sentait un corps dur et solide qui en remplissait toutes les fonctions.

Le malade mourut peu de temps après, par les suites fâcheuses de la tumeur de la cuisse. On peut voir sur la pièce, que la nécrose a porté sur la diaphyse entière de la clavicule, et n'a épargné absolument que les extrémités. La portion morte, très-blanche et très-lisse, nullement vascularisée, a conservé sa forme et sa texture. Une clavicule de nouvelle formation est située au-dessous de l'os ancien; elle consiste dans une lamelle osseuse, épaisse, forte, très-vasculaire, qui appuie sur la base de l'apophyse coracoïde, suit toutes les courbures de la clavicule et se continue avec ses deux extrémités. Sur cette clavicule, de nouvelle formation, se voient deux trous vasculaires qui la perforent de part en part, et sont placés, l'un dans le voisinage de l'articulation sterno-claviculaire, l'autre au niveau de l'apophyse coracoïde. Les articulations sterno et acromio-claviculaires ne sont point altérées; cependant on voit tout près d'elles, deux ouvertures fistuleuses, placées sur chacune des extrémités conservées de la clavicule.

(Cosme d'Angerville, *Mém., Acad. de Chir.*, édition in-8°, t. V, p. 243.)

N° 345 a. — Deux dessins de la pièce précédente.

N° 346. — Humérus gauche; nécrose de presque toute la diaphyse. Séquestre invaginé.

Cet os représente une vaste coque cylindroïde, qui commence en haut et un peu au-dessous du col chirurgical de l'humérus, et se termine en bas au niveau de l'épitrochlée et de l'épicondyle. A l'intérieur, existe la diaphyse de l'os ancien, qui constitue un séquestre mobile isolé de toute part. Je décrirai donc : 1° le séquestre, 2° la coque osseuse ou le nouvel os.

1° *Séquestre.* Le séquestre a 19 centimètres de longueur ; en agitant l'humérus on constate qu'il est mobile, et on obtient un bruit analogue à celui d'un grelot. Les deux extrémités du séquestre sont rugueuses, inégales, et permettent de voir l'orifice du canal médullaire.

L'extrémité inférieure se termine par une partie anguleuse, pointue, qui s'engage dans une ouverture de l'os nouveau ; elle est située immédiatement au-dessus de la cavité olécrânienne. Le corps du séquestre est rugueux, inégal, et se voit assez distinctement par les larges trous creusés dans l'os nouveau.

2° *Coque osseuse.* La coque osseuse ou os nouveau, véritable étui cylindroïde qui enveloppe l'os ancien, va en augmentant de sa partie supérieure à l'inférieure. Sa longueur, mesurée à l'extérieur, est de 22 centimètres; sa circonférence de 13 à sa partie supérieure et de 15 à sa partie moyenne. Cet os est arrondi, on n'y distingue plus de face, on retrouve cependant en dehors la trace de la gouttière du nerf radical. Sa surface est hérissée de mamelons, elle est criblée de trous vasculaires assez larges, la substance osseuse qui compose le nouvel os est compacte, et son épaisseur varie de 3 à 4 millimètres.

Sur la face postérieure du nouvel os, existent trois grandes ouvertures qui pénètrent jusqu'au séquestre, il en existe une quatrième sur l'extrémité inférieure, immédiatement au-dessus de la cavité olécrânienne, et par laquelle s'engage l'extrémité pointue du séquestre. Une cinquième s'observe sur le côté interne, 5 centimètres au-dessus de l'épitrochlée, et une sixième sur la partie moyenne et en avant. D'autres, plus petites au nombre de quatre, existent au niveau de l'empreinte daltoïdienne. Les six grandes ouvertures ont un diamètre variable entre 15 et 20 millimètres, leur circonférence est arrondie, mousse, et les bords en sont renversés en dehors. Les extrémités articulaires ont conservé leur forme et leur volume ordinaire; à côté est le dessin de cette pièce.

(Professeur Dupuytren.)

N° 346 a. — Portion moyenne de l'humérus qui a été atteinte de nécrose à la suite d'une amputation.

Cette pièce a été recueillie sur un homme de 26 ans, qui a été amputé du bras au tiers moyen, suite d'une blessure par un coup de feu; l'amputation a été pratiquée vingt-trois jours après la blessure, et c'est environ trois mois après que le blessé a été vu par M. Cazin; il existait alors une nécrose avec gonflement énorme du moignon. La nécrose, au dire du blessé, était très-ancienne.

M. Cazin se décida à reséquer l'os; une grande incision elliptique, suivant un plan passant dans l'axe du bras, lui permit d'arriver jusqu'à l'os. Le périoste fut détaché avec une pince, et l'os reséqué au niveau du col chirurgical de l'humérus.

Sur cette pièce, on constate que le corps de l'humérus s'est nécrosé dans une grande hauteur, environ 8 centimètres, et ce vaste séquestre qui est constitué par toute l'épaisseur de l'os ancien, au centre duquel existe le canal médullaire, est englobé de toute part par un os nouveau, spongieux, ayant une grande épaisseur, 2 centimètres dans certains points, et séparé de l'os ancien par une mince membrane pyogénique. La surface externe de ce nouvel os est rugueuse, inégale, criblée de nombreux trous vasculaires, dont quelques-uns sont assez larges et donnaient passage à des vaisseaux. Deux ou trois larges ouvertures, véritables cloaques, pénètrent jusqu'à l'os nécrosé. La partie inférieure, au lieu d'être fermée, présente un orifice arrondi d'un centimètre de diamètre, et elle communique à la fois avec le canal médullaire de l'os ancien, et la cavité périphérique qui sépare l'os nouveau du séquestre.

(M. Cazin, *Soc. de Chir.*, 2e série, t. XII, p. 284.)

N° 346 b. — Modèle en plâtre du bras précédent après guérison.

Ce moule en plâtre montre qu'après la resection sous-périostée, l'humérus s'est en partie de nouveau reproduit.

(M. Cazin, *Soc. de Chir.*, 1871, t. XII, p. 284.)

N° 346 c. — Humérus gauche; nécrose.

Cette pièce a été recueillie sur un jeune homme qui avait reçu un coup de feu qui lui avait brisé l'humérus; elle comprend environ les trois quarts supérieurs de cet os. Une nécrose tardive se produisit et nécessita la désarticulation de l'épaule.

L'humérus a été divisé dans toute sa longueur, et la coupe permet de constater les faits suivants : La diaphyse humérale a été nécrosée dans sa totalité, la tête et le col chirurgical ont été conservés. Le séquestre a sa partie supérieure mince, lamellaire dans certains points, a été profondément altéré par son contact avec le pus. Il est entouré de toute part par une nouvelle sécrétion périostique considérable, qui a une assez grande épaisseur, et présente de nombreuses perforations ou cloaques, qui permettaient au pus de s'écouler à l'extérieur, et au stylet d'arriver jusqu'au contact de l'os mortifié.

Ce qu'il y a de plus intéressant sur cette pièce, c'est la transformation osseuse qu'a subie la moelle ; à l'extrémité supérieure de la diaphyse, la moelle a été presque complétement ossifiée, et se continue sans ligne de démarcation avec le tissu spongieux du col et de la tête, vers la partie moyenne, la couche médullaire la plus externe s'est seule ossifiée. Cette pièce démontre la possibilité de l'ossification de la masse médullaire dans toute son épaisseur, mais si on compare l'ossification de la moelle aux productions osseuses fournies par le périoste, on est frappé du peu de puissance de la moelle à produire de l'os. La présence d'ostéoplastes nombreux a été constatée dans l'ossification médullaire.

(M. Demarquay, *Acad. de méd.*, 1872, *Gaz. des Hôpitaux*, p. 30.)

N° 347. — Humérus droit; nécrose.

Le poids de cet os est de 335 grammes, sa moitié inférieure est notablement augmentée de volume, le gonflement de l'os commence insensiblement vers l'union de son tiers supérieur avec le tiers moyen, et se termine en bas au niveau de la trochlée. La portion humérale renflée est arrondie en haut, et aplatie d'avant en arrière en bas. Sa circonférence est de 14 centimètres, et sa surface est rugueuse, criblée de nombreux trous vasculaires. Plusieurs cloaques existent; le plus élevé est situé au côté interne, 10 centimètres au-dessus de la tubérosité humérale, son diamètre est de 7 millimètres. Une autre ouverture plus étroite, placée au-dessous de la précédente, est obstruée par un bouchon osseux qui la remplit incomplétement.

Deux autres ouvertures se voient encore à peu de distance de l'articulation du coude, l'une sur le milieu de la face antérieure de l'humérus, l'autre un peu en arrière de son bord interne, exactement arrondies, infundibuliformes; elles sont larges d'un centimètre.

On serait peut-être aujourd'hui tenté de placer cette pièce parmi les hypérostoses, mais une coupe perpendiculaire, pratiquée à

10 centimètres au-dessus de l'articulation du coude, a permis de constater la présence d'un séquestre aujourd'hui perdu. La cavité de séquestration, à peu près exactement arrondie, large de 2 centimètres, paraît se confondre avec le canal médullaire. Les parois osseuses qui limitent cette cavité centrale, sont épaisses de 10 à 15 millimètres, dures et compactes.

N° 348. — Humérus droit; nécrose.

La lésion occupe la partie inférieure du tiers supérieur, et le tiers moyen; elle résulte d'un coup de feu qui a nécessité la désarticulation scapulo-humérale.

L'humérus, dans une étendue de 13 centimètres, manque; il paraît avoir été transformé en esquilles nombreuses, dont la plupart se sont nécrosées et ont été extraites. Une sorte de gangue osseuse informe, rattache les unes aux autres les deux extrémités humérales, et on constate encore, au milieu de ces nouvelles sécrétions périostiques irrégulières, plusieurs esquilles ou séquestres qui sont englobés au milieu du tissu osseux nouveau. Cette sécrétion périostique nouvelle, incurvée, représente un canal irrégulier, incomplet dans certains points, largement ouvert en haut et en bas, et elle rétablit la continuité entre les deux extrémités de l'humérus, mais l'os est peu solide. La portion inférieure de l'humérus a exécuté un mouvement de rotation sur son axe tel, que la cavité olécrânienne regarde directement en dedans, la cavité coronoïde en dehors, l'épitrochlée est dirigée en avant, et l'épicondyle en arrière.

N° 348 *a*. — Portion d'humérus; nécrose suite d'amputation.

Cette pièce a été divisée verticalement, une seule des deux moitiés a été conservée. On constate sur cette moitié, que la diaphyse humérale à la suite d'une amputation, s'est nécrosée; le séquestre, qui comprend toute l'épaisseur de l'os ancien, remonte assez haut et est complétement invaginé, par une sécrétion sous-périostique d'environ 5 centimètres d'épaisseur. Le séquestre dépasse, au niveau de la section de l'os amputé, l'os nouveau d'environ 1 millimètre 1/2. La moelle, dans sa surface extérieure, a subi un commencement d'ossification d'environ un demi-millimètre d'épaisseur.

(Professeur Verneuil.)

N° 348 *b*. — Moitié supérieure des deux os de l'avant-bras droit d'un enfant; nécrose consécutive à une amputation.

L'amputation a été pratiquée environ au niveau de la partie

moyenne de l'avant-bras. Le cubitus et le radius se sont nécrosés dans toute leur épaisseur, et dans presque toute l'étendue de la diaphyse supérieure ; pour le radius, elle remonte presque jusqu'au niveau de la cupule, tandis que celle du cubitus se termine à 4 centimètres au-dessous de la base de l'apophyse coronoïde.

Une nouvelle sécrétion sous-périostique spongieuse, très-vasculaire, entoure incomplétement les deux séquestres; la couche sous-périostique du cubitus, forme une gaine plus complète que celle du radius, qui manque en grande partie en dedans et complétement en arrière.

(Professeur Jarjavay, 1868.)

N° 349. — Radius droit; nécrose probable.

Les deux cinquièmes supérieurs de cet os sont normaux, mais les trois cinquièmes inférieurs présentent une tuméfaction considérable, qui commence d'une manière insensible en haut, et ne finit en bas qu'à une très-petite distance de l'articulation du poignet, demeurée saine. La circonférence du radius mesurée vers le milieu de la portion malade est de 11 à 12 centimètres.

A la face postérieure du radius existe une gouttière profonde, large de 9 centimètres, ouverte partout, à l'exception d'un petit pont qui se remarque à son tiers inférieur; il est probable que cette gouttière logeait le séquestre; elle communique à la face antérieure du radius par un large cloaque arrondi. Les surfaces tuméfiées du radius sont rugueuses, inégales, criblées de nombreux trous vasculaires, dont quelques-uns ont des dimensions considérables.

N° 350. — Squelette du pouce de la main gauche; nécrose du premier métacarpien.

Cette pièce provient d'un jeune homme de 30 ans. La diaphyse du premier métacarpien a été frappée de nécrose, tandis que ses deux extrémités sont restées intactes ; elles sont réunies entre elles par deux languettes osseuses, l'une dorsale, qui a la longueur et la forme de la diaphyse normale, si ce n'est qu'elle est beaucoup plus plate ; l'autre palmaire, très-mince, écartée de la précédente. C'est entre ces deux lames que se trouvait la diaphyse nécrosée, et qui a été perdue.

(M. Mathias Beistegui.)

N° 350 a. — Nécrose totale, moins les extrémités articulaires, de la phalange d'un des doigts.

Sur cette pièce, dont on ne peut déterminer l'ordre numérique du doigt, on constate que la diaphyse de la phalange a été nécrosée dans son entier. Une nouvelle sécrétion périostique peu épaisse, de 1 à 2 millimètres, qui se continue avec les deux extrémités articulaires, invagine le séquestre. Cette espèce d'étui osseux ressemble à une fine dentelle, couverte, dans certains points, de petites aiguilles perpendiculaires à l'axe de l'os; on observe deux larges ouvertures, l'une située en arrière, l'autre en avant et à la face dorsale. L'ossification a manqué dans ces points; et il est probable que ces ouvertures donnaient passage au pus.

(Professeur Gerdy.)

ORDRE 2.

Nécrose des membres inférieurs.

Quarante-quatre pièces sont relatives à la nécrose des membres inférieurs, du n° 351 inclusivement au n° 368; dix-sept portent exclusivement sur le fémur, du n° 351 à 356 *b*, vingt-sept sur la jambe, et à l'exception du n° 367 *b*, qui porte exclusivement sur la tête du péroné, toutes ces nécroses ont pour siége le tibia; elles sont décrites sous les nos de 357 à 368 inclusivement. Presque toutes ces nécroses ont pour siége la diaphyse, à l'exception cependant de la pièce n° 351 *b*, qui a pour siége le grand trochanter, la pièce n° 367 *b* la tête du péroné, la pièce n° 366 *g* l'extrémité inférieure articulaire du tibia, et la pièce n° 366 *h* l'extrémité inférieure du tibia et l'astragale.

Dans les nécroses du fémur, deux pièces présentent un grand intérêt : le séquestre, sur la pièce n° 354 *c*, qui appartient à la diaphyse du fémur devenue libre, est descendu par son propre poids jusque dans le creux poplité. Son extrémité inférieure devenue libre, il aurait pu être extrait, mais, continuant à descendre et rencontrant le condyle interne du fémur qui s'était porté en arrière et subluxé sur le fémur, il a pénétré dans cet os, ce qui rendait alors son extraction très-difficile.

La pièce n° 355 est un autre exemple de la facilité avec laquelle les séquestres évitent les grandes articulations ; il s'agit encore d'un séquestre du corps du fémur qui, devenu libre, est descendu par son propre poids, par sa marche progressive. Il aurait traversé l'articulation, mais, arrivé au niveau de l'épiphyse inférieure, les condyles du fémur se sont infléchis en arrière, et le séquestre est venu se présenter en avant, un peu au-dessus des condyles, par où il aurait pu être extrait.

N° 351. — Portion inférieure du fémur droit ; nécrose.

L'extrémité supérieure de ce fragment de fémur est coupée obliquement de haut en bas et de dedans en dehors ; comme si il y avait eu une fracture dans ce point. Au centre de la solution de continuité existe une nécrose de la diaphyse, le séquestre est rugueux, inégal, et entouré par un dépôt de matière osseuse de nouvelle formation, disposée en couche épaisse, surtout au côté externe.

Le reste du fémur entouré de sécrétions osseuses périostiques, minces, augmente graduellement d'épaisseur à mesure que l'on se rapproche du séquestre.

N° 351 *a*. — Portion supérieure du fémur gauche ; nécrose.

Sur la face interne du fémur, on observe des nécroses parcellaires de la lame superficielle, avec exfoliation insensible. Cette lésion a été produite par un phlegmon sous-périostique. La face interne et une partie de la face antérieure du fémur, est comme décortiquée dans certains points, de sa lame superficielle. Les portions qui sont restées en place sont soulevées sur leurs bords, et présentent des perforations arrondies qui résultent de la destruction parcellaire de ces points.

(Professeur Verneuil, 1853.)

N° 351 *b*. — Moitié supérieure du fémur gauche ; nécrose.

La partie antérieure et externe du grand trochanter, présente une nécrose assez étendue et profonde de son tissu spongieux ; le séquestre adhérent par sa face profonde, est délimité par une rainure superficielle, bien accusée néanmoins. Il est éburné; l. cellules du tissu spongieux sont denses, plus résistantes qu' l'état normal; il n'est point possible de les traverser avec la point d'une épingle; *séquestre de carie dure de Gerdy*. La portion du grand trochanter avoisinant le séquestre est elle-même rugueuse inégale, dépouillée de sa lamelle inférieure délimitante, très-va culaire, et présente dans certains points, à sa partie antérieu et inférieure principalement, quelques dépôts sous-périostique de nouvelle formation. Le fémur, dans sa totalité, si l'on e juge par la moitié supérieure de sa diaphyse, était plus vasculai que dans l'état normal; sa surface est criblée de nombreux trou vasculaires.

(M. Mallez.)

N° 352. — Fémur droit; nécrose parcellaire de la diaphyse.

Cet os appartient à un sujet adulte de taille très-élevée, car i a 49 centimètres de longueur. La moitié inférieure est recou verte par une sécrétion osseuse sous-périostique de nouvelle formation, plus épaisse en avant et en dedans que dans les deu sens opposés. Cette couche est aussi plus épaisse dans sa parti moyenne, elle se perd insensiblement en haut et en bas. S surface est rugueuse, inégale, mamelonnée, criblée de nom breux sillons et de trous vasculaires assez dilatés. A la fac antérieure et interne, on remarque quatre ou cinq ouverture plus larges, véritables *cloaques*, qui donnaient issue à de l suppuration. Une section verticale de cet os a permis de con tater que, sous cette nouvelle couche osseuse, à la partie anté rieure du fémur seulement, on trouve la couche superficielle d l'os ancien, nécrosée sous forme de petites lamelles parcellaires, tandis que la couche la plus profonde vascularisée est con servée.

A l'union des trois quarts inférieurs avec le quart supérieur, ce fémur présente à son côté externe un gonflement circonscri qui est dû à une hypertrophie de l'os, dont toute la surface e plus vascularisée qu'à l'état normal.

N° 353. — Fémur droit; nécrose invaginée.

Ce fémur provient d'un individu jeune encore, car les épiphy ses, qui ne sont point soudées, ont été perdues. Les deux tier inférieurs de ce fémur ont éprouvé un gonflement considérable du côté interne, se voient cinq larges trous ou cloaques arron dis, infundibuliformes, qui sont placés les uns au-dessus de autres, suivant une ligne courbe à convexité antérieure, et don le plus petit n'a pas moins d'un centimètre de diamètre, tand que le plus grand a 25 millimètres d'étendue verticale. Au côté externe, on ne trouve qu'un seul trou arrondi, placé plus bas. En arrière, existe un septième trou. Tous ces trous aboutissent à une cavité commune, située au centre de l'os, et occupée par un séquestre mobile, blanc, lisse, formé par une partie de l'épaisseur de la diaphyse, long de 7 centimètres, et dirigé obliquement de haut en bas et de dedans en dehors, de manière à former avec l'axe du fémur un angle de 30 à 35 degrés.

N° 353 *a*. — Fémur droit; nécrose.

Cette pièce provient d'un individu jeune encore, car l'épiphyse inférieure n'est pas complétement soudée. Cet os, qui a des dimensions considérables, est normal dans sa moitié supérieure, sa vascularité est seulement un peu augmentée.

La moitié inférieure de la diaphyse présente un gonflement fusiforme très-prononcé, en même temps qu'il existe une incurvation à convexité antérieure très-accusée. L'os, dans cette moitié inférieure, est, à sa surface rugueux, inégal, criblé de trous vasculaires dont quelques-uns ont des dimensions considérables. Il existe à sa surface de nombreuses sécrétions sous-périostiques, qui sont surtout prononcées à la partie postérieure, où se remarquent des aspérités qui ont jusqu'à 1 et 2 centimètres de longueur. Au milieu des nombreux trous qui criblent la portion osseuse renflée, on observe plusieurs cloaques, dont l'un est situé à la partie supérieure et externe; un second à la partie moyenne et interne; deux autres, beaucoup plus considérables, situés à la partie postérieure, un peu au-dessus des condyles fémoraux. Ces derniers sont limités par de nouvelles sécrétions périostiques. et semblent la continuation et l'ouverture dans ce point du canal médullaire incurvé.

Une section verticale de cet os permet de constater que, dans la partie renflée, il existe un séquestre volumineux incomplétement détaché et obliquement dirigé de haut en bas et d'avant en arrière, suivant l'axe d'incurvation du fémur, et dont l'extrémité inférieure correspond précisément aux deux cloaques inférieurs par lesquels il semble s'engager.

N° 353 *b*. — Fémur droit; nécrose.

Cet os, dans toute l'étendue de la diaphyse, a été le siége d'une hypérostose générale, qui résulte d'un travail morbide produit par des séquestres qui n'existent plus au ourd'hui, mais dont on retrouve les traces évidentes. Toute la surface extérieure de cet os présente de nombreuses rugosités, dues à de nouvelles sécrétions périostiques, avec bosselures et anfractuosités qui devaient loger des produits morbides. A la partie postérieure, à l'union du quart inférieur du fémur avec les trois quarts supérieurs, existe une de ces anfractuosités disposée en gouttière et qui a dû donner passage à un séquestre.

Une section verticale de cet os, qui a acquis un poids considérable, permet de constater que le canal médullaire n'existe plus ; il est remplacé par un tissu osseux dense, éburné, qui se confond avec les parois osseuses qui ont subi la même altération.

N° 353 *c*. — Fémur droit ; nécrose.

Cet os, dans la totalité de sa diaphyse, présente une hypérostose générale, qui résulte de la présence d'un séquestre qui a été éliminé. Toute la surface extérieure du fémur est comme boursouflée, rugueuse, inégale et couverte d'aspérités, qui sont principalement accusées en arrière, au niveau de la ligne âpre. Dans son tiers inférieur, cet os, à la partie postérieure, présente de nombreuses stalactites, en grande partie dues à l'écartement des parois osseuses elles-mêmes, et qui circonscrivent une vaste cavité, dans laquelle était logée le séquestre. Cette cavité a une hauteur de 11 centimètres sur 4 d'avant en arrière, et 5 de diamètre transversale. A la partie interne, existent deux larges perforations; une seule s'observe en dehors, elle est oblongue et a près de 6 centimètres de hauteur. Une quatrième ouverture s'observe à la partie inférieure, elle est losangique et c'est très probablement par elle que s'est échappé le séquestre.

N° 354. — Fémur gauche ; nécrose invaginée.

Ce fémur ne présente rien d'anormal dans son tiers supérieur; à 8 centimètres au-dessous de la base du grand trochanter, il se renfle insensiblement jusqu'au niveau des condyles, où il acquiert 16 centimètres de circonférence. La surface extérieure, dans toute la hauteur de cet os, est criblée de trous vasculaires et nombreux, et la portion renflée est, à sa surface externe, rugueuse, inégale, hérissée de petites aspérités. Sur la partie renflée existent plusieurs cloaques; l'un, situé à la face externe, a 5 centimètres de longueur sur 3 de large, sa partie supérieure est artificielle, et résulte de l'application de trois couronnes de trépan. Sur le côté interne, se trouvent deux autres trous, l'un supérieur, arrondi et petit; l'autre inférieur, plus grand et semi-lunaire. Un autre cloaque est situé en arrière, dans l'espace intercondylien, très-près de l'articulation.

Le séquestre, qui appartient à la diaphyse, a 16 centimètres de longueur; il est constitué par le tiers moyen du fémur devenu libre, et qui, par suite de sa pesanteur, est descendu jusqu'au niveau de la partie supérieure des condyles, son extrémité pointue s'engage même dans le cloaque intercondylien.

N° 354 *a*. — Moitié supérieure du fémur gauche; nécrose.

Si l'on en juge par la section de cet os, la moitié supérieure, à l'exception d'une plus grande vascularisation, devait être normale; mais la moitié inférieure a subi de profondes altérations, L'os, à ce niveau, présente un gonflement considérable, véritable hypérostose, avec une légère incurvation en arrière, par conséquent avec exagération dans ce sens de la courbe normale.

La surface externe est rugueuse, inégale, criblée de trous vasculaires, couverte d'aspérités, surtout à la partie postérieure et qui résultent de secrétions périostiques. On y remarque aussi quelques orifices qui devaient donner issue au pus. Le canal médullaire, dans sa partie inférieure, a été oblitéré, et semble se continuer avec un canal long de 8 centimètres qui vient s'ouvrir à la face antérieure du fémur, presque immédiatement au-dessus des condyles. Cette cavité était très-probablement occupée par un séquestre qui, devenu libre, a été extrait par cet orifice et est sorti en avant de l'articulation. Les surfaces articulaires sont normales.

N° 354 *b*. — Fémur gauche ; nécrose.

Sur cette pièce, il a existé manifestement une fracture située au quart inférieur ; la fracture paraît avoir été oblique de haut en bas, de dehors en dedans et d'arrière en avant. Le fragment inférieur a éprouvé un mouvement de rotation tel, que le condyle externe est porté en arrière et l'interne en avant ; le genou regarde directement en dehors.

Mais ce qui rattache cette pièce aux nécroses, c'est que consécutivement à la fracture, qui est consolidée, il existe dans le condyle externe, une large cavité dirigée d'avant en arrière, de bas en haut et qui paraît avoir renfermé un séquestre qui n'existe plus aujourd'hui. L'articulation paraît être restée intacte. La cavité du séquestre s'ouvre à la partie antérieure et postérieure du condyle par deux larges ouvertures.

N° 354 *c*. — Moitié inférieure du fémur avec la moitié supérieure du tibia et du péroné droit; nécrose.

Le fémur, profondément altéré, déformé, est le siége d'une

hypérostose générale avec oblitération du canal médullaire et éburnation dans certains points du tissu spongieux. La surface externe de cet os est rugueuse, inégale, couverte d'aspérités, surtout à sa partie postérieure, où s'observent des stalactites.

Le tibia, fortement porté en arrière, n'a de contact avec les condyles du fémur que dans leur partie postérieure et est ankylosé dans cette position. Il en résulte que les condyles du fémur font une forte saillie en avant et les condyles du tibia en arrière, dans l'espace poplité. La rotule, un peu atrophiée et luxée en dedans, est complétement ankylosée avec le condyle interne du fémur ; il n'existe entre ces deux os aucune ligne de démarcation. Le tibia, en outre, a éprouvé sur le fémur, un léger mouvement de rotation sur son axe de dedans en dehors, qui fait que le péroné est porté presque directement en arrière.

Tous ces désordres ont été produits par un séquestre du corps du fémur long de 14 centimètres, qui se remarque surtout à sa partie postérieure. Devenu mobile, ce séquestre, qui est formé par la diaphyse du fémur, par suite de l'action incessante de la pesanteur, est descendu et se serait présenté dans le creux poplité ou devenu libre; il aurait pu être extrait. Mais, par suite de la lésion osseuse et probablement du séjour du malade au lit, le tibia s'étant subluxé en arrière, en même temps qu'il a tourné sur son axe ; l'extrémité inférieure et pointue du séquestre, après avoir traversé le creux poplité, a pénétré dans le condyle interne du tibia et cela dans une profondeur d'au moins 2 centimètres. Le sequestre traverse donc comme la corde d'un arc la partie postérieure du creux poplité, où il est visible, pour venir pénétrer le condyle du tibia. Cette pièce montre que l'expectation a été ici des plus fâcheuses, car, à un moment donné, avant que l'extrémité inférieure du sequestre eût pénétré le tibia, l'extraction en aurait peut-être été facile, tandis que l'amputation de la cuisse est devenue nécessaire. Cette pièce, qui est du plus grand intérêt, pourrait permettre de soulever plusieurs points très-intéressants de thérapeutique chirurgicale.

(Professeur Jobert de Lamballe.)

N° 354 *d*. — Les trois quarts inférieurs du fémur gauche, l'articulation du genou et le tiers supérieur des deux os de la jambe; nécrose du fémur.

Le fémur présente un séquestre considérable qui est constitué par toute l'épaisseur de la diaphyse ; de nouvelles sécrétions périostiques ont entouré le séquestre, qui se trouve invaginé et qui, devenu libre dans son étui de nouvelle formation, a probablement descendu. L'os nouveau s'est notablement coudé; il présente vers le quart inférieur du fémur une inflexion latérale avec concavité interne et angle saillant en dehors, qui a fait perdre au fémur sa rectitude normale. L'os de nouvelle formation aujourd'hui assez résistant, a sa surface externe criblée de trous très-nombreux, véritables cloaques qui devaient donner passage à du pus.

Le tibia est luxé en arrière et en dehors sur le fémur ; les deux surfaces ne se correspondent plus que par un point assez restreint, et ces deux os sont ankylosés dans cette position. De plus, la rotule abaissée, par la saillie des condyles fémoraux en avant, est également ankylosée.

(M. Colombel.)

N° 355. — Extrémité inférieure du fémur droit ; nécrose invaginée.

Cette pièce provient d'un individu jeune encore, car l'épiphyse inférieure n'est pas soudée.

Ce fémur, à 3 centimètres environ au-dessus de l'interligne articulaire inférieure, est fortement coudé en avant et l'inclinaison est telle, que les deux parties du fémur forment entre elles un angle saillant en avant d'environ 120 degrés.

Cette incurvation est la conséquence d'une nécrose de toute l'épaisseur de la diaphyse : la sécrétion osseuse nouvelle ne s'étant point faite en arrière, il existe à ce point une ouverture irrégulière de 5 centimètres de long sur 3 de large, qui permet de voir le séquestre avec son aspect blanchâtre et lisse. Ce séquestre n'est donc invaginé que dans sa moitié antérieure en bas, tandis que dans la partie supérieure l'étui est complet, mais plus épais encore cependant à sa partie antérieure. Sur les côtés du fémur, un peu au-dessus de l'angle saillant formé par l'inflexion antéro-postérieure de cet os, se remarquent deux fentes latérales, où le nouvel os a encore manqué et par lesquelles proéminait l'extrémité inférieure bifurquée et pointue du séquestre ; la fente externe est beaucoup plus étendue que l'interne. Si la lésion avait encore progressé pendant quelque temps, il est probable que le pont qui sépare les deux fentes latérales aurait été détruit, et le séquestre aurait pu être extrait par la partie antérieure du fémur coudée, en respectant l'articulation, que cette flexion avait protégée. L'amputation a été pratiquée à peu de distance de l'extrémité supérieure du séquestre qui, devenu mobile, paraît avoir descendu par l'action de la pesanteur.

N° 356. — Fémur droit amputé au niveau de la partie inférieure du tiers moyen ; nécrose.

Le fémur, au niveau de la section, présente un séquestre qui en occupe presque toute l'épaisseur, et qui a environ 2 centimètres de long et se prolonge un peu plus du côté du canal médullaire. La partie mortifiée est entourée de nouvelles sécrétions périostiques qui remontent à la surface externe du fémur dans une étendue en hauteur de 6 centimètres à la partie interne, et 2 seulement en dehors. L'os nouveau est séparé du séquestre par une espèce de gouttière, et sa surface périostique est rugueuse, inégale, couverte d'aspérités surtout au niveau de la section.

(Professeur Verneuil.)

N° 356 *a*. — Tronçon de fémur; nécrose, suite d'amputation.

Il est difficile sur cette pièce de déterminer aujourd'hui la hauteur à laquelle l'amputation a été pratiquée, mais on constate que la portion osseuse, sur laquelle a porté la scie, est nécrosée, sans présenter de traces évidentes d'inflammation préalable. L'individu est mort cinq semaines après l'amputation, et le séquestre est entouré dans sa partie supérieure par de nouvelles sécrétions périostiques fort irrégulières. L'une de ces aspérités siégeant près de la ligne âpre, remonte de bas en haut et a une longueur de 2 centimètres.

(Professeur Jobert de Lamballe.)

N° 356 *b*. — Tronçon de fémur; nécrose, suite d'amputation.

La portion de fémur, sur laquelle a porté le trait de scie, a été consécutivement atteinte de nécrose, et on constate un séquestre qui, à la partie antérieure, occupe toute l'épaisseur du fémur au niveau de la section. Plus haut, la nécrose n'occupe plus que la partie qui avoisine le canal médullaire, et elle remonte ainsi à près de 3 centimètres, limitée aux couches les plus profondes de la diaphyse. De nouvelles sécrétions osseuses peu considérables, invaginent le séquestre à sa partie inférieure, et remontent à la face antérieure du fémur, dans toute l'étendue du séquestre en hauteur.

N° 357. — Tibia gauche d'un jeune enfant; nécrose.

La lésion occupe la partie postérieure et supérieure du tibia, le séquestre n'a point été vascularisé ; il est légèrement érodé à sa partie supérieure. La gouttière qui délimite la portion mortifiée, est indiquée par un sillon incomplet peu profond ; le relief que fait la partie saine du tibia, est surtout dû à la déposition d'une mince couche de sécrétion sous-périostique, et dont l'épaisseur n'est guère que de 2 à 5 millimètres, et décroît insensiblement à mesure que l'on s'éloigne du séquestre.

N° 358. — Squelette de la jambe droite d'un jeune sujet; nécrose du tibia.

La nécrose a frappé toute l'épaisseur de la diaphyse. En haut elle a pour limite l'interligne articulaire ; en bas elle se termine au niveau de la partie moyenne de l'os et d'une façon fort irrégulière, par trois pointes aiguës, une antérieure et deux latérales, dans l'intervalle desquelles s'insinuent trois saillies appartenant à la portion du tibia demeurée saine. Le fragment nécrosé est beaucoup plus prolongé en avant qu'en arrière, où il a conservé, en grande partie, son aspect blanc et lisse; en arrière, en se rapprochant de l'extrémité supérieure, il est profondément érodé.

La séparation du séquestre est assez avancée; le travail réparateur est, au contraire, peu prononcé; aussi le séquestre est libre. Les seules sécrétions périostiques que l'on observe, existent sur la moitié inférieure du tibia non mortifiée; encore ces sécrétions sont peu prononcées.

N° 358 a. — Portion supérieure du tibia droit; nécrose.

Il existe, dans le condyle interne du tibia, sur les côtés de la tubérosité, un trou arrondi, d'un diamètre d'environ 1 centimètre, qui permet de voir un séquestre du tissu spongieux du condyle qui a le volume d'une grosse noisette. Ce séquestre, rugueux, inégal, a une grande dureté. Il est impossible de le traverser avec la pointe d'une épingle. Il est mobile. Le tibia, dans sa partie supérieure, a été le siége d une grande vascularisation consécutive, qui est acccusée par de nombreux sillons à sa surface, et quelques légers dépôts isolés sous-périostiques; mais surtout par une augmentation notable des trous vasculaires et par leur agrandissement.

(M. Houel.)

N° 359. — Squelette de la jambe droite d'un individu jeune encore, car les épiphyses ne sont pas soudées; nécrose.

La nécrose s'étend aux trois quarts inférieurs de l'os et comprend toute l'épaisseur de la diaphyse, à l'exception cependant d'une partie de la face interne. En bas, le séquestre arrive au contact de l'articulation tibio-tarsienne dont la surface tibiale, largement perforée manque en grande partie. A la partie supérieure le séquestre se termine par une extrémité inégale, anguleuse, hérissée de pointes qui s'engrainent avec la portion vivante. Le séquestre offre, dans la plus grande partie de son étendue, une surface blanche, semblable à un os qui a été macéré. Sur d'autres points, on observe des traces d'érosion profonde.

Une vaste plaque osseuse, de nouvelle formation, parsemée de petits mamelons, et criblée de trous vasculaires, occupe la plus grande partie de la face interne du séquestre, et tend en bas à constituer un cylindre entier.

N° 359 *a*. — Portion inférieure du fémur et squelette de la jambe gauche ; nécrose.

Cette pièce a été recueillie sur un individu jeune encore, car les épiphyses ne sont point soudées. Le tibia, dans plusieurs points de son étendue, a été atteint de nécrose superficielle, et un séquestre lamellaire très-étendu s'observe à sa face externe. D'autres points isolés se remarquent à la face interne, où existent également des productions sous-périostiques peu étendues. Cet os dans sa totalité a été profondément altéré.

La portion inférieure du fémur présente aussi, un peu au-dessus de l'espace intercondylien, une large plaque de nécrose superficielle, incomplétement détachée et mal délimitée. D'autres points plus circonscrits s'observent également à la partie antérieure du fémur. Toute cette portion de squelette est profondément altérée et raréfiée.

N° 360. — Moitié inférieure du tibia droit d'un jeune sujet ; nécrose.

Le séquestre sectionné à sa partie supérieure a encore 17 centimètres de longueur ; il comprend toute l'épaisseur de la diaphyse de l'os, qui n'a subi aucune altération à sa surface. En bas le séquestre, obliquement taillé d'arrière en avant, se termine par deux extrémités pointues. Cette portion d'os mortifiée n'est point enveloppé d'un cylindre osseux complet ; sa partie inférieure seule est engagée dans un anneau de substance osseuse nouvelle, qui s'unit à l'extrémité inférieure du tibia, par deux colonnes placées sur les côtés, et laisse en avant et en arrière, des lacunes par où l'on aperçoit les bouts amincis, tranchants et dentelés du séquestre. Une grande ouverture latérale, de forme ovale, de 25 millimètres de longueur sur 15 de largeur, se voit aussi au côté interne. Cet anneau osseux est très-irrégulier, et ne s'élève qu'à 7 à 8 centimètres au-dessus de l'articulation tibio-tarsienne ; il est alors remplacé par une lame osseuse de 7 à 8 millimètres d'épaisseur, large d'abord de 3 à 4 centimètres, diminuant à mesure qu'elle s'élève, en formant au séquestre une sorte d'attelle qui le laisse presque complétement libre et est placée successivement en dedans puis en arrière. L'extrémité inférieure du tibia est profondément altérée, en partie détruite.

No 360 *a*. — Moitié inférieure du tibia et du péroné droit; nécrose.

Cette pièce provient d'un individu jeune encore, car les épiphyses ne sont point soudées. Le tibia présente un énorme séquestre, long d'environ 18 centimètres, qui, à sa partie supérieure, est constitué par toute l'épaisseur du tibia, et qui, dans sa moitié inférieure, ne représente plus que sa moitié externe. Ce séquestre, à sa surface externe, est blanc, lisse, ne présente que de légères traces d'érosions, sans vascularisation notable. La nouvelle sécrétion sous-périostique est limitée à la face interne du tibia, et se confond avec la portion de cet os qui n'a été mortifiée que dans sa moitié externe. A la partie supérieure, le nouvel os se termine par une extrémité fourchue, et en bas il se continue sans ligne de démarcation avec la malléole externe.

(M. Houel.)

No 360 *b*.— Portion inférieure de la jambe avec le pied droit; nécrose du tibia.

Sur cette pièce, qui est recouverte de parties molles incomplétement disséquées, on constate qu'il a existé une fracture de la jambe au niveau du tiers moyen avec le tiers inférieur. Le tibia est très-hyperostosé, son volume a presque doublé, et le périoste est très-épaissi. Au niveau de la fracture, au centre de l'os, existe un séquestre en grande partie mobile, qui a une longueur de 5 centimètres, et qu'une coupe permet de voir facilement. L'amputation de la jambe a été jugée nécessaire et pratiquée. Le péroné, qui a été également fracturé, a augmenté notablement de volume, et l'espace interosseux a en grande partie disparu.

(Professeur Jobert de Lamballe.)

No 360 c. — Fémur droit; fracture et nécrose.

Sur cette pièce, on constate qu'il existe une fracture à peu près à la partie moyenne du fémur, elle paraît avoir été transversale, et elle datait d'environ dix-huit mois. Le malade avait pu marcher, on ne soupçonnait pas que la fracture n'était point consolidée. Plus tard survint un abcès qui s'ouvrit spontanément, et auquel succéda un trajet fistuleux, en arrière et en haut de la cuisse.

Un second abcès se développa plus tard à la partie interne de la cuisse, par l'ouverture de l'abcès, on put constater la présence d'un séquestre assez considérable et mobile. Au moment où l'on se proposait de l'extraire, cet homme succomba à un érysipèle.

On voit sur cette pièce qu'il existe un chevauchement d'environ 3 centimètres, que le fragment supérieur est situé en avant de l'inférieur; ces deux fragments sont reliés par un cal latéral et fibreux qui les tient à distance. La consolidation n'est point complète, et l'on peut imprimer à l'os des mouvements de latéralité. Il existe une jetée osseuse partant de la partie supérieure du fragment inférieur, oblique en bas et en avant, en partie adhérente latéralement au fragment supérieur, et formant comme un socle sur lequel repose ce dernier. Cette disposition donne à l'os une grande solidité; on peut appuyer de toute sa force sur la tête du fémur sans faire céder le point fracturé.

L'extrémité inférieure du fragment supérieur, présente un séquestre enchevêtré dans une espèce de coque de tissu fibreux; il est mobile et formé par un tronçon du corps du fémur. Ce séquestre ne présente pas de trace d'inflammation, ce qui prouve bien qu'il s'est nécrosé d'emblée.

L'extrémité supérieure du fragment inférieur est coiffée de tissu fibreux, au milieu duquel existent deux petits séquestres mobiles.

(Professeur Broca, *Bull. de la Soc. anat.*, 1854, t. 5, p. 306.)

N° 361. — Séquestres de nécrose.

Sous ce même numéro, sont rangées neuf pièces, qui se ressemblent toutes, et dont chacune consiste en un fragment plus ou moins grand de la diaphyse du tibia frappé de nécrose.

Ces séquestres, dont la longueur varie entre 12 et 20 centimètres, sont tous, à l'exception d'un seul, formés par l'épaisseur entière de la diaphyse. Leurs extrémités sont irrégulières et dentelées; leur surface présente l'aspect ordinaire de l'os; dans certains points cependant elle est détruite par des érosions variables en profondeur.

N° 362. — Tibia droit; nécrose.

La lésion osseuse est bornée au quart supérieur du tibia qui est creusé d'une cavité centrale, communiquant à l'extérieur par plusieurs trous. L'un d'eux qui a 35 millimètres de longueur sur 16 à 18 de largeur, est situé en dedans, 3 centimètres au-dessous de l'interligne articulaire du genou. Un second, qui a 25 millimètres sur 20, se voit en avant, entre la tubérosité rotulienne et la surface condylienne externe. Enfin, il en existe trois en arrière qui ont 12 à 15 millimètres de diamètre vertical sur 8 de large, et sont sur une même ligne horizontale. Tous ces trous se rendent dans la grande cavité. Les parois de cette cavité sont formées par une couche épaisse de tissu osseux, et la surface externe de l'os présente quelques stalactites, surtout en arrière. Les surfaces articulaires sont intactes et sont encore recouvertes de leurs cartilages. Il est probable que cette cavité, résulte d'une nécrose produite par une infiltration tuberculeuse, bornée au tissu celluleux de l'extrémité supérieure du tibia. Le tissu spongieux qui limite cette cavité est très-dense et ne se laisse point pénétrer par une épingle.

N° 363. — Tibia gauche ; nécrose.

Cet os est profondément altéré dans toute son étendue, la lésion paraît plutôt appartenir à l'altération tuberculeuse qu'à une nécrose simple. La surface externe du tibia, excepté dans un point très-restreint de la partie moyenne, est le siége d'un gonflement notable, elle est rugueuse, inégale, mamelonnée, criblée de trous vasculaires nombreux. On y trouve un grand nombre d'ouvertures fistuleuses de dimensions variables, l'on en compte au moins six au-dessous du rétrécissement central, et neuf au-dessus, en tout quinze. L'aspect de ces ouvertures est, dans certains points, essentiellement différent de celui des cloaques des nécroses ordinaires, et quelques-unes même ne communiquent dans aucune cavité intérieure ; elles se terminent en cul-de-sac. Une section verticale de l'os démontre que ses parois sont considérablement augmentées de volume, par l'addition d'une couche périostique à la périphérie; le canal médullaire, dans les deux tiers supérieurs, est oblitéré par un tissu réticulaire très-abondant. Dans son tiers inférieur, existe une cavité ampullaire contenant encore quelques parcelles osseuses nécrosées, qui communique avec les cloaques de cette région.

Le condyle interne paraît s'être affaissé, probablement par suite de cavités qu'il contenait; on retrouve sur tout son côté interne et antérieur, une cicatrice osseuse horizontale et assez profonde, et le plan des surfaces articulaires, présente une forte inclinaison de haut en bas et de dehors en dedans.

N° 364. — Tibia gauche ; nécrosé.

Cette pièce provient d'un jeune sujet, car les extrémités épiphysaires sont détachées. La partie moyenne de cet os paraît exempte d'altération, et cela dans un point fort circonscrit ; au-dessus et au-dessous l'os est gonflé, et percé d'ouvertures fistuleuses. Le renflement supérieur, moins considérable que l'inférieur, est allongé, fusiforme, et la surface de l'os est couverte de sillons droits ou contournés, criblées d'ouvertures arrondies et vasculaires. En avant existe un trajet fistuleux de 8 millimètres de diamètre, et au fond duquel on aperçoit une portion nécrosée. En arrière, existent trois trous plus petits, rapprochés les uns des autres, enfin, au côté externe, se rencontrent trois ouvertures allongées, qui semblent résulter de l'usure de la couche la plus extérieure de l'os.

Une section pratiquée suivant la longueur du tibia, permet de constater que ces divers trous aboutissent à des hauteurs inégales, dans une vaste cavité, plus étendue dans le sens antéro-postérieur que transversalement, cavité qui occupe l'intérieur de l'os, et communique largement avec le canal médullaire, dont on reconnaît la moitié interne encore intacte. Les séquestres aperçus par les ouvertures sont contenus dans cette cavité.

Le renflement inférieur, beaucoup plus volumineux que le supérieur, est moins régulier. La circonférence varie entre 15 et 18 centimètres. Sa surface est boursouflée, et le tissu qui en forme la partie antérieure, est composé de lamelles extrêmement fines, placées sur le champ les unes à côté des autres. A la surface de ce renflement s'ouvrent huit cloaques, de grandeur et de longueur inégales.

N° 365. — Portion d'os représentant les trois quarts inférieurs du tibia droit ; nécrose.

La totalité du corps du tibia offre un aspect des plus irréguliers, excepté à sa partie moyenne et interne, où il est peu altéré dans une étendue d'environ 7 à 8 centimètres ; mais plus haut et plus bas, il est fortement érodé, rugueux, inégal ; dans certains points les érosions sont très-profondes. La partie supérieure du tibia manque ; cette portion osseuse a probablement été détachée par le travail d'élimination, car il se termine dans ce point par une extrémité pointue dont la surface est profondément érodée.

La lésion en bas s'arrête au voisinage de l'articulation tibio-tarsienne qui est saine. La moitié inférieure du séquestre, est enveloppée par une graine osseuse de nouvelle formation qui est incomplète en dedans Cette graine, formée d'une substance blanchâtre, est mamelonnée, criblée de trous vasculaires, son épaisseur est de 6 à 8 millimètres dans certains points, sa longueur de 23 centimètres, mais une partie a été perdue. Sa circonférence est de 15 centimètres, elle présente une écorce incomplète en dedans, et beaucoup plus large que la partie qu'elle recouvre; aussi elle est mobile.

N° 365 *a*. — Dessin de la pièce précédente.

N° 366. — Portion inférieure du tibia gauche ; nécrose du tibia.

Cette pièce provient d'un individu jeune encore, car l'épiphyse inférieure du tibia n'est pas soudée. La partie supérieure de cet os n'offre point d'autre altération qu'une augmentation de vascularité, mais le tiers inférieur environ est le siége d'un gonflement manifeste, encore augmenté par la déposition de couches osseuses de nouvelle formation, qui commence insensiblement en haut par une couche étalée à la surface du tibia, et se termine en bas au niveau de l'interligne épiphysaire.

Le nouvel os est inégal, mamelonné, sillonné de gouttières, et creusé de trous vasculaires. Il présente en outre trois larges ouvertures l'une en dedans, et deux autres en arrière ; ces cloaques aboutissent à une cavité de séquestration qui occupe le centre de l'os, et qui a dû contenir un séquestre.

N° 366 *a*. — Tibia droit, nécrose de la diaphyse.

Cette pièce provient d'un individu jeune encore, car les épiphyses ne sont point soudées, l'épiphyse inférieure a été perdue. La diaphyse du tibia dans presque sa totalité a été frappée de nécrose, et il en est résulté un séquestre qui dans sa partie supérieure occupe la totalité du tibia, et qui, dans sa moitié inférieure, s'amincit graduellement, pour se réduire presque à une simple lamelle. Les deux extrémités de cet énorme séquestre sont inégales, anguleuses, et pénètrent les extrémités osseuses normales. L'os paraît avoir été frappé de mort rapidement, car les faces du séquestre ne présentent aucune trace de vascularisation. De nouvelles sécrétions périostiques, probablement unies aux portions restés intactes, englobent le séquestre qui est en partie invaginé; ces nouvelles sécrétions sont surtout développées à la partie postérieure ; en avant et en dedans le nouvel os est presque disposé en gouttière, pour recevoir le séquestre avec des ponts de jonction isolés.

La partie supérieure du tibia est fortement infléchie en dedans et en arrière, d'où résulte qu'à ce niveau, l'os est fortement coudé en avant et en dehors.

N° 366 *b*. — Moitié inférieure du tibia et du péroné gauche avec le scaphoïde; nécrose.

Le tibia a acquis un volume considérable, il a de 17 à 18 centimètres de circonférence, sa surface présente des bosselures considérables, il est profondément déformé. En haut à sa face externe, existe une gouttière profonde qui devait loger un séquestre qui n'existe plus. On observe également des trous ou cloaques, surtout à la partie inférieure, qui communiquent dans une vaste cavité qui occupe le centre du tibia à son quart inférieur, et dans laquelle est encore un séquestre volumineux, dont l'extrémité supérieure se présente dans un cloaque situé à la face interne de cet os. De nombreuses végétations périostiques se remarquent à la partie inférieure antérieure et externe du tibia.

L'articulation tibio-astragalienne a été envahie, car elle n'existe plus, le scaphoïde est ankylosé avec le tibia. Le péroné, sans présenter de nécrose évidente, est cependant augmenté de volume, il est fusiforme, et son canal médullaire paraît agrandi.

(M. Barth, 1841.)

N° 366 *c*. — Portion inférieure du tibia et du péroné droit; nécrose.

Toute la diaphyse du tibia est le siége d'un gonflement assez considérable, avec déformation sensible; cet os, au lieu d'être triangulaire, est arrondi, rugueux, inégal, couvert de nombreuses aspérités, criblé de trous vasculaires nombreux et de dimensions variables. Il existe à la face interne de larges destructions de cette face qui communiquent dans la cavité centrale de cet os, cavité qui contient un séquestre volumineux, mobile, long d'au moins 16 centimètres, et se terminant à chaque extrémité par une pointe rugueuse. Les aspérités que l'on remarque à la surface du tibia, résultent de nouvelles sécrétions sous-périostiques, qui ont invaginé le séquestre, qui paraît résulter plus spécialement de la mortification de la face interne; une de ces aspérités traverse l'espace interosseux et unit le tibia au péroné. Les nouvelles sécrétions se confondent insensiblement en haut et en bas avec le reste de l'os; en bas elles cessent 5 centimètres environ au-dessus de l'articulation tibio-tarsienne qui est intacte.

N° 366 *d*. — Portion inférieure du tibia et du péroné gauche; nécrose.

Le tibia, qui est notablement augmenté de volume, est profondément déformé, il est couvert de nombreuses et volumineuses aspérités, surtout à sa partie inférieure; elles résultent de nouvelles sécrétions sous-périostiques. Ces aspérités, qui sont très-accausées en dehors, remplissent l'espace interosseux, et soudent le tibia au péroné qui est lui-même criblé de trous vasculaires et rugueux. Le tibia, à l'union de son tiers moyen avec le tiers inférieur, présente en avant une vaste excavation qui à ce niveau le réduit à la face postérieure. Cette cavité communique largement en bas avec le canal médullaire, et elle logeait très-probablement un séquestre volumineux qui n'existe plus, et qui a déterminé par sa présence les nombreuses altérations et déformations que présente cet os très-hyperostosé.

N° 366 *e*. — Moitié inférieure du tibia gauche; nécrose.

Cet os, qui a été très-probablement le siége d'une fracture à l'union de son tiers moyen avec le tiers inférieur, est notablement hyperostosé, sa surface est criblée de nombreux sillons qui aboutissent à des trous vasculaires de dimensions considérables. Il présente en outre trois ou quatre trous plus larges, véritables fistules, par lesquelles on arrive sur un petit séquestre qui occupe le centre de l'os, et qui a très-probablement déterminé par sa présence les altérations que présente ce tibia.

(Professeur Malgaigne.)

N° 366 *f*. — Portion des deux os de la jambe droite; nécrose.

Cette lésion est consécutive à une amputation qui a été pratiquée environ au tiers inférieur de la jambe. Le tibia présente trois séquestres, dont un très-étendu, situé près du bord antérieur, a près de 10 centimètres de longueur, des cloaques nombreux au nombre de quatre, situés le long du bord antérieur, et creusés dans des sécrétions sous-périostiques de nouvelle formation, communiquent largement avec la portion mortifiée. Deux autres séquestres plus petits, situés près du bord externe, sont compris dans une même cavité. Toute la surface externe du tibia dans une longueur de 12 centimètres, surtout en dedans et en dehors, est couverte de nombreuses aspérités résultant de nouvelles sécrétions sous-périostiques.

La cavité médullaire du péroné renferme également un séquestre mobile long de 6 centimètres, qui a produit à la surface de l'os de nouvelles sécrétions dans une étendue de près de 8 centimètres.

(Professeur Broca, 1856.)

N° 366 *g*. — Portion inférieure du tibia et du péroné droit; nécrose.

Le tibia, à sa face antérieure, présente dans sa moitié interne un séquestre, qui est sur le bord antérieur de l'articulation tibio-tarsienne; ce séquestre bien délimité communiquant dans l'articulation, n'est point détaché à sa face profonde, et s'étend jusqu'au bord antérieur de la malléole interne.

N° 366 *h*. — Portion inférieure du tibia gauche, et astragale d'une jeune fille de 10 ans; nécrose du tibia.

Le tibia présente, dans sa moitié antérieure, un séquestre du volume d'une grosse noisette, qui a pour centre le milieu de l'épiphyse inférieure, et fait saillie à la fois à la partie inférieure du tibia et dans l'épiphyse. L'astragale présente, dans sa moitié antérieure également, un séquestre sphérique qui, comme le précédent, est dense, d'une grande résistance et ne se laisse point traverser par une épingle. Ce séquestre, qui est à peu près régulièrement sphérique, apparaît aux faces inférieures et supérieures de l'os à travers à ce niveau des destructions du cartilage articulaire.

(M. Chaussit, *Bull. de la Soc. An.*, 1866, 2me série, t. XI, p. 202.)

N° 367. — Les deux tiers inférieurs du tibia, l'astragale et le calcanéum soudés ensemble; énorme cavité de séquestration du tibia.

La partie supérieure du tibia est saine, elle est seulement parcourue par de nombreux sillons et trous vasculaires, et recouverte de minces lamelles de tissus nouveaux sous-périostiques.

Le tiers inférieur du tibia, séparé du tiers moyen par un plan oblique de haut en bas et d'arrière en avant, ne se rattache au premier que par deux colonnes osseuses situées l'une en avant, l'autre en arrière; cette dernière est très-petite et peu résistante. Cette portion inférieure du tibia représente un étui cylindroïde, beaucoup plus volumineux que ne l'est ordinairement l'extrémité inférieure du tibia, car sa circonférence est de 13 centimètres en haut et de 15 en bas près de l'articulation tibio-tarsienne. Cet étui, qui est constitué par de la matière osseuse nouvelle, sous-périostique, a de 6 à 8 millimètres d'épaisseur en avant et de 4 à 6 en arrière. Les parois internes de sa cavité sont formées de tissu celluleux très-serré et dense.

A l'extérieur, l'os rugueux inégal, présente un grand nombre d'aspérités et de mamelons, entre lesquels se voient des gouttières aboutissant à de nombreux trous vasculaires. Le nombre des ouvertures fistuleuses qui communiquent avec la cavité centrale est considérable, leur dimension est variable. On en compte trois à la partie antérieure, et neuf à la partie postérieure. Il n'existe point de séquestre dans cette cavité.

N° 367 a. — Tibia gauche; nécrose.

Les deux tiers inférieurs du tibia présentent une tuméfaction considérable, qui se confond insensiblement en haut avec la portion saine, et en bas se termine dans le voisinage de l'articulation. Le gonflement du tibia est tel que, sa circonférence est de 15 à 17 centimètres, et son poids de 436 grammes. Sur la face interne, se voit une excavation verticale, longue de 8 centimètres et profonde de 3, se prolongeant en bas dans l'épaisseur de l'os sous forme de cul de sac, et qui logeait probablement un séquestre. Dans cette excavation se rendent trois conduits fistuleux ou cloaques. La portion ainsi renflée présente à sa surface de nouvelles sécrétions périostiques, et est criblée de nombreux sillons et trous vasculaires.

N° 367 b. — Portion supérieure du péroné droit; nécrose.

L'extrémité supérieure du péroné, en arrière de son articulation tibiale, présente un séquestre arrondi, en grande partie libre, d'une grande densité, qui est contenu dans une cavité largement ouverte à l'extérieur, l'articulation est intacte.

(M. Houel.)

N° 368. — Portion inférieure du tibia et du péroné gauche, avec l'astragale, le scaphoïde, le calcanéum et le cuboïde; nécrose du tibia.

Le tibia au niveau de la face interne de la malléole interne, est rugueux, inégal, avec des exavations profondes, qui sont dues à une nécrose superficielle de cet os. L'altération par un ou deux trajets fistuleux, s'était propagée jusque dans l'articulation tibio-tarsienne. Il existe une destruction, avec exfoliation insensible parcellaire, de la lame sous-cartilagineuse de l'articulation tibio-tarsienne, et l'on a conservé sur cette pièce quelques-unes de ces parcelles osseuses que baignait le pus.

(Professeur Verneuil, 1853.)

CHAPITRE VIII

Gangrène sèche des membres inférieurs

Cinq pièces, nos 369, 369 *a*, 369 *b*, 369 *c*, 369 *d*, composent seulement ce chapitre. Pour la plupart de ces pièces les renseignements manquent, mais pour l'une d'elles, no 369 *a*, la cause paraît des plus évidentes, l'embolie; et l'observation présente un grand intérêt. A la suite de ces gangrènes a été placée la pièce no 369 *e*, qui est une altération singulière des os du pied, et qui paraît plus spécialement se rapporter au *mal dit perforant.*

No 369. — Pied gauche; gangrène sèche.

Ce pied a été frappé dans sa totalité de gangrène sèche, qui s'est bien limitée, et a permis de pratiquer une amputation à 3 centimètres au-dessus du sommet des malléoles.

(Professeur Denonvilliers.)

No 369 *a*. — Pied droit; gangrène sèche par embolie.

Cette pièce provient d'une femme de 49 ans, gangrène sèche par embolie artérielle. L'importance de l'histoire de cette malade au point de vue de certaines gangrènes, m'engage à reproduire ici un extrait assez étendu de cette observation.

Cette femme avait toujours joui d'une assez bonne santé ; depuis quelque temps, elle présentait des irrégularités dans la menstruation. Le 18 décembre 1858, elle est prise tout à coup d'une petite toux sèche, avec un léger malaise, qui se traduisit par une certaine appréhension à monter les escaliers. Cinq jours après, à deux heures après minuit, elle est saisie instantanément d'une dispnée excessive, avec un sentiment d'angoisse inexprimable. Nélaton, appelé de suite, la trouve avec une oppression extrême, douleurs atroces dans la région précordiale, pressentiments sinistres, anxiété portée à son comble. Le cœur, à l'auscultation, présentait des battements tumultueux et confus, le pouls était très-irrégulier.

Le lendemain la malade était assez bien, les battements de cœur étaient redevenus normaux. Ce même jour à cinq heures du soir, il se déclare dans la jambe droite une vive douleur que la malade caractérise sous le nom de crampes. Cette douleur persiste pendant la nuit. Le lendemain le membre apparaît complétement blanc, exsangue, froid, tout à fait insensible au toucher. Les artères pédieuses, tibiale postérieure, poplite, crurale ne battaient plus. Nélaton pronostiqua la perte prochaine de ce membre.

Des plaques livides, des phlyctènes apparaissent bientôt vers l'extrémité inférieure, en peu de temps la jambe presque entière est complétement momifiée. Les téguments ont pris une teinte noirâtre, la peau des orteils est racornie.

Les règles ont apparu deux jours après le début de la crise. La gangrène se limite à 4 centimètres au-dessous du genou, et l'amputation est pratiquée par Nélaton cinquante jours après le début des accidents. La malade succombe sept jours après d'infection putride.

A l'autopsie on a constaté que l'artère iliaque primitive et l'iliaque externe droite, avaient une teinte noirâtre très-marquée.

L'oreillette gauche du cœur contenait un caillot de 1 centimètre 1/2 d'étendue, dans son plus grand diamètre et d'un centimètre dans le plus court. Ce caillot était adhérent à la face interne de l'oreillette, non loin de l'auricule; en le fendant il a laissé échapper un liquide blanchâtre, contenu dans son épaisseur, et que M. Robin n'a point trouvé être du pus, mais de fins granules de fibrine désagrégée qu'il a désignés dans sa chimie pathologique, sous le nom de *pseudo-pus fibrineux*. Dans le ventricule droit il existait un caillot, ainsi que dans l'oreillette droite.

Toute la jambe n'a point été conservée; la pièce ne se compose que du pied et de la partie inférieure de la jambe. Il est regrettable que l'on n'ait point constaté d'une façon exacte l'état des vaisseaux du membre momifié.

(Professeur Nélaton, pièce présentée par M. Raynaud, *Bull. de la Soc. Anat.*, 1859, 2e série, t. IV, p. 226.)

No 369 *b*. — Pied gauche avec la moitié inférieure de la jambe; gangrène sèche.

Cette pièce a été recueillie sur un homme de 78 ans, qui, le 18 mai 1866, éprouva subitement dans la jambe et le pied gauche, une vive douleur avec impossibilité de s'appuyer sur ce membre. Après quinze jours de douleurs la peau qui avoisine le gros orteil prit une coloration noirâtre, avec ecchymose violacée sur le cou-de-pied, la teinte noire envahit tout le pied qui se momifia; elle gagna la jambe, et neuf mois et dix jours après le début de la lésion, la nécrose s'étant accomplie dans le tibia et le péroné, la portion gangrenée se sépara des parties vivantes. L'on constate sur cette pièce que la séparation a eu lieu environ au niveau de la partie moyenne de la jambe; le tibia et le péroné sont obliquement taillés en biseau de haut en bas et de dehors en dedans.

(M. Levacher, 1867.)

No 369 *c*. — Pied droit avec le tiers inférieur de la jambe; gangrène sèche.

No 369 *d*. — Pied gauche; gangrène sèche.

Cette lésion est survenue chez un homme de 56 ans qui n'avait point d'affection cardiaque, ni de cachexie d'aucune sorte. Cet homme offrait toutes les apparences d'une vieillesse prématurée, et le pied droit s'était également pris. L'amputation a été pratiquée dans la région sus-malléolaire.

(M. Lucas-Championnière, *Soc. anat.*, 1869, 2e série, t. XIV, p. 134.)

No 369 *e*. — Pied droit; mal perforant probable.

Cette pièce provient d'une jeune femme de 22 ans, affection singulière et consécutive des os, pour laquelle l'amputation sus-malléolaire a été pratiquée.

A l'âge de 8 ans, cette femme présenta sans cause appréciable une fissure au talon, qui s'accrut en profondeur et en largeur, au point d'atteindre en quelques mois le squelette. Le calcanéum fut dénudé et une partie éliminée. Plusieurs années après, la même affection se présenta au gros orteil, puis envahit successivement tous les autres doigts du pied, et détermina la perte des phalanges. Le pied, aujourd'hui, représente une masse informe, arrondie, recouverte dans presque toute son étendue d'une cicatrice, et offrant dans quelques points des portions osseuses nécrosées, perforant les parties molles.

On constate sur cette pièce que tous les métatarsiens ont été successivement éliminés ; il ne reste plus que le premier. Le calcanéum fait saillie à travers les parties molles du talon et tend à se détacher par parcelles. L'examen microscopique de la peau montre, qu'il existe une hypertrophie des papilles du derme, qui s'accompagne d'ulcération de la peau, ulcération qui précède la destruction des os. C'est là une affection qui a beaucoup d'analogie avec le mal perforant, mais qui offre une marche plus lente ; il s'est écoulé quatorze ans depuis le début de cette affection, jusqu'au jour où l'amputation a été pratiquée.

(Professeur Richet, *Bul. de la Soc. de chir.*, 1859, t. IX, t. 247.

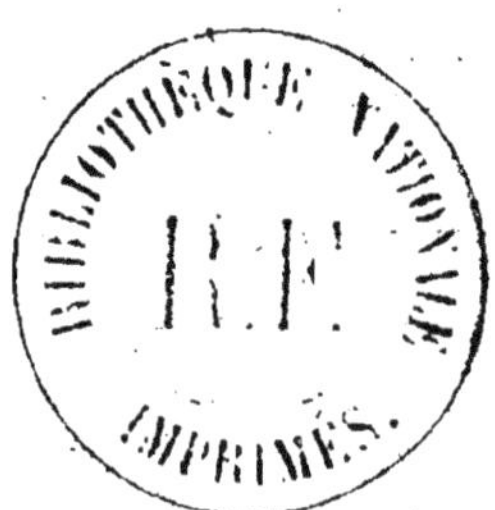

CHAPITRE IX

Exostoses.

L'exostose est une lésion qui, pendant longtemps, a été regardée comme appartenant presque exclusivement à l'affection vénérienne, mais cette erreur est aujourd'hui bien reconnue. Les pièces du musée Dupuytren nous montrent, pour celles au moins dont l'histoire est connue, que l'altération de l'os le plus souvent ne résulte point d'une diathèse syphilitique. Le tissu osseux, comme tous les autres organes, est susceptible d'exagération partielle ou générale de nutrition, qui en augmente le volume. Suivant que cette augmentation est locale ou généralisée, il se forme une tumeur osseuse, ce qui constitue l'exostose, ou bien une hypérostrose quand l'os entier a subi l'augmentation du volume. Il faut bien distinguer ces cas d'exostoses ou d'hypérostoses simples, de ceux qui s'accompagnent de productions organiques, lesquelles productions sont traversées par des éléments osseux ; elles se trouveront décrites dans le chapitre consacré aux enchondromes, aux cancers, aux tumeurs molles des os. Dans ces cas, la production osseuse, le plus souvent périostique, est consécutive au lieu d'être primitive.

Ce chapitre sera divisé en trois articles distincts, savoir : 1° les exostoses des os de la tête et du tronc ; 2° les exostoses des os des membres ; 3° les exostoses généralisées occupant la plupart des os du squelette.

ARTICLE PREMIER.

EXOSTOSES DES OS DE LA TÊTE ET DU TRONC

Cette section comprend trente-deux pièces, du n° 370 à 385 *c* inclusivement. Pour seize pièces, l'exostose ou l'hypérostrose, car ces deux variétés de la même altération ont été mélangées ensemble, est bornée aux os de la voûte du crâne du n° 370 au n° 381 inclusivement. Les pièces plus spécialement relatives à l'hypérostose des os du crâne sont : les nos 373, 375, 376, 378, 379 et 380.

Parmi les exostoses du crâne, cinq sont limitées au coronal : nos 370, 370 *a*, 371, 372 et 374 *a*; cette dernière pièce est un exemple très-remarquable d'exostose développée dans le sinus frontal. Sur deux pièces, nos 373 et 374, l'exostose occupe à la fois le coronal et le pariétal. Un point digne de remarque dans toutes les exostoses de la voûte, c'est que dans tous ces cas d'hypertrophie osseuse, les sutures tendent à s'effacer, sur les deux surfaces ; dans la plupart des pièces, les sutures manquent même complétement. Mais c'est néanmoins par la face interne du crâne que semble commencer cette disparition des sutures.

Sur la pièce n° 370, c'est à l'extérieur du coronal que siége l'exostose ; sur les pièces nos 370 *a*, 371, 372, c'est au contraire à la surface interne que fait saillie la tumeur. La pièce n° 374, très-remarquable par le développement considérable qu'ont acquis les tumeurs, présente un exemple d'exostose qui fait à la fois une saillie très-considérable à l'extérieur et à l'intérieur du crâne.

Sur quelques-unes de ces exostoses partielles, nos 371 et 372, les tumeurs paraissent surajoutées à l'os ; l'exostose est séparée de l'os par la lame de tissu compacte. Les exostoses nos 370 et 374 appartiennent au contraire à un ordre inverse ; il semble, en effet, que sur ces deux pièces, les deux lames de substance compacte se soient écartées et que le développement osseux se soit fait dans cet écartement.

La densité qui constitue le tissu de l'exostose est aussi très-variable ; tantôt l'exostose est spongieuse, tantôt elle est éburnée. Ces deux conditions, comme sur la pièce n° 374 *a*, peuvent se rencontrer quelquefois dans la même tumeur. On voit en effet sur cette pièce que dans l'exostose externe, le tissu est beaucoup plus compacte que dans l'interne. Une disposition à peu près analogue s'observe dans l'hypérostose ; tantôt l'augmentation de volume a lieu par l'une ou l'autre des faces, tantôt par l'augmentation de volume ou de densité du tissu spongieux, et alors les os, malgré leur excès de volume, présentent une grande légèreté, nos 375, 376, 378. Si le tissu spongieux acquiert une grande densité, il devient comme éburné, nos 377, 379, 380, et le crâne acquiert un poids considérable : il peut se présenter, comme sur la pièce n° 380, que par suite d'augmentation de densité du tissu spongieux, sans hypertrophie notable, le poids du crâne s'accroisse d'une manière considérable. Avec une augmentation considérable de volume, n° 378, les trous de la base du crâne conservent généralement leurs dimensions normales ; ils deviennent seulement plus complets, ils forment de véritables canaux. Il faut cependant excepter sur cette pièce le trou occipital, qui s'est déformé et a diminué de capacité ; il ressemble pour la forme à une feuille de trèfle ; mais ici il s'agit très-probablement d'un crâne d'hydrocéphale, et cette déformation pourrait peut-être s'expliquer par l'articulation de la colonne vertébrale et la pesanteur de la tête.

Neuf pièces sont relatives à des exostoses des os de la face, et la plupart de ces exostoses sont des plus remarquables. Sur une pièce, n° 384 *a*, elle occupe l'éthmoïde, pour trois nos 282, 282 *a* et 283, elle siége sur le maxillaire supérieur. Sur quatre pièces nos 384 *b*, 384 *c*, 384 *d*, 384 *e*, l'exostose siége sur le maxillaire inférieur, et trois de ces pièces, car la quatrième n° 384 *d* n'est qu'un dessin de la pièce n° 284 *c*, sont relatives à des odontomes, c'est-à-dire à des hypertrophies des éléments constituants des dents. La pièce n° 384 *f* est une exostose de l'ivoire de la dent d'un éléphant.

Trois pièces nos 384, 385 et 385 *a* sont des exostoses occupant à la fois les os de la face et du crâne. Enfin la pièce nº 385 *b* est une exostose du sacrum, et celle nº 385 *d* une exostose de côte d'un mouton, produite par la présence d'un corps étranger, une aiguille. La pièce nº 385 *c* est un exemple remarquable et rare d'exostose de la colonne vertébrale, faisant saillie dans le canal rachidien au niveau de la région lombaire.

Nº 370. — Voûte du crâne; exostose du coronal.

Les sutures, aussi bien à la surface externe qu'à la surface interne du crâne, ont disparu.

A la partie moyenne du coronal et un peu sur le côté gauche de la ligne médiane, existe, à la face externe, une exostose circonscrite à surface lisse et régulière. La base a 3 centimètres de diamètre dans tous les sens et se confond insensiblement avec le reste de l'os. Elle fait une saillie de 5 à 6 millimètres.

Les deux enfoncements qui correspondent aux bosses frontales sont comblés par de la substance compacte. Un trait de scie, qui passe au centre de l'exostose, laisse voir les deux tables de l'os légèrement écartées, épaissies et séparées par un diploé jaunâtre et grenu. L'épaisseur de l'os, au niveau de cette exostose, est de 15 millimètres.

Nº 370 a. — Moitié supérieure du frontal; exostoses.

A la face interne de cet os, un peu au-dessous des deux fosses du frontal, existe des exostoses isolées, arondies, situées de chaque côté de la ligne médiane. Toute la partie supérieure de l'os, au niveau de la suture fronto-pariétale, a une épaisseur considérable, 10 à 12 millimètres, surtout à gauche, ce qui détermine un relief à l'intérieur du crâne. Le poids de ce fragment de crâne est de 190 grammes.

(Professeur Desault.)

Nº 371. — Voûte du crâne; exostoses de la face interne du coronal.

Sur la partie interne du frontal, un peu au-dessus des deux fosses, existent deux exostoses isolées, arrondies, situées de chaque côté de la ligne médiane et du volume d'une noix. Une section de l'os a permis de constater que ces exostoses sont formées par un tissu grenu, rougeâtre, semblable au diploé et revêtues à leur surface par une couche mince de tissu compacte. Une ligne blanche sépare du diploé de l'os, le tissu des deux tumeurs, de sorte qu'il y a lieu de croire que celles-ci se sont développées à la surface de l'os et non dans son intérieur.

L'épaisseur de l'os est de 6 millimètres; au niveau des tumeurs on trouve 18 millimètres à droite et 15 à gauche.

Le tissu spongieux est dense et le crâne pèse 380 grammes. Les sutures tendent à s'effacer à la face externe du crâne et ont disparu en dedans.

(Professeur Marjolin.)

N° 372. — Voûte du crâne ; exostoses de la face interne du frontal.

La face interne du coronal, est le siége de chaque côté de la ligne médiane qui est respectée, de nombreuses saillies formées d'un tissu très-dure, compacte ; ces sailles sont divisés en mamelons arrondis, inégaux en volume ; quelques-unes ne surpassent pas le volume d'un grain de chènevis, d'autres égalent un noyau d'abricot. L'épaisseur du crâne dans son ensemble, est peu considérable : au niveau du tubercule le plus saillant elle est de 15 millimètres; l'épaisseur moyenne des autres points exostosés est de 1 centimètre. Le diploé est beaucoup plus dense que dans l'état ordinaire, et le poids de cette voûte est de 286 grammes. Les sutures sont complétement effacées à la face interne; à l'externe, on retrouve encore quelque trace de la suture fronto-pariétale, mais il n'existe aucunes irrégularités osseuses.

(Professeur Ant. Dubois.)

N° 373. — Frontal et pariétal droit; exostoses.

Ce segment du crâne a 17 centimètres de longueur sur 1 décimètre dans sa plus grande largeur ; il est composé du frontal et du pariétal droit. Ce crâne appartenait à un idiot nommé Durand. Ces os, dans toute leur étendue, sont le siége d'une hypertrohie assez notable qui porte à la fois sur les deux lames du tissu compacte et le diploé. Mais c'est principalement au niveau des fosses frontales et pariétales, et surtout au niveau de l'angle antérieur et inférieur de ce dernier, qu'existe l'augmentation du volume. Les deux lames de tissu compacte sont écartées et le diploé a augmenté. Le poids de cette pièce peu volumineuse est de 280 grammes. Les sutures fronto-pariétale et lambdoïde persistent.

N° 374. — Voûte du crâne présentant deux exostoses volumineuses.

Cette pièce, une des plus intéressante, présente deux exostoses volumineuses qui siégent, l'antérieure sur la partie moyenne et latérale gauche du coronal, la postérieure sur l'angle postérieur et supérieur des pariétaux. Ces deux exostoses font à peu près une égale saillie à l'intérieur et à l'extérieur du crâne, mais la première est la plus volumineuse.

L'exostose du coronal fait, à la surface externe de cet os, une saillie de 3 centimètres 4 millimètres ; à sa base elle a 20 centimètres de circonférence. Elle est rugueuse, inégale, mamelonnée et criblée de sillons et de trous vasculaires assez petits. A l'intérieur du crâne, la saillie que fait cette exostose est de 3 centimètres 5 millimètres, au niveau du point maximum ; elle a 25 centimètres de circonférence à sa base. Cette surface est plus lisse, plus arrondie que l'externe. Elle présente sur le côté droit une gouttière, qui a été produite par le sinus longitudinal supérieur qui a été dévié. Il existe aussi de nombreux trous vasculaires.

Un trait de scie divise verticalement d'avant en arrière cette tumeur, qui présente dans ce sens un diamètre de 8 centimètres. Par sa texture elle appartient aux exostoses par expansion : il semble, en effet, que les deux lames de tissu compacte se soient écartées pour envelopper la tumeur, dont la texture n'est pas tout à fait identique pour les deux moitiés. La supérieure est formée d'un tissu beaucoup plus dense, elle est éburnée ; l'inférieure est parsemée de nombreuses cavités et sillons, elle se rapproche des exostoses celluleuses.

L'exostose postérieure, moins volumineuse, fait, au-dessus des pariétaux, une saillie de 2 centimètres 8 millimètres ; sa base a 19 centimètres de circonférence. La saillie qu'elle fait à l'intérieur du crâne n'est plus que de 2 centimètres.

Ces deux faces sont criblées de trous nombreux, et la substance compacte est beaucoup plus raréfiée. Il en est de même pour la structure intérieure : la tumeur supérieure, quoique formée d'un tissu plus dense que l'inférieure, est beaucoup plus spongieuse que l'exostose du coronal; elle est creusée de nombreux canaux.

Toutes les sutures sont dans un état d'intégrité parfaite ; le poids de cette voûte du crâne est de 879 grammes. La cavité crânienne devait être notablement rétrécie et le cerveau fortement comprimé.

(M. Bonnet, de Clermont-Ferrand, 1782.)

N° 374a. — Portion du frontal; exostose volumineuse du sinus frontal gauche.

Il ne peut exister aucun doute sur le siége de cette tumeur, c'est dans le sinus frontal gauche très-développé qu'elle a pris naissance, et qu'elle est incomplétement contenue; seulement par son développement, elle a refoulé et usé la paroi antérieure de cette cavité, aussi apparaît-elle à l'extérieur. L'exostose par amincissement et distension a détruit en grande partie la paroi antérieure du sinus, et la masse morbide faisant saillie à l'extérieur, se présente comme une sorte de rosace qui, occupe la partie gauche et inférieure du front, la racine du nez et les deux tiers internes de l'orbite du côté gauche. Cette rosace se compose d'une série de mamelons irréguliers, qui rayonnent vers un centre légèrement déprimé.

Tous ces mamelons sont séparés par des sillons plus ou moins profonds, et par place, ils sont recouverts par des vestiges très-évidents de la table externe du sinus frontal. Cette partie saillante a 5 centimètres de diamètre, et fait à la surface du front un relief de plus d'un centimètre. L'exostose occupe la bosse frontale gauche, mais elle dépasse à droite la ligne médiane. Elle descend environ jusqu'à la moitié des os propres du nez, l'os propre du nez du côté droit est en grande partie détruit par la tumeur, qui s'étend jusque sur la branche montante du maxillaire supérieur du côté droit. Du côté gauche, l'exostose a détruit la portion orbitaire du sinus, et fait saillie dans l'orbite.

Du côté de la cavité crânienne, cette exostose fait aussi une saillie considérable; elle occupe la fosse cérébrale antérieure gauche, sans toutefois dépasser la ligne médiane.

Cette tumeur mesure 5 centimètres en hauteur, 4 en largeur et 3 dans le sens antéro-postérieur. Une coupe médiane pratiquée suivant le grand axe de la tumeur, permet de constater que l'exostose est éburnée dans la plus grande partie de son épaisseur, sauf dans le centre, où existe du tissu spongieux. Cette exostose n'a contracté aucune adhérence avec le squelette; dans un point très-restreint, elle semble cependant se confondre avec le tissu osseux de la face frontale du sinus.

(Professeur Jobert de Lamballe, mémoire de M. Dolbeau. *Soc. de Chir.* 1872.)

N° 375. — Voûte du crâne; hypérostose.

Cette pièce provient d'un enfant de 17 à 18 mois mort de convulsions. La circonférence du crâne, mesurée en dehors au niveau de la section, est de 46 centimètres 6 millimètres, à l'intérieur, elle est de 41 centimètres 4 millimètres. Le diamètre antéro-postérieur pris en dehors est de 16 centimètres, le même en dedans est de 13 centimètres 2 millimètres. Le diamètre transversal au niveau de la suture fronto-pariétale est de 9 centimètres 4 millimètres, en dedans au niveau des deux pariétaux, il est de 12 centimètres.

Le frontal est plus épais du côté droit, il a de 16 à 21 millimètres, à gauche il n'a que 18 millimètres au plus et 10 au moins. Le pariétal gauche est plus épais que le droit. L'occipital est le moins hypertrophié. Tous ces os diminuent vers leurs bords, ce qui détermine des gouttières au niveau des sutures à l'extérieur. Un trou triangulaire à sommet antérieur indique la place de la fontanelle fronto-pariétale, qui n'est point encore comblée. Sur la coupe, l'os a un aspect poreux, les cellules sont très-petites. Le poids total de ce crâne est de 195 grammes.

(Professeur Breschet.)

N° 375 a. — Base du crâne sur laquelle on observe une double exostose syphilitique.

L'une de ces exostoses est située à la partie externe et postérieure de la portion du frontal gauche, qui forme la paroi de l'orbite, l'autre est située sur la partie de la grande aile du sphénoïde, qui forme la portion antérieure de la fosse temporale. Ces deux exostoses sont légèrement aplaties et font à la fois saillie en dedans du crâne et à la surface externe. L'aspect de l'os à ce niveau, est rugueux, grenu, mais il a acquis une épaisseur considérable.

(Professeur Dolbeau.)

N° 376. — Voute du crâne; hypérostose.

Ce crâne a pris un développement considérable en même temps qu'il s'est hypertrophié ; la circonférence extérieure au niveau du point de section est de 57 centimètres 5 millimètres, l'interne a 50 centimètres. Le diamètre antéro-postérieur pris à l'intérieur a 16 centimètres 4 millimètres, et le diamètre transversal au niveau de la suture fronto-pariétale a 11 centimètres 7 millimètres. L'épaisseur des os est plus considérable à droite, le frontal de droite a de 15 à 17 millimètres, celui de gauche de 12 à 14, l'épaisseur des pariétaux est de 14 millimètres à droite, et de 12 à gauche. Cette voûte du crâne malgré cela ne pèse que 322 grammes.

C'est surtout dans le sens de la largeur et aux dépens des pariétaux, que s'est développée cette voûte du crâne. Le frontal bien conformé ne s'élargit que vers sa moitié postérieure, on ne trouve aucune trace de suture ni à l'extérieur ni à l'intérieur.

La face externe de la voûte est criblée de trous nombreux, dont les uns sont très-petits, les autres plus grands; il y a des points comme au niveau des pariétaux, où la table externe est tellement raréfiée, qu'elle semble avoir été détruite. La face interne, parcourue par de nombreux et profonds sillons de l'artère méningée moyenne, est également pointillée de trous très-nombreux, mais, à l'inverse de l'externe quoique très-mince, papyracée, la table interne a une consistance comme éburnée.

La coupe de cet os permet de voir que le tissu du diploé est raréfié, que les cellules sont considérablement agrandies, malgré l'épaisseur et la capacité de cette voûte du crâne.

(Professeur Desault.)

No 377. — Voûte du crâne; hypérostose.

Cette voûte est remarquable sous plusieurs rapports, à savoir: 1° l'hypertrophie des os, 2° par son irrégularité, 3° par les dimensions considérables de sa cavité, ce qui me fait supposer qu'il peut s'agir ici d'une hydrocéphalie, 4° par sa pesanteur.

Si l'on examine ce crâne par sa surface externe, on constate que le frontal est régulier, que toute la voûte est criblée de trous petits; le tissu compacte a acquis de la consistance, les sutures que l'on voit à peine sont parcourues par des dépressions larges et profondes. Cette voûte, dans la région pariétale, est très-irrégulière, ce qui tient à ce que les deux pariétaux sont alternativement le siége de bosses assez saillantes, que l'on ne retrouve point à la face interne. La saillie de gauche qui est en même temps postérieure, est beaucoup plus prononcée que celle de droite.

La face interne comme configuration est assez régulière, la gouttière longitudinale est cependant déjetée un peu à gauche. Les sillons destinés à l'artère méningée moyenne, ainsi qu'à ses subdivisions, sont profonds et comme sculptés dans la substance osseuse.

Les dimensions de cette voûte du crâne sont les suivantes: au niveau du point scié, la circonférence prise à l'extérieur est de 61 centimètres, la circonférence intérieure est de 50. Le diamètre antéro-postérieur pris en dedans a 17 centimètres, le diamètre transverse au niveau de la suture fronto-pariétale est de 11 centimètres. L'épaisseur de ces os n'est pas la même des deux côtés, elle est plus considérable à gauche qu'à droite; en avant la face interne du frontal présente des bosselures et des anfractuosités. La coupe des os du crâne ne permet point de reconnaître facilement les deux lames et le diploé, la paroi est constituée par un tissu homogène, compacte, dur, semblable à une pierre d'un grain fin et serré. Le poids de la pièce est de 850 grammes.

N° 378. — Hypérostose de tous les os du crâne.

Cette pièce provient d'un homme de 65 ans, dont la tête était i grosse qu'il ne pouvait trouver de chapeau convenable. Son intelligence était assez développée.

Le volume du crâne tranche notablement sur celui de la face, et l'aspect de cette tête est celui d'un hydrocéphale guéri par hypérostose des os du crâne. Le front fait en avant une saillie onsidérable, le bord supérieur de l'orbite dépasse l'inférieur de centimètres environ. La fosse temporale est presque effacée ar la saillie de la portion écailleuse du temporal. La circonérence du crâne, mesurée par une ligne qui passe par la bosse asale et la protubérance occipitale externe, a 60 centimètres. De a bosse nasale à la protubérance occipitale externe, en suivant a suture sagittale, on trouve 38 centimètres.

La circonférence intérieure prise à la même hauteur que l'extérieure est de 50 centimètres, le diamètre intérieur antéro-postérieur, pris du trou borgne à la protubérance occipitale interne, est de 15 centimètres. Le diamètre transverse, pris entre la base des rochers 12 centimètres; même diamètre au-dessus des rochers, et d'un des pariétaux à l'autre, 15 centimètres.

L'épaisseur des os du crâne est considérable, au niveau de la osse frontale, elle est de 3 centimètres; au niveau du bord inféieur du pariétal droit, elle est de 2 cent. 7 mill.; au niveau du ord inférieur du pariétal gauche, de 1 cent. 4 mill.

Le poids de la calotte du crâne, sciée à 2 centimètres au-dessus e la protubérance occipitale externe et de l'apophyse crista-galli, t de 830 grammes; celui du reste de la tête, moins la mâchoire nférieure, est de 506 grammes.

La surface extérieure de la voûte est criblée d'une telle quanité de trous, qu'elle paraît spongieuse; sur certains points ils rennent l'aspect de véritables cellules. La face interne du crâne résente surtout sous le coronal plusieurs mamelons arrondis, à base large, à surface lisse et criblée de trous très-fins. Le diaètre des sillons de l'artère méningée est augmenté, et ils sont convertis en canaux dans certains points.

Les os du crâne sont formés par une substance spongieuse, assez condensée en avant et à droite, et plus raréfiée à gauche, t surtout au niveau de la protubérance occipitale. Une coupe erticale permet de voir que le frontal est plus épais que le paiétal. Il n'y a plus trace de suture sur toute la voûte.

Les os de la base du crâne n'ont point augmenté d'épaisseur, à exception de la voûte de l'orbite, qui présente à droite plus d'un centimètre d'épaisseur, et à gauche 5 ou 6 millimètres. Le trou occipital est déformé, il a une forme irrégulièrement triangulaire, ou plutôt celle d'un trèfle; ses dimensions sont diminuées. La base du crâne ne présente également aucunes traces de sutures; les dimensions du trou petit rond sont augmentées, les autres trous ou canaux de la base du crâne ne présentent rien de remarquable.

(M. A. Andral.)

N° 379. — Segment de la voûte du crâne; hypérostose.

Ce segment est remarquable par l'hypertrophie des os, et la densité de leur tissu, qui ressemble à un morceau de marbre. La surface extérieure assez lisse est parsemée de trous nombreux, l'interne est parcourue par des sillons profonds pour l'artère méningée moyenne.

La coupe montre que les deux lames de tissu compacte ressemblent pour la densité à de l'ivoire, le diploé dans le frontal subi une altération analogue ; mais dans le pariétal, quoique tissu soit également très-dense, on retrouve des espaces formés de tissu spongieux. Le poids de ce segment est de 122 gramm et l'épaisseur moyenne du crâne est de 3 centimètres, les parí taux ont plus de 4 centimètres.

(Professeur Ph. Bérard.)

N° 379 *a*. — Voûte du crâne; hypérostose.

Ce crâne qui a un poids considérable, et dont les sutures so en grande partie soudées, présente à sa surface externe dans moitié antérieure principalement, une altération profonde de lame superficielle, qui est couverte de nombreuses aspérit avec des enfoncements cratériformes. Cette même altération remarque à la face interne, principalement sur la moitié inter Il est probable que ces altérations sont consécutives à un ul du cuir chevelu. La face interne du crâne est en outre criblée trous vasculaires.

(M. Barth, 1842.)

N° 380. — Extrême densité des os de la voûte du crâne sans augmentation notable de volume.

Cette tête a été prise sur un nommé Dum, âgé de 42 ans, so et épileptique. Cette voûte du crâne paraît bien symétrique, dimensions intérieures sont les suivantes : le diamètre antéro-térieur est de 19 centimètres; le transversal au niveau de la ture fronto-pariétale est de 11 centimètres, au niveau de la p moyenne des pariétaux, il est de 13 cent. 8 mill. A peine existe-t-il quelques vestiges de sutures à la surface externe, il n'en existe aucune à l'intérieur du crâne. Quoique les os présentent une épaisseur à peu près normale, leur tissu est tellement compacte et serré, que la voûte du crâne pèse 615 grammes.

(M. Pigné.)

N° 381. — Tête d'un jeune homme de cinq ans, qui est mort de la teigne ; hypérostose.

L'altération à l'extérieur occupe une partie des pariétaux et du frontal, sur les pariétaux elle s'arrête à la ligne courbe temporale, en arrière elle est bornée par la suture lambdoïde, en avant elle franchit la suture fronto-pariétale, et se prolonge plus à droite qu'à gauche. La lésion correspond assez exactement à l'aponévrose épicrânienne.

Son aspect est difficile à décrire, on peut constater cependant que la table externe à ce niveau n'existe plus, il existe une multitude de lamelles, implantées perpendiculairement sur l'os, à peine épaisses d'un quart de millimètre, flexueuses, diversement contournées, de manière à circonscrire, soit des enfoncements alvéolaires, soit des sillons tortueux et étroits. La hauteur de ces lamelles est d'environ 2 millimètres. A l'intérieur du crâne, existent dans les deux fosses pariétales, le long du sinus longitudinal supérieur, de petites portions osseuses libres, espèces de papilles parfaitement isolées. Ces papilles ne dépassent pas le niveau de la table interne, le diploé au niveau de l'altération est épaissi. Le frontal a 8 millimètres au niveau des bosses frontales, dans les parties malades l'épaisseur des os va jusqu'à 12 et 14 millimètres.

(M. Beauchène, an VII.)

N° 382. — Portion d'une mâchoire supérieure gauche ; exostose.

Cette pièce provient d'une femme de 30 ans, l'arcade alvéolaire très-développée fait une saillie arrondie et oblongue, son épaisseur est de 2 à 3 centimètres; sa hauteur, mesurée de son bord inférieur au fond du sinus maxillaire, est de 3 cent. 5 mill. ; son étendue d'avant en arrière jusqu'à la dent canine est 5 cent. 5 mill. La portion d'os qui supporte les deux incisives ne participe point à la maladie. La surface extérieure de cette exostose est criblée de trous vasculaires.

Les grosses molaires sont tombées, et leurs alvéoles comblées, la partie antérieure de la tumeur supporte la dent canine, et les deux petites molaires, dont la couronne est rongée par une carie profonde. Une section antéro-postérieure pratiquée sur cette tumeur, permet de constater quelle est composée d'un tissu dense, grenu dans les deux tiers supérieurs, et plus lâche dans l'inférieur.

(Professeur Denonvilliers.)

N° 382 a. — Hypérostose générale et condensante des deux maxillaires supérieurs avec séquestre.

Cette pièce provient d'une femme de 62 ans, et le début de la lésion osseuse remontait à une trentaine d'années. Cette femme était couturière et niait absolument tout antécédent syphilitique.

On constate qu'il existe sur cette pièce une hypertrophie condensante et considérable des deux maxillaires supérieurs, avec oblitération presque complète des sinus par du tissu osseux compacte. Un séquestre noirâtre, volumineux, presque mobile existe dans la fosse nasale gauche.

Au point où le séquestre s'observe, existe une dépression profonde au fond de laquelle se remarque un orifice circulaire large de 2 à 3 millimètres, et qui fait communiquer la fosse nasale gauche, avec la partie la plus réculée du cul-de-sac gengivo-labial du même côté. A la partie postérieure de la voûte palatine osseuse, et immédiatement accolée au-devant de l'apophyse ptérygoïde gauche, se voit une exostose cylindroïde, verticale, longue de 2 à 3 centimètres, large de 1, et qui dépasse en bas, de près d'un centimètre, l'extrémité inférieure des ailes de l'apophyse ptérygoïde; toute la voûte palatine très-hypertrophiée, mesure de 1 à 2 centimètres d'épaisseur. Il en est de même du rebord alvéolaire.

(M. Maunoir, *Soc. anat.*, 1875, 3e série, t. X, p. 558.)

N° 383. — Portion de tête, exostose du maxillaire supérieur gauche.

Cette lésion a été trouvée sur une femme de 60 à 65 ans, dans les pavillons de dissection. L'os maxillaire supérieur gauche dans sa totalité est atteint d'hypérostose, moins l'apophyse montante et la face inférieure de l'orbite, l'hypérostose est exclusivement bornée à cet os. La tumeur osseuse formée par cette exostose, et qui est considérable, fait du côté de la bouche une saillie telle que la cavité buccale est presque entièrement occupée par le lobe postérieur de la tumeur, elle s'étend en arrière jusque sur la face pré-spinale du rachis. Sa hauteur prise en arrière est de 8 cent. 5 mill., elle a à ce niveau 3 décimètres de circonférence. La forme de cette tumeur est bilobée, et dans la rainure qui sépare les deux lobes, on remarque une grosse dent molaire; toutes les autres dents de ce côté ont disparu, il n'existe plus trace de leurs alvéoles.

La mâchoire inférieure a subi plusieurs altérations et déviations; cette mâchoire a d'abord agi sur la tumeur osseuse, et y a produit une rainure qui divise la tumeur en deux lobes. A son tour la tumeur a agi sur la mâchoire, elle a produit une double luxation, le condyle du côté gauche, vient correspondre à la partie antérieure de la branche transversale de l'apophyse zygomatique. Les dents qui garnissaient la branche gauche de la mâchoire ont disparu; une partie de l'apophyse coronoïde, l'arcade alvéolaire en entier, ont été usées, atrophiées, de sorte qu'il ne reste plus de ce côté que la base de l'os.

La surface extérieure de la tumeur est lisse, et présente plusieurs sillons vasculaires assez considérables. Un trait de scie a divisé le lobe antérieur de la tumeur, et l'on constate quelle est formée par une multitude de lamelles osseuses s'enveloppant mutuellement, et décrivant des espèces de circonvolutions ou volutes plus ou moins étendues.

(Professeur Breschet, *Bulletin de la faculté de méd.*, t. IV, p. 332.)

No 384. — Squelette de la tête avec des exostoses étendues à la fois à la voûte du crâne et aux maxillaires.

Une grande partie de la surface externe du pariétal droit est occupée par une large exostose aplatie, nettement circonscrite, et parfaitement distincte des portions du pariétal qui l'entourent. Cette exostose fait une saillie de 4 à 5 millimètres, et paraît due à un dépôt de matière osseuse de nouvelle formation; elle est criblée de trous arrondis de dimensions variables. Deux autres exostoses à peu près symétriques, et ayant les mêmes caractères, se voient de chaque côté, sur la face antérieure du coronal, dont elles occupent les bosses, ainsi que les arcades sourcilières, et se prolongent sur la voûte de l'orbite, principalement sur celle du côté droit.

L'épaisseur du crâne au niveau de la tumeur pariétale est de 10 millimètres, tandis qu'au même niveau à gauche elle n'est que de 5. Au niveau des tumeurs frontales, elle est de 15 millimètres. Le tissu osseux qui compose ces tumeurs est très-blanc, compacte, et continu sans ligne de démarcation avec le tissu normal; toute la face interne du frontal et du pariétal droit est blanche, inégale, bosselée, couverte de trous et de sillons vasculaires. Les voûtes orbitaires font dans le crâne un relief marqué, leur épaisseur est de 10 à 12 millimètres à gauche, et de 16 à 18 à droite.

La fosses nasales sont complétement obstruées par des exostoses, qui offrent le même aspect que les précédentes; elles présentent des bosselures multipliées, disposées d'une manière symétrique. Elles font saillie en haut dans chaque orbite ; en avant, à la place du nez et au-dessus du rebord alvéolaire, en arrière dans la fosse zygomatique. Les bosselures les plus considérables sont celles qui occupent la place du nez, celles qui proéminent dans l'orbite ont le volume du pouce, et le diamètre vertical de l'orbite est réduit à environ 1 centimètre. L'occlusion des fosses nasales est complète, le conduit lacrymal et les sinus maxillaires et sphénoïdaux paraissent aussi complétement effacés. Le vomer présente une épaisseur de 4 à 5 millimètres.

La mâchoire inférieure est envahie par une hypertrophie qui s'étend à la totalité de l'os, mais qui porte spécialement sur son corps, et qui présente à droite et à gauche une similitude presque parfaite. De chaque côté, on aperçoit une énorme bosselure, limitée en dedans par un sillon profond qui correspond à la ligne médiane, point où l'os est à peine épaissi ; cette bosselure aboutit en dehors à l'angle maxillaire ; elle est bornée en haut par l'arcade alvéolaire, prolongée en bas sous forme d'une demi-lune qui descend beaucoup au-dessous du menton. L'étendue verticale de chacune de ces bosselures dépasse 5 centimètres ; son épaisseur est de 3 centimètres 1/2 ; celle des branches de la mâchoire est de 12 à 15 millimètres.

Le poids de la voûte du crâne est de 336 grammes ; celui de la base avec la mâchoire supérieure est de 433 ; celui de la mâchoire inférieure seule de 197, enfin toute la tête pèse 966 grammes.

(Professeur Cruveilhier.)

N° 384 *a*. — Moitié latérale droite de la face, sur laquelle a été replacée, sur un os naturel, dans la position qu'elle avait, une exostose éburnée de l'ethmoïde, qui occupait toute la masse latérale droite de cet os.

L'individu sur lequel a été enlevée cette exostose, était âgé de 22 ans ; vers les premiers jours du mois de mars 1853, il ressentit dans la région de l'orbite droite, une sorte de pesanteur, et des douleurs sourdes ; en même temps l'œil devenait un peu plus saillant que l'autre. Les douleurs orbitaires prirent bientôt une intensité considérable, elles étaient telles que le malheureux patient semblait avoir son œil pressé dans un étau. L'œil fut projeté en dehors, en refoulant les paupières. M. Maisonneuve diagnostiqua une exostose de la région interne de l'orbite.

C'est le 15 juillet de la même année que l'ablation de la tumeur fut pratiquée, mais avec de grandes difficultés ; un des grands obstacles, consistait dans la profondeur et la dureté de la tumeur, sur laquelle se brisaient les instruments.

Si on examine avec soin cette exostose, qui a été exactement replacée, on constate qu'elle faisait du côté des fosses nasales, un relief presque aussi considérable que celui qu'elle présente dans l'orbite, et ces deux portions sont étranglées par une sorte d'anneau osseux, formé en haut par le frontal, en bas et en avant par l'os maxillaire supérieure.

Cette exostose est complétement éburnée, sa forme générale rappelle parfaitement une des masses latérales de l'ethmoïde. Ses dimensions sont : pour le diamètre antéro-postérieur 5 centimètres, pour le diamètre transversal et vertical, chacun 4 centimètres. La face interne est lisse, régulière, l'externe ou orbitaire est couverte de mamelons, rugueuse et inégale.

(M. Maisonneuve, *Moniteur des hôpitaux*, 1853, t. I, p. 734.)

N° 384 *b*. — Moitié d'une tumeur osseuse intra-maxillaire, soudée à une dent molaire sur laquelle elle s'implante; avulsion simultanée de la dent et de la tumeur, odontome cemento-dentaire de la deuxième molaire.

Cette pièce provient d'un homme de 45 ans; la tumeur occupait le côté gauche de la mâchoire inférieure, et faisait un relief prononcé sur les deux faces, mais surtout sur l'externe. A la partie externe de l'ovoïde représenté par la tumeur, se voit une dent cariée dont la couronne incomplétement détruite, était en grande partie masquée par la proéminence de la gencive que soulevait la tumeur incluse dans l'alvéole. La dent et la tumeur furent arrachées du même coup.

La tumeur, dont il n'existe qu'une moitié, a le volume d'un gros œuf de pigeon, elle adhère à la dent, l'émail s'épanouit un peu à la surface de la tumeur, tandis que le reste est formé par le cement. Au microscope, cette tumeur a paru à M. Maisonneuve formée exclusivement de tissu osseux.

(M. Maisonneuve, *Soc. de Chir.*, 1855, t. VI, p. 59.)

N° 384 *c*. — Portion latérale gauche du corps de la mâchoire inférieure, avec une portion de la branche ; odontome coronaire d'ffus, développé aux dépens d'une première molaire inférieure, avec disposition rayonnée de l'ivoire.

Cette pièce provient d'un jeune homme, qui avait éprouvé pendant longtemps des douleurs aiguës dans la mâchoire à gauche; ces douleurs d'abord intermittentes, puis continues et aiguës, déterminèrent à faire arracher à cet enfant, à l'âge de 7 ans, deux petites molaires qui étaient saines. Cette opération produisit un soulagement notable, mais bientôt apparut sur la face externe du maxillaire, une tumeur dure, arrondie, du volume d'une noisette. Longtemps indolore et stationnaire, cette tumeur ne fit des progrès sensibles qu'au bout de huit ans. A cette époque, la totalité de la moitié gauche du maxillaire inférieur se tuméfia. Une circonstance frappa en outre vivement, ce fut l'absence des grosses molaires qui ne poussèrent point de ce côté, bien qu'elles fussent régulièrement développées à droite.

A l'âge de 20 ans, la tumeur renfermée dans le côté gauche du corps du maxillaire, avait acquis le volume d'un gros œuf, et nécessita la resection de la mâchoire.

La tumeur resequée est à peu près ovoïde, fraîche recouverte de son périoste, elle avait environ 30 centimètres de circonférence dans son plus grand diamètre. La coque osseuse du maxillaire présente plusieurs perforations qui communiquaient avec des trajets fistuleux cutanés.

On constate sur cette tumeur, que toute la portion de la moitié latérale gauche du maxillaire inférieur, comprise entre la branche de l'os et la première petite molaire demeurée dans son alvéole, est transformée en une cavité qui contient une masse dure, ovoïde, ayant le volume d'un gros œuf. Cette masse, rugueuse à sa surface, est parsemée de petites saillies tuberculeuses, revêtues d'une couche d'émail.

Une section a été pratiquée suivant le grand axe de cette tumeur, qui est formée à son centre d'un tissu homogène, compacte, lisse et poli, d'aspect et de consistance éburnés et au sein duquel il est possible de reconnaître à l'œil nu une sorte de disposition régulière et symétrique des éléments qui la composent. Entre la tumeur et les parois du kyste osseux formé par le maxillaire dilaté, existait une membrane épaisse d'apparence fibreuse.

A l'extrémité antérieure de la tumeur et à sa base, on remarque une échancrure à laquelle s'adapte la couronne d'une grosse dent molaire, qui est enclavée entre elle et l'os maxillaire. On voit, en outre, la seconde petite molaire obliquement développée dans l'épaisseur du maxillaire, sous l'alvéole de la première dent du même nom, demeurée en place. On retrouvait donc toutes les dents à l'exception des deux dernières molaires, qui étaient très-probablement le point de départ de la tumeur.

M. Robin, qui a examiné la tumeur au microscope, a constaté que la couche périphérique granuleuse était formée principalement par de l'ivoire ou dentine. A la surface, on y retrouvait aussi de l'émail qui en tapissait en quelque sorte les irrégularités, en s'enfonçant dans les dépressions. Dans la profondeur des incisures, et çà et là dans l'épaisseur de la tumeur, on y a trouvé du cement, qui était soudé par contact immédiat avec l'ivoire, aux masses duquel il est interposé, entre lesquelles il est inclus, et se prolonge par places jusqu'au voisinage et même jusqu'au contact de l'émail.

(M. Forget, *Mém. des Anomalies dentaires,* 1859, p. 5.)

N° 384 *d*. — **Dessin représentant la pièce précédente.**

N° 384 *e*. — **Portion horizontale gauche du maxillaire inférieur; tumeur hypertrophique formée par les éléments des bulbes dentaires.**

Cette tumeur a été enlevée chez une jeune fille de 20 et quelques années, elle s'était développée très-rapidement, et elle occupe toute la portion horizontale gauche du maxillaire inférieur, qui est en arrière de la première petite molaire. Cette tumeur est ovoïde, bosselée à sa surface, son grand axe est dirigé dans le sens horizontal, elle mesure 12 centimètres de long sur 7 de hauteur, en y comprenant la portion d'os enlevée, dans laquelle elle est contenue et comme enkystée. Les parois du maxillaire, amincies, refoulées, sont distendues sous forme de coque à parois flexibles sous les doigts.

Une coupe verticale pratiquée au milieu de cette masse qui remplit la totalité de la poche osseuse, permet de constater, qu'il existe au milieu de la tumeur deux cavités principales, l'une située à la partie antéro-supérieure, l'autre à la partie postéro-supérieure. La première de forme à peu près ovoïde, pyriforme, présente une surface lisse sous laquelle existe une paroi résistante, manifestement formée d'un reste de tissu osseux. Cette cavité contenait un liquide purulent, dans lequel flottaient des débris de substance osseuse; elle communiquait par un trajet fistuleux à l'extérieur de la joue.

La deuxième cavité, plus petite que la précédente, est tapissée d'une couche osseuse continue, de 1 à 2 millimètres d'épaisseur. Elle présente à la coupe la forme assez exacte d'une couronne de molaire, et renfermait un tissu mou, dans lequel on reconnaît encore assez bien les traces de certaines parties constituantes du follicule dentaire. Cette cavité, par sa situation et son contenu, paraît correspondre au follicule de la dent de sagesse.

Le tissu qui forme la masse morbide était d'un blanc jaunâtre, mat, à coupe homogène, d'un aspect grenu, représentant assez bien à l'œil nu la coupe d'une pomme de terre. Il était de consistance presque cartilagineuse, difficile à déchirer et criait sous le scalpel.

La trame de cette tumeur est constituée en proportion à peu près égale par les éléments suivants : les plus caractéristiques, qui ne sont point partout les plus abondants, sont constitués par une substance homogène, grisâtre, parsemée de fines granulations, et d'un certain nombre de petits noyaux ovoïdes semblables à ceux du tissu du bulbe dentaire. Çà et là, on distingue aussi quelques noyaux embryo-plastiques ovoïdes, plus volumineux qu'ils ne sont normalement ; ils atteignent de 13 à 14 millimètres de long, et sont presque tous pourvus d'un ou deux petits nucléoles. Ces éléments remplacent les intervalles laissés par l'entrecroisement d'assez nombreux faisceaux de fibres lamineuses, soit complétement développés, soit à l'état de corps fusiformes et étoilés. Le noyau de ces derniers est également assez volumineux.

Il est facile de reconnaître dans ce tissu les caractères que présente la texture du bulbe dentaire. Les concrétions calcaires dont ce tissu est rempli sont sphériques ou ovoïdes, régulières ou bosselées, et à contour sinueux, parfois formés par la réunion en une seule masse, de deux, ou de plusieurs concrétions plus petites. Leur diamètre varie de 2 à 3 centièmes de millimètre à 1 millimètre et plus. Ces concrétions réfractent fortement la lumière et ont un contour foncé avec un centre brillant, elles se dissolvent dans l'acide chlorhydrique assez lentement, et en dégagent assez peu de gaz pour faire penser que le sel calcaire qui les compose est principalement du phosphate de chaux.

(Professeur Nélaton, *Bul. Soc. de biologie,* 3e série, 1862, t. IV, p. 220.)

N° 384 *f*. — Dent d'éléphant ; exostose.

Cette exostose, très-volumineuse, est développée sur la dent d'un éléphant : la surface extérieure de cet exostose est rugueuse, inégale, couverte de nombreuses aspérités de volume et de forme variables, mais dont quelques-unes sont très-saillantes.

(M. Hiffelsheim, 1864.)

N° 385. — Modèle en plâtre d'une tête ; hypérostose.

Cette pièce représente le squelette d'une tête dont les dimensions sont très-considérables, et qui probablement était affectée d'une hypertrophie générale.

N° 385 *a*. — Modèle en plâtre d'une tête ; hypérostose.

Cette pièce représente le squelette d'une tête dont la plupart des os, mais principalement ceux de la face, sont atteints d'hypérostose. Cette pièce a la plus grande analogie avec celle n° 381, seulement la lésion osseuse est ici encore plus prononcée, elle porte sur les mêmes os, et les altérations présentent le même aspect.

(M. Delestre, 1839.)

N° 385 *b*. — Sacrum; exostose.

Le sacrum, à l'union de la quatrième avec la cinquième pièce, présente deux exostoses : l'une située à la face antérieure, l'autre à la face postérieure. Toutes deux sont pédiculées et se continuent avec la lame compacte ; la postérieure, de beaucoup la plus volumineuse, égale environ un œuf de poule, l'antérieure celui d'un œuf de pigeon. A la coupe, on constate qu'elles sont délimitées extérieurement par un tissu éburné ; à l'intérieur existe un mélange de tissu spongieux à aréoles très-denses, mélangé de noyaux durs éburnés.

(Professeur Broca, *Soc. anat.*, 1862, 2e série, t. VII, p. 103.

N° 385 *c*. — Tronçon de colonne vertébrale composé des deux dernières vertèbres dorsales et des deux premières lombaires; exostose faisant saillie dans le canal rachidien.

Cette pièce provient d'une femme de 70 ans qui avait été atteinte dans son enfance de paralysie enfantile, et qui a succombé à une hémorrhagie de la protubérance. De la face postérieure du corps de la dernière vertèbre dorsale, et de la première lombaire, à cheval sur ces deux vertèbres et sur le disque intervertébral, un peu à gauche de la ligne médiane, s'élève une tumeur composée de trois parties : deux osseuses, séparées par une troisième, qui est ligamenteuse. Cette tumeur, de forme cylindrique, a le volume d'une petite noisette ; elle est arrondie à son sommet, qui fait, dans le canal rachidien, une saillie d'environ 10 millimètres. Elle avait marqué son empreinte sur la dure-mère spinale et la moelle.

Après l'incision de la dure-mère, la dépression de la moelle persistait. A l'œil nu on observait à la région lombaire une atrophie des racines antérieures et, sur les coupes de la moelle, on ne pouvait distinguer la substance grise de la substance blanche. L'examen microscopique a constaté que les cellules des cornes antérieures avaient disparu; au-dessus de la lésion, elles étaient jaunes, chargées de pigment, dépourvues de prolongements.

Il éxistait, en outre, à la partie des cordons de la moelle qui correspondaient à l'exostose, une bandelette de sclérose.

(Professeur Charcot, *Soc. anat.*, 1874, 3e série, t. IX, p. 421.)

N° 385 *d*. — Côte de mouton; exostose.

Il existe sur cette pièce une exostose pyriforme, située à la face interne de la côte. Cette lésion a été produite par une aiguille qui a pénétré daus l'espace intercostal et qui est arrivée jusque dans la poitrine; l'aiguille, qui est volumineuse, est restée fixée dans la production osseuse.

(M. Marc Sée.)

ARTICLE 2.

EXOSTOSES DES MEMBRES

Comme les pièces d'exostoses des membres sont nombreuses, afin de faciliter les recherches, j'étudierai d'abord : 1° les exostoses des membres supérieurs ; 2° les exostoses des membres inférieurs.

ORDRE PREMIER.

Exostoses des membres supérieurs.

Six pièces seulement composeront cet article, du n° 386 au n° 391 inclusivement. Les quatres premières appartiennent à l'humérus et sont des exemples d'hypertrophie de la diaphyse. Sur les n°s 386 et 387, quoique la lésion occupe la totalité du corps de l'os, on peut remarquer que les deux extrémités articulaires sont normales. Les pièces n°s 387 et 389, nous offrent des exemples d'hypertrophie, qui s'est opérée à la fois à la surface externe et du côté du canal médullaire, qui n'est cependant point oblitéré, mais notablement rétréci. La pièce n° 388 m'a paru avoir pour cause de sa lésion une fracture comminutive. Les deux dernières pièces n°s 390 et 391 sont relatives au cubitus gauche ; l'exostose, qui est partielle et fusiforme, occupe la partie moyenne du corps.

N° 386. — Humérus droit; hypérostose.

Cet humérus est augmenté de volume dans toute l'étendue de la diaphyse et principalement dans ses trois quarts inférieurs. Les extrémités articulaires ont conservé leur forme et leur volume, l'inférieure est cependant un peu plus oblique de haut en bas et de dehors en dedans que dans l'état normal. La surface extérieure du corps de l'humérus est rugueuse, inégale, criblée de nombreux trous vasculaires, la coulisse du nerf radical est exagérée dans toutes ses dimensions en profondeur et en largeur. La longueur de cet os paraît augmentée, elle est de 34 centimètres, la circonférence de 11 à 12, et son poids est de 230 grammes.

(Professeur Lassus.)

N° 387. — Humérus gauche; hypérostose.

Cet humérus est le siége d'une hypertrophie générale, qui n'a pour limites que le pourtour des surfaces articulaires. La surface extérieure est rugueuse, inégale, criblée de nombreux trous vasculaires. Cet os a dans sa partie moyenne 14 centimètres de circonférence.

Une coupe verticale permet de constater que le canal médullaire est très-rétréci, qu'il se prolonge jusque dans la tête humérale, ses parois ont de 12 à 15 millimètres d'épaisseur. Le tissu osseux qui les constitue est assez dense, quoique constitué par des aréoles très-apparentes; la même disposition existe au niveau des extrémités articulaires. La longueur de l'os est de 30 centimètres, sa circonférence de 14 à sa partie moyenne, et son poids de 305 grammes.

(Professeur Lassus.)

N° 388. — Humérus gauche; hypérostose.

La grosse tubérosité, l'épicondyle et la petite tête de l'humérus manquent, et sont très-probablement tombés de vétusté. Presque tout le corps de cet os est tuméfié, mais la lésion est complexe. Il a probablement existé une fracture comminutive de la partie supérieure de la diaphyse, et la portion comprise au-dessous est le siége d'un gonflement fusiforme, consécutif à la première lésion.

(Professeur Lassus.)

N° 389. — Moitié supérieure de l'humérus droit; hypérostose.

Le quart supérieur de cet os est normal, mais bientôt il se renfle d'une manière insensible, et cette augmentation de volume est surtout prononcée à la face interne. Sur une coupe perpendiculaire à l'axe de l'os, on constate que dans le canal médullaire, il s'est fait un dépôt plus considérable qu'à l'état normal de tissu réticulaire. On retrouve ensuite l'os normal, et, à sa surface, une nouvelle couche de tissu spongieux, limitée à nouveau par une lamelle de tissu compacte. L'augmentation s'est donc opérée sur cet os, à la fois par le canal médullaire et par la face externe, il ne peut rester sur ce fait aucun doute. L'os est dans sa totalité criblé de trous vasculaires.

(Professeur Lassus.)

N° 390. — Cubitus gauche; exostose fusiforme.

Ce cubitus vers son milieu présente un renflement fusiforme, sa circonférence à ce niveau est de 6 centimètres. Une section verticale permet de constater que cette augmentation de volume s'est faite par l'addition de nouvelles couches à l'extérieur de l'os ancien, en même temps que s'est rétréci le canal médullaire; il est même oblitéré dans un point, par un tissu réticulaire à mailles assez serrées.

(Professeur Lassus.)

N° 391. — Cubitus gauche; exostose fusiforme.

Sur ce cubitus, comme sur la pièce précédente, la partie moyenne de la diaphyse présente un renflement fusiforme, il est seulement plus étendu. L'os à sa partie moyenne a de 7 à 8 centimètres de circonférence, sa surface est criblée de nombreux sillons et trous vasculaires. L'exostose est formée d'un tissu très-dense, et le canal médullaire est oblitéré dans presque toute son étendue , dans certaines parties cette oblitération est éburnée.

(Professeur Lassus.)

ORDRE 2.

Exostoses des membres inférieurs.

Cet article sera divisé en trois sections, à savoir : 1° exostoses du fémur; 2° exostoses des os de la jambe; 3° exostoses des os du pied.

SECTION PREMIÈRE.

Exostoses du fémur.

Les pièces d'exostoses du fémur sont au nombre de vingt-deux dans le Musée, du n° 392 au 406 inclusivement. Quinze portent sur le fémur gauche, six sur le droit; pour la pièce n° 403, qui n'est qu'un simple tronçon, le côté ne peut être déterminé d'une manière exacte.

Pour treize pièces du n° 392 au n° 398 inclusivement, l'exostose est partielle, circonscrite, pour huit du n° 400 à 406, l'augmentation de volume est générale, elle occupe toute la diaphyse, ce sont des hypérostoses.

Sur les pièces d'exostoses circonscrites, la tumeur est loin de se présenter toujours avec le même caractère, ces pièces se présentent sous deux types principaux. Dans un premier, l'exostose est lamellaire, appliquée en quelque sorte sur l'une des faces du fémur, n°s 392, 393, 394, 395, 396, 397 et 398. Dans un second type l'exostose est pédiculée, deux siégent au bord interne près de l'extrémité inférieure du fémur n°s 392 *b*, 392 *c*, la troisième volumineuse, recouverte par une bourse séreuse n° 392, siége au niveau du petit trochanter. La pièce n° 392 *c* donnée par M. le professeur Gosselin est un exemple rare de fracture de ces exostoses, qui a déterminé la mort par infection purulente.

Les exostoses lamellaires sont quelquefois constituées par un tissu très-dense, éburné, n°s 395, 397, 398, d'autres fois par un tissu aréolaire, spongieux, très-vasculaire nos 394 et 396. Le siége de ces exostoses lamellaires n'est point le même sur toutes ces pièces; il est cependant à remarquer qu'elles siégent à la partie moyenne des faces internes ou externes du fémur. Celles qui occupent la face externe sont les nos 392, 393, 394, 395 et 396. Celles de la face interne au nombre de deux, sont les nos 397 et 398. Sur cette dernière, la saillie faite par l'exostose, qui paraît appartenir à la variété par expansion, fait à la fois saillie à l'extérieur de l'os et à l'intérieur du canal médullaire, qui se trouve considérablement rétréci dans ce point.

Les pièces relatives à la seconde variété, et qui sont des exemples d'hypérostose du fémur, sont au nombre de neuf, du no 399 à 406 inclusivement. A l'exception de la première, no 399, où la lésion est limitée au tiers supérieur du fémur, pour toutes, elle occupe la totalité de la diaphyse, et laissent intactes les extrémités articulaires qui présentent leur disposition normale, elles sont même quelquefois, nos 404 et 405, entourées par un petit cercle osseux de formation nouvelle.

Parmi ces pièces, les unes appartiennent à l'hypérostose spongieuse, d'autres sont comme éburnées, et les pièces nos 403 et 405 en sont des exemples remarquables, la dernière surtout dont le poids est de 720 grammes. La plupart de ces fémurs sont déformés, aplatis, d'avant en arrière, nos 400, 401 et 402; la ligne âpre est moins saillante, et c'est cependant à son niveau, no 405, que les stalactites osseuses sont les plus accusées. La pièce no 401 nous offre un exemple rare, au milieu d'une hypertrophie générale, existe une exostose partielle, circonscrite, faisant saillie à l'intérieur du canal médullaire, qui s'est rétréci à ce niveau. Sur cette pièce, il existe aussi en arrière, un peu au-dessus des condyles, une exostose circonscrite, faisant saillie à la surface extérieure de l'os.

No 392. — Fémur gauche ; exostose.

Sur la partie moyenne de la face externe du fémur, existe une exostose, surajoutée au corps du fémur; elle est constituée par une lame aplatie, et recourbée d'arrière en avant, en forme de cornet.

Cette exostose lamellaire a une hauteur verticale de 8 centimètres, et elle adhère à l'os dans presque toute sa face interne. Sa surface externe aréolaire est criblée de nombreux trous vasculaires. La portion du fémur qui l'avoisine est elle-même très-vasculaire, et l'os, sans augmentation notable de volume, a acquis un poids considérable : il pèse 379 grammes ; cette augmentation de poids, résulte de la condensation de sa substance.

N° 392 *a*. — Moitié supérieure du fémur droit ; exostose.

Ce fémur présente un aplatissement antéro-postérieur de son corps, à partir de l'union du quart supérieur avec le quart moyen. Cette partie de l'os a notablement augmenté de volume. Sa surface est rugueuse, inégale, par suite de dépôts sous-périostiques, elle est en outre criblée de nombreux trous vasculaires, et l'on remarque à son bord interne deux petites saillies osseuses véritables exostoses proéminentes, une troisième s'observe à la face antérieure.

(Professeur Malgaigne, 1864.)

N° 392 *b*. — Portion inférieure du fémur gauche ; exostose pédiculée.

Il existe au bord interne du fémur, 10 centimètres environ au-dessus de l'interligne articulaire fémoro-tibiale, une exostose pédiculée, longue de 5 centimètres, tuberculeuse et bifurquée à son extrémité libre ; elle se dirige de bas en haut et de dedans en dehors. Cette exostose se continue sans ligne de démarcation avec la bifurcation interne de la ligne âpre, et correspond assez bien à l'insertion du troisième adducteur.

(M. Houel.)

N° 392 *c*. — Moitié inférieure du fémur gauche ; exostose.

Le malade sur lequel cette pièce a été prise était âgé de 51 ans ; il avait reçu un moellon sur la partie inférieure de la cuisse ; il avait ensuite fait plus d'une lieue à pied pour venir à l'hôpital. Il succomba à une infection purulente à marche lente.

A l'autopsie on a trouvé des abcès métastiques dans le foie et les poumons, et l'on constate sur cette pièce que le fémur présente à sa face interne, dans son tiers inférieur, une exostose assez longue recourbée en crochet, elle adhérait au vaste interne et au troisième adducteur. Elle est implantée au fémur par ses deux extrémités, l'adhérence inférieure est plus large, le pédicule de la supérieure est plus étroit, et entre ces deux points d'insertion, se trouve un espace, au niveau duquel le fémur est sans adhérence avec l'exostose, qui forme une espèce d'arcade à concavité externe. Cette production osseuse a été fracturée en plusieurs esquilles, dont quelques-unes sont complétement libres. La structure de l'exostose est aréolaire, et plusieurs cellules spongieuses ont une grande capacité. Il est probable que cette structure et la disposition en arcade de l'exostose en ont favorisé la solution de continuité.

(Professeur Gosselin, *Bul. de la Soc. de chir.*, t. VII, p. 414.

N° 392 *d*. — Portion supérieure du fémur gauche, qui présente une exostose du petit trochanter, avec une bourse séreuse accidentelle.

Cette pièce a été recueillie sur un homme de 23 ans, qui, vingt mois environ avant sa mort, avait éprouvé une douleur dans la cuisse qui avait augmenté de volume. A la suite d'un surcroît de travail, la tumeur étant devenue plus apparente et plus douloureuse, une ponction exploratrice fut faite, et donna issue à un liquide sero-sanguinolent. Le malade a succombé à une fièvre typhoïde.

L'autopsie a permis de constater qu'il existait sous le grand fessier, une poche kystique du volume des deux poings d'un adulte, sa face interne était lisse, elle enveloppait le petit trochanter hypérostosé, qui s'avançait dans son intérieur sous forme d'une grosse tubérosité.

Le petit trochanter forme une tubérosité du volume du poing d'un enfant de 7 à 8 ans, cette tubériosité est un peu déprimée vers sa partie moyenne en arrière, et cette dépression a la forme d'une gouttière verticale, limitée de chaque côté par des saillies en choux-fleurs. Une coupe verticale qui divise l'exostose et le fémur permet de constater qu'il existe un épaississement évident de la substance compacte à ce niveau, avec rétrécissement du canal médullaire. En second lieu, il existe une sorte d'épanouissement du petit trochanter, épanouissement qui forme la tumeur, qui est limitée par une lamelle périphérique peu épaisse. A l'intérieur existe un tissu spongieux aréolaire.

(M. Duguet, *Soc. anat.*, 2e série, t. V, p. 547, 1863.)

N° 393. — Fémur gauche; exostose.

Toute la face externe du tiers moyen du fémur est occupée par une production osseuse nouvelle, disposée sous forme de plaque. Son grand diamètre verticalement dirigé, a 10 centimètres, le diamètre transversal quatre. Cette exostose s'élève insensiblement de la face externe du fémur avec laquelle elle se confond en arrière, ainsi qu'en haut et en bas, et se termine en avant par un bord proéminent, au-dessus du niveau de l'os dont il est détaché. Plusieurs orifices vasculaires s'observent à la face externe de cette plaque. Ce fémur, qui a 45 centimètres de long, pèse 565 grammes.

N° 393 *a*. — Fémur gauche ; exostose volumineuse de la face interne de cet os.

A 8 centimètres environ au-dessous du petit trochanter, on remarque sur la face antérieure du fémur, une exostose qui adhère au corps de l'os dans l étendue de près de 10 centimètres, et qui se termine par une extrémité libre et pointue. Cette exostose contourne dans sa partie adhérente le bord interne du fémur, pour se perdre insensiblement sur la face interne; son point d'implantation a donc une étendue assez considérable en hauteur et en largeur.

(M. Gillette, 1876.)

N° 393 *b*. — Portion moyenne de la diaphyse du fémur gauche; exostose de la face interne.

On remarque à la face interne du fémur, une exostose volumineuse, qui prend naissance sur la face interne, adhère au bord interne, et à la partie interne de la face antérieure. Cette exostose devenue libre se dirige par sa pointe en bas, elle est aplatie de dedans en dehors.

(M. Gillette, 1875.)

N° 394. — Fémur gauche; exostose.

On remarque à la face externe du fémur, à l'union de son tiers inférieur avec le tiers moyen, une exostose longue de 8 centimètres, et dont la saillie à la partie moyenne est d'environ 1 centimètre et demi. Cette exostose lisse et convexe à sa surface externe, est adhérente à l'os dans presque toute l'étendue de sa face interne, à l'exception cependant de sa partie inférieure et de son bord antérieur, où s'observe une rainure qui la sépare du fémur. Une coupe horizontale pratiquée au niveau de la tumeur permet de constater qu'elle est formée d'un tissu aréolaire, enveloppé par une lame de tissu compacte ; elle est surajoutée au fémur, dont on distingue la lame périphérique. Le canal médullaire n'est point oblitéré, tout le fémur, mais surtout la partie située au-dessous de l'exostose, est le siége de nombreux sillons et trous vasculaires. La longueur de l'os est de 47 centimètres, et son poids, de 374 grammes.

N° 395. — Moitié inférieure du fémur gauche; exostose.

Au niveau de la coupe qui est perpendiculaire à l'axe de cet os, existe une exostose aplatie, insérée en arrière sur la face externe du fémur, avec laquelle elle se confond. Cette exostose se replie d'arrière en avant, accolée aux faces du fémur et, arrivée à la partie moyenne de la face antérieure, elle se termine par un rebord libre et renflé qui dépasse le point d'insertion; on y distingue plusieurs lamelles superposées de substance éburnée, dont quelques-unes se détachent à la face externe de la tumeur. En arrière, on ne peut distinguer sur la coupe, la production morbide de l'os lui-même; en avant, cela est possible par l'interposition d'une lamelle de tissu aréolaire.

Le canal médullaire n'a subi à ce niveau aucune altération de forme; la surface externe du fémur est parsemée de nombreux sillons et criblée de trous vasculaires.

N° 396. — Les deux tiers inférieurs environ du fémur gauche; exostose.

Au niveau de la coupe, existe une exostose située à la face externe et près de la ligne âpre. La saillie que fait à la surface osseuse cette production morbide, est d'environ 2 centimètres; elle est constituée par un tissu spongieux aréolaire, limité à sa surface par une lame mince de tissu compacte. La tumeur est accolée à la paroi du fémur, dont elle est distincte. Vers la partie supérieure cette paroi manque, il existe dans ce point une perforation elliptique à bords arrondis, à travers laquelle le tissu spongieux de la tumeur communique avec le tissu réticulaire du canal médullaire, qui est agrandi. L'os, dans toute son étendue, est criblé de sillons et de trous vasculaires.

N° 397. — Moitié inférieure d'un fémur gauche; exostose.

Sur ce fémur, au niveau de la coupe qui correspond à peu près à la partie moyenne du fémur, existe une exostose, constituée par un tissu très-dense, comme éburné, quoique dans le centre de cette tumeur, on distingue quelques cellules, mais les parois en sont épaisses et très-résistantes. Cette production osseuse sous-périostique, qui siége sur la face interne du fémur, est aplatie latéralement et se recourbe d'arrière en avant. En bas, elle n'adhère que par son bord postérieur et une partie limitée de sa face externe; dans le reste de son étendue elle se confond avec l'os, elle en est néanmoins distincte par une traînée de tissu aréolaire.

N°. 398. — Moitié inférieure du fémur gauche; exostose.

Sur ce fémur, au niveau de la coupe qui est horizontale et qui siége à la partie moyenne environ, existe, sur la face interne, une exostose fusiforme; il est impossible de discerner l'exostose du reste de l'os; son tissu, qui est compacte, éburné, se confond avec celui de la diaphyse.

La tumeur fait aussi saillie dans le canal médullaire, qui est rétréci et presque oblitéré par un tissu réticulaire assez fin. La face interne du fémur, au niveau de l'exostose, a 2 centimètres et demi d'épaisseur, son tissu est blanc et éburné. Il semble que ce soit là un exemple d'exostose par expansion.

N° 399. — Fémur droit; exostose.

La moitié supérieure de la diaphyse de cet os est, à sa partie externe surtout, le siége d'une hypertrophie notable; sa surface est rugueuse, inégale, criblée de nombreux trous vasculaires. Le grand trochanter est volumineux, la cavité digitale est presque comblée.

Une coupe verticale permet de constater, que la presque totalité du grand trochanter est formée de tissu compacte; le canal médullaire, à sa partie supérieure est très-étroit; son diamètre n'est guère que de 8 millimètres, mais les parois du cylindre osseux sont d'une épaisseur considérable, surtout en dehors, où elles mesurent 15 millimètres.

Le tissu osseux est très-dense, comme éburné; la lésion est bornée à la moitié supérieure du fémur.

N° 400. — Portion de fémur droit, comprenant environ les deux tiers supérieurs de cet os; hypérostose.

L'hypertrophie qui porte sur la diaphyse du fémur, commence immédiatement au-dessous du petit trochanter; la courbe à convexité antérieure que décrit le fémur normalement est augmentée; cet os est, en outre, aplati d'avant en arrière. Sa surface externe rugueuse, inégale, principalement dans les environs de la ligne âpre, est criblée de trous et de sillons vasculaires nombreux. La circonférence, dans la partie moyenne, est de

15 centimètres et le poids de ce fragment osseux est de 100 grammes.

Le canal médullaire, au niveau d'une coupe verticale qui a été pratiquée, a près de 3 centimètres de diamètre; plus haut il se rétrécit rapidement. Le tissu osseux est formé d'une substance très-compacte, comme éburnée, et dont l'épaisseur varie de 8 à 15 millimètres. Il existe dans le canal médullaire une assez grande quantité de tissu réticulaire.

N° 401. — Fémur gauche; hypérostose générale.

L'hypérostose, qui occupe presque toute la diaphyse du fémur, commence à environ 5 centimètres au-dessous de la base du grand trochanter et s'étend jusqu'au niveau des condyles, qui sont normaux, altérés seulement de vétusté. L'os, aplati d'avant en arrière, est rugueux, inégal à sa surface externe, qui est criblée de trous vasculaires nombreux et de dimensions diverses.

A la face antérieure existent des lamelles comme imbriquées, que circonscrivent d'assez larges ouvertures.

Un peu au-dessous de la partie moyenne a été pratiquée une coupe perpendiculaire à l'axe du fémur, sur laquelle on constate que le canal médullaire a conservé ses dimensions normales.

En avant l'on retrouve l'os ancien, en dehors duquel on constate une portion aréolaire surajoutée, et limitée à l'extérieure par une lame de tissu compacte. En arrière cette distinction n'est plus possible, le tissu est homogène. L'épaisseur de la zone osseuse, au niveau de la section, est, en avant, de 8 millimètres, en arrière de 11, et à la face interne de 17. Le poids de ce fémur est de 522 grammes.

N° 402. — Portion constituée par les deux tiers inférieurs du fémur droit; hypérostose.

Les deux condyles sont normaux. La surface extérieure de cette portion de fémur est rugueuse, inégale, criblée de nombreux trous vasculaires; la ligne âpre est moins saillante. Le canal médullaire, dont les dimensions sont légèrement augmentées, contient dans certains points un tissu réticulaire abondant. La paroi du cylindre osseux est compacte, éburnée dans certains points; dans d'autres elle est creusée verticalement de canaux spacieux qui la décomposent en lamelles. C'est à cette dernière disposition qu'est due le peu de pesanteur de cette portion osseuse.

N° 403. — Tronçon de fémur, long de 19 centimètres, appartenant à la partie moyenne de l'os; hypérostose.

La circonférence de ce tronçon de fémur est de 16 centimètres, son poids de 405 grammes. Sa surface extérieure est tellement déformée, qu'on ne distingue que difficilement les faces et les bords; elle est couverte de nombreuses aspérités, criblée de sillons et de trous vasculaires de dimensions variables. On ne reconnaît plus la ligne âpre que par son aspect mamelonné: la surface de cet os ressemble à de l'érable.

Par une coupe verticale, on peut constater que le canal médullaire, rétréci supérieurement, est élargi inférieurement; mais, dans toute son étendue, il est rempli par un tissu réticulaire très-dense et serré. Le cylindre osseux qui enveloppe le canal est très-épais, surtout à la partie supérieure, où il a 15 à 18 millimètres. Son tissu est comme éburné.

N° 404. — Fémur gauche; hypérostose.

A l'exception de la tête du col et des surfaces articulaires condyliennes, tout le reste de cet os est assez notablement hypertrophié.

Sa surface externe est inégale, couverte d'aspérités et criblée de nombreux sillons et de trous vasculaires. A sa partie postérieure, à 3 centimètres au-dessus des condyles, se remarque une exostose circonscrite assez volumineuse.

Par une section verticale on voit que le canal médullaire a ses dimensions normales, et l'épaisseur des parois varie entre 8 et 10 millimètres. A 10 centimètres au-dessous du grand trochanter, le canal médullaire est rétréci tout à coup; ce rétrécissement résulte d'une exostose partielle qui n'est point sensible à l'extérieur, mais porte exclusivement sur la surface intérieure du cylindre osseux. C'est donc une disposition inverse à celle qui existe à peu de distance des condyles.

N° 405. — Fémur droit; hypérostose.

L'hypérostose sur cet os est générale, la tête du fémur et les condyles n'ont cependant point augmenté de volume. La circonférence du fémur est de 13 à 14 centimètres, le poids, qui est considérable, est de 720 grammes. La surface extérieure peu vascularisée est rugueuse, inégale, couverte d'aspérités, principalement en arrière et au niveau du grand trochanter, où il existe des végétations stalactiformes.

Par une coupe verticale, on constate que le canal médullaire est oblitéré, dans presque toute son étendue, par un tissu compacte, les parois qui sont très-épaissies sont constituées par un tissu éburné. Il existe dans la cavité médullaire, à la partie supérieure, deux cavités arrondies, la supérieure logerait une noisette, l'inférieure est plus allongée ; elles devaient renfermer un produit morbide, dont il est aujourd'hui impossible de déterminer la nature, et qui a été probablement la cause du travail qui a altéré cet os.

N° 405 *a*. — Fémur droit ; hypérostose.

Tout le fémur, à l'exception des deux extrémités articulaires, est le siége d'une hypérostose générale assez considérable, la courbure normale est augmentée, et la surface extérieure du fémur chagrinée, inégale, présente un grand nombre de sillons et de trous vasculaires.

Une coupe verticale permet de constater que le canal médullaire présente sa disposition normale. Sa capacité paraît cependant augmentée, et les parois qui ont en moyenne 1 centimètre 1/2 d'épaisseur sont constituées par un tissu éburné. A la partie postérieure et dans la moitié inférieure du corps du fémur, près de la ligne âpre, on distingue nettement deux lames osseuses superposées, et séparées par un intervalle de près d'un centimètre à leur partie moyenne. La lame la plus externe est évidemment la nouvelle couche, produite par des sécrétions sous-périostiques.

(M. Pignier, 1869.)

N° 406. — Fémur gauche ; hypérostose.

Ce fémur, comme le précédent, est dans toute son étendue le siége d'une hypérostose générale, à l'exception cependant des extrémités inférieures qui sont normales. Toute la surface de cet os est rugueuse, inégale, couverte de nombreuses aspérités, dont quelques-unes sont assez saillantes surtout au niveau de la ligne âpre. Cette surface présente également un grand nombre de trous vasculaires.

Une coupe verticale permet de constater que le canal médullaire est oblitéré, dans toute son étendue, par un tissu réticulaire assez dense et serré. Les parois de l'os ont acquis une grande épaisseur, surtout en arrière, à la partie moyenne, on trouve 2 centimètres et 1 et 1/2 en avant. Le tissu en est très-dense, compacte, éburné ; aussi cet os a acquis un poids considérable.

(M. Houel.)

ORDRE 2

Exostoses de la jambe.

Trente-trois pièces sont relatives tant à l'exostose partielle, qu'à l'hypérostose des os de la jambe; elles sont décrites du nº 407 au nº 431 inclusivement. Sur vingt pièces, du 407 à 419 *f*, la lésion est bornée au tibia seul, du moins le Musée ne possède point le péroné, à l'exception cependant des deux pièces nºs 419 et 419 *c*, où les deux os existent. Sur sept pièces, du nº 420 à 426 *a*, la lésion est bornée au péroné; e nfin, sur cinq pièces, du nº 427 à 431, les deux os sont également malades; mais dans toutes ces pièces, le tibia est l'os sur lequel la lésion est la plus accusée.

Parmi les vingt pièces d'exostoses du tibia seul, quatorze siégent sur le tibia droit et six sur le gauche. Ces pièces présentent des variétés de lésions importantes à signaler; elles ne se rapportent pas toutes au même type. Les onze premières, du nº 407 à 416, sont des exemples d'hypérostose générale, quelques-unes ont en même temps des renflements partiels circonscrits, nºs 414, 415. Sur les nºs 408, 411 et 413, l'hypertrophie s'est produite par la surface externe et interne; aussi le canal médullaire se trouve-t-il considérablement rétréci; tandis que sur les pièces nºs 415 et 416, le tibia est gonflé, tuméfié, sa substance compacte est moins épaisse, moins dense, le canal médullaire est élargi, c'est une hypertrophie raréfiante. Sur ces deux pièces particulièrement, la lésion paraît reconnaître pour cause un ulcère de la jambe, l'inflammation en gagnant les os a déterminé une ostéite.

Le tibia, dans la plupart de ces pièces, a subi une déformation notable, mais qui paraît principalement bornée à sa partie supérieure; il est aplati latéralement; cette disposition est surtout évidente sur les pièces nºs 407, 410 et 411. Malgré cette hypertrophie générale et cette déformation, les surfaces articulaires ont conservé leurs formes, leurs dimensions. Elles sont seulement comme encadrées par des productions osseuses nouvelles qui les dépassent en tous sens. Cette configuration, qui existe sur la plupart des pièces où l'hypertrophie est générale, est principalement remarquable sur les n°s 414 et 426.

Les pièces n°s 417, 418, 419 *c*, 419 *d*, 419 *e*, 419 *f*, sont des exostoses partielles, l'exostose de la pièce n° 419 *e* est pédiculée. Les deux premières ont été considérées comme des exemples d'exostoses enflammées, dont les fragments se détachent et tombent en nécrose. L'os est comme éburné, condition que Delpech et Boyer ont considérée comme favorable à la terminaison par nécrose. Enfin, la pièce n° 419 appartient à cette variété rare d'exostose, que Cruveilhier a désignée sous le nom d'ostéo-chondrophyte, et la pièce n° 419 *f* est un exemple d'exostose volumineuse ostéo-cartilagineuse.

Huit pièces sont relatives au péroné, du n° 420 au n° 426 *a* inclusivement. Cette dernière est un exemple d'exostose ostéo-cartilagineuse du péroné, qui s'est développée avant la soudure de l'épiphyse inférieure à la diaphyse.

Cinq pièces, du n° 427 au n° 431 inclusivement, sont relatives aux exostoses des deux os de la jambe. Sur ces pièces, c'est par le tibia que la lésion paraît avoir débuté, et c'est également sur lui qu'elle est la plus prononcée. L'hypertrophie du péroné, dans la plupart de ces pièces, tend à souder cet os de dehors en dedans, d'où résulte n°s 420, 427, une diminution notable de l'espace inter-osseux, qui peut même disparaître. Sur les n°s 428 et 429, le dépôt de matière osseuse de la face interne du tibia est très-abondant ; aussi ces pièces me paraissent plutôt appartenir à l'ostéite qu'à l'hypertrophie.

N° 407. — Tibia droit; hypérostose.

La diaphyse entière est le siége d'une hypertrophie manifeste. Le tibia paraît plus aplati latéralement, sans que la forme soit notablement changée. La surface extérieure est parcourue par de nombreux sillons, dont quelques-uns sont très-profonds et qui aboutissent à des trous vasculaires.

Une coupe verticale permet de constater que le canal médullaire est rétréci, oblitéré même dans sa partie moyenne par un tissu réticulaire. Les parois en sont hypertrophiées et formées d'un tissu très-compacte; il est facile de distinguer, en avant surtout, que cette augmentation résulte de nouvelles couches sous-périostiques très-condensées. A la partie antérieure, vers le milieu de l'os, l'épaisseur est de 15 à 18 millimètres, en arrière de 8 à 10. Le poids de ce tibia est de 343 grammes, sa longueur de 35 centimètres, sa circonférence de 11 à 12.

N° 408. — Tibia droit; hypérostose.

L'hypertrophie, à l'exception des surfaces articulaires qui sont normales, occupe toute la diaphyse du tibia. L'os paraît aplati latéralement, ses surfaces interne et postérieure surtout sont rugueuses, inégales, criblées de trous vasculaires.

Une coupe verticale permet de constater que le canal médullaire est rétréci, oblitéré même dans certains points par un tissu réticulaire. La paroi du canal, formée d'un tissu dense éburné, a acquis, dans certains points, une épaisseur considérable par l'adjonction de tissu osseux à sa surface externe. Le poids de cet os est de 379 grammes,

N° 409. — Tibia droit; hypérostose.

La totalité de la diaphyse du tibia est hypertrophiée, mais d'une manière inégale, d'où résultent à sa surface externe plusieurs renflements assez considérables et irréguliers. On y observe donc un assez grand nombre de dépôts sous-périostiques, avec de nombreux sillons profonds, aboutissant à des trous vasculaires.

N° 410. — Tibia droit; hypérostose.

Toute la diaphyse du tibia est notablement augmentée de volume; elle est, en outre, aplatie latéralement. Les trois faces assez bien conservées sont rugueuses, inégales, et l'interne est particulièrement criblée de trous nombreux.

Une coupe permet de constater que le canal médullaire est oblitéré dans sa partie moyenne, par un tissu réticulaire abondant, à mailles denses et serrées. L'hypertrophie est surtout circonférentielle; mais c'est principalement à la face postérieure, que l'on constate de nouvelles couches sous-périostiques qui, dans certains points, ont près d'un centimètre d'épaisseur.

N° 411. — Tibia droit ; hypérostose.

Ce tibia est, dans toute sa diaphyse, le siége d'une hypertrophie générale, les faces en sont bien accusées, quoique rugueuses, inégales, criblées de sillons et de trous vasculaires. La face interne présente une érosion qui résulte probablement du séjour de cet os dans la terre.

Une coupe verticale permet de constater que le canal médullaire est considérablement rétréci à sa partie moyenne. La paroi, dans ce point, a de 18 à 20 millimètres d'épaisseur. La circonférence de l'os varie entre 13 et 15 centimètres. Son poids est de 314 grammes. C'est donc un exemple de sécrétion osseuse par le périoste externe et par la face interne.

N° 412. — Les trois quarts inférieurs environ du tibia droit ; hypérostose.

Ce tibia est affecté d'une hypertrophie générale ; sa surface est criblée de trous vasculaires et parcourue par des gouttières nombreuses.

Une coupe verticale permet de constater que le canal médullaire est oblitéré à sa partie moyenne. L'épaisseur de la paroi antérieure au milieu du tibia est de 15 millimètres, celle de la paroi postérieure de 18 à 20. Il est manifeste que l'hypertrophie s'est principalement produite à la surface externe, par de nouvelles sécrétions sous-périostiques qui se sont superposées à la surface de l'os, dont elles sont distinctes par l'aspect spongieux de leur tissu, circonscrit par une lame compacte.

N° 413. — Tibia gauche ; hypérostose.

Le volume du tibia n'est pas très-considérable, l'accroissement paraît s'être fait par l'extérieur.

Une coupe verticale montre que le canal médullaire est très-rétréci à sa partie moyenne, il est réduit à 8 ou 10 millimètres, tandis que ses parois compactes en ont 15 à 16. La longueur de l'os est de 35 centimètres ; sa circonférence varie entre 11 et 12, et son poids est de 331 grammes.

N° 414. — Tibia gauche ; hypérostose.

Le volume de la diaphyse du tibia est augmenté ; sa surface est rugueuse, inégale, parcourue par de nombreux sillons, et criblée de trous vasculaires. La face interne, fortement convexe, est bosselée et couverte de lamelles superposées.

Une coupe verticale permet de constater que le canal médullaire est rétréci à sa partie moyenne, et en grande partie rempli de tissu réticulaire. Les parois en sont épaisses, éburnées, d'environ 12 millimètres en arrière, et de 16 à 20 en avant. Le poids de ce tibia est de 257 grammes.

N° 415. — Les trois quarts inférieurs du tibia gauche; hypérostose.

La longueur de ce fragment osseux est de 30 centimètres; il est volumineux, déformé, gonflé dans presque toute son étendue. Sa face interne, très-élargie, est occupée par une large tumeur ovalaire de 12 centimètres de longueur, formée d'un tissu spongieux sous-périostique, qui supportait très-probablement un ulcère. Toute la surface de l'os est rugueuse, inégale, couverte d'aspérités et criblée de nombreux trous vasculaires.

Une coupe verticale, montre que le canal médullaire est élargi, et les parois osseuses n'ont qu'une médiocre épaisseur. Au niveau de la tumeur osseuse, il existe un épaississement notable, formé par un tissu spongieux à cellules petites. La trame en est très-dense et très-résistante.

N° 416. — Tibia droit; hypérostose.

Ce tibia est le siége d'un gonflement général et considérable qui occupe toute la diaphyse. La face interne convexe est très-bombée, et présente des renflements ovalaires, suite de sécrétions sous-périostiques, qui ont un aspect grenu, tant ces points sont criblés de nombreux trous vasculaires. La face postérieure est hérissée de sécrétions stalactiformes, qui se prolongent jusque sur la face externe. Il existe, en outre, de nombreux sillons aboutissant à des trous vasculaires. Ces altérations résultent très-probablement d'anciens ulcères.

Une coupe verticale montre que le canal médullaire est très-élargi; ses parois sont généralement minces, excepté dans certains points, où elles ont de 10 à 12 millimètres. Le poids de cet os est de 385 grammes.

N° 417. — Tibia droit; exostose.

Ce tibia présente une altération principale qui occupe la partie moyenne des faces interne et externe, ainsi que le bord antérieur. On trouve dans ce point une érosion profonde du tibia, avec des productions d'une exostose formée d'un tissu dense, compacte, criblé de nombreux trous vasculaires. En examinant avec soin l'érosion, il est permis de croire que la moitié inférieure de l'exostose primitive a été détruite, et qu'un abcès s'est développé au niveau de cette région. Le tibia, au-dessus et au-dessous de cette exostose, à l'exception d'une plus grande vascularisation, est normal. Le poids de cet os est de 200 grammes.

N° 418. — Tibia gauche; exostose.

Ce tibia est extrêmement déformé ; il présente deux renflements fusiformes, qui occupent, l'un la partie moyenne de la diaphyse, l'autre la partie inférieure. Ces deux tumeurs sont séparées l'une de l'autre par un étranglement circulaire. Au niveau de ces deux exostoses, le tibia est fort irrégulier, criblé de nombreux trous vasculaires; il est dans certains points érodé, creusé de cavités cratériformes de capacité et de formes diverses. Il est aujourd'hui impossible, d'après l'aspect de cette pièce, d'indiquer d'une manière exacte la cause de cette lésion.

Une coupe verticale montre que le canal médullaire est considérablement rétréci; il est réduit à quelques millimètres, et dans certains points, il est même oblitéré par du tissu réticulaire. Les parois du canal sont formées par un tissu compacte, très-dense, éburné; elles sont, en outre, très-épaisses; dans certaines parties elles ont plus de 2 centimètres. Le poids de ce tibia est de 440 grammes.

N° 418 *a*. — Tibia droit; hypérostose.

Ce tibia a acquis un volume considérable; il a, dans sa partie moyenne, 17 centimètres de circonférence, les extrémités articulaires sont normales. Sa surface externe, qui a conservé sa forme, est rugueuse, inégale, couverte d'aspérités sous-périostiques, surtout à la face externe et au bord externe. Il existe en outre, de nombreux trous et sillons vasculaires.

Une coupe verticale, montre que le canal médullaire est oblitéré dans toute son étendue par un tissu spongieux qui forme la plus grande partie de l'os et est délimité extérieurement par une lame compacte éburnée.

N° 419. — Tibia droit; hypérostose.

Ce tibia a acquis un volume énorme ; il a, à sa partie moyenne, une circonférence de 16 centimètres. Sa forme triangulaire est conservée, mais les faces sont rugueuses, inégales, couvertes d'aspérités, parcourues par de nombreux sillons et criblées de trous vasculaires de dimensions variables.

N° 419 *a*. — Tibia droit ; hypérostose.

L'hypertrophie a acquis sur ce tibia des proportions considérables; aussi sa diaphyse a pris une forme arrondie, on ne reconnaît plus les bords. L'extrémité supérieure est normale, l'inférieure a été détruite et manque sur cette pièce.

La circonférence de la diaphyse tibiale est rugueuse, inégale, et présente à sa face interne, ou du moins au point qui la représente, et près de son extrémité inférieure, une plaque oblongue, qui devait être en contact avec une production molle morbide, probablement un ulcère. Toute la surface de cet os présente un très-grand nombre de sillons profonds qui, devaient être occupés par des vaisseaux. Ces sillons aboutissent à de nombreux trous vasculaires, dont quelques-uns ont des dimensions considérables

N° 419 *b*. — Tibia gauche ; hypérostose.

Ce tibia a acquis en longueur et en volume des dimensions considérables ; aussi sa forme triangulaire est profondément modifiée; il est arrondi. Sa circonférence, du côté interne, est creusée de nombreux trous cratériformes, profonds, dont quelques-uns arrivent jusqu'au canal médullaire, qui est rétréci, comblé dans certains points, par un tissu réticulaire. Ces trous témoignent que la lésion hypertrophique devait être compliquée de nécrose profonde, comme le démontre du reste une coupe verticale pratiquée sur cet os.

L'augmentation de volume paraît résulter plus spécialement de nouvelles couches sous-périostiques, distinctes de l'os ancien, dont elles sont séparées par un tissu spongieux à larges cellules et à parois denses. Ces nouvelles couches, à la partie antérieure, ont acquis dans certains points, jusqu'à près de 2 centimètres d'épaisseur, et sont elles-mêmes limitées par une couche mince de tissu compacte.

N° 419 *c*. — Tibia et péroné droits; exostoses.

Le tibia, à sa partie supérieure, est le siége d'un renflement fusiforme considérable; il est rugueux, inégal à la surface externe, où existe un dépôt de nouvelles sécrétions osseuses sous-périostiques, parcourues par de nombreux sillons, criblés de trous vasculaires. Un second renflement fusiforme, moins accusé que le premier, existe à la partie inférieure du tibia, et la saillie est surtout prononcée à la face interne.

Une coupe verticale montre qu'à la partie supérieure du renflement, il existe une cavité arrondie qui a le volume d'une noisette, dont les parois sont lisses, formées d'un tissu spongieux, dense et serré ; cette cavité devait renfermer une production morbide difficile à déterminer aujourd'hui et qui était probablement de nature tuberculeuse. C'est probablement la présence de cette production morbide qui a déterminé le gonflement fusiforme, en même temps que le canal médullaire a été oblitéré dans toute son étendue, par un tissu spongieux, à larges cellules, mais à parois épaisses, denses et éburnées. Au niveau du renflement inférieur, le canal médullaire est aussi oblitéré par un tissu spongieux, dense et éburné, et il existe en ce point une cavité oblongue d'un centimètre et demi environ qui devait également contenir une production pathologique.

N° 419 *d*. — Tibia droit; exostose.

Le tibia, à l'union de son tiers supérieur avec le tiers moyen, présente un renflement fusiforme, surtout accusé à sa partie antérieure. Cet os a dans ce point, 13 centimètres de circonférence, et le canal médullaire est oblitéré par un tissu spongieux à larges cellules. La surface extérieure, au niveau de l'exostose, est assez lisse, régulière ; seulement, dans toute son étendue, le tibia est le siége d'une plus grande vascularité qu'à l'état normal.

N° 419 *e*. — Moitié interne de la partie supérieure du tibia droit; exostose pédiculée.

Cette exostose, qui s'est développée sur la partie interne et postérieure du condyle interne du tibia, est pédiculée; elle a la forme du petit doigt et est longue de 3 centimètres ; elle se dirige de haut en bas et un peu d'arrière en avant ; elle laisse au-dessus d'elle les tendons de la patte d'oie. Cette tumeur était réouverte dans la majeure partie de son étendue par le périoste; cette membrane fibreuse manquait cependant à l'extrémité libre, où elle semblait avoir été usée. Il existait à ce niveau une bourse séreuse.

(Professeur Verneuil, *Bull. de la Soc. anat.*, 1855, p. 307.)

N° 419 *f*. — Exostose ostéo-cartilagineuse pédiculée, de l'extrémité supérieure du condyle interne du tibia.

La tumeur, qui a le volume d'une petite pomme, est mamelonnée, inégale, en partie osseuse, en partie cartilagineuse. Elle s'était développée à la suite d'un coup léger, reçu deux ans avant son ablation. Elle était restée au milieu de son développement, quelque temps stationnaire; puis, vint un moment où elle s'accrut assez rapidement, par suite de la formation de mamelons à la surface. La tumeur siégeait sous les tendons de la patte d'oie qu'il fallait isoler, et écarter, pour atteindre le pédicule qui fut ensuite sectioné.

On constate sur la tumeur, et le microscope a démontré, que les mamelons irréguliers sont formés par du cartilage presque pur, tandis que la partie centrale, qui est ancienne, est constituée par un tissu osseux bien développé. Ce mode d'accroissement d'une exostose par l'addition de productions cartilagineuses nouvelles à la surface d'une tumeur osseuse est assez insolite.

(Professeur Broca, *Bull. de la Soc. de chir.*, t. VI, p. 441.)

N° 420. — Péroné gauche; hypérostose de sa moitié inférieure.

Ce péroné est fortement courbé, à convexité externe, ses deux tiers inférieurs présentent une hypertrophie générale qui n'altère en rien sa forme. La longueur du péroné est de 35 centimètres, son poids de 47 grammes.

N° 421. — Péroné gauche; hypérostose.

La partie moyenne du péroné est le siége d'un gonflement circulaire dans une longueur de 12 à 15 centimètres d'étendue. La partie ainsi renflée est rugueuse, inégale, ce qui résulte de nouvelles sécrétions périostiques; il existe aussi de nombreux sillons et des trous vasculaires.

N° 422. — Péroné droit; hypérostose.

La partie moyenne de la diaphyse du péroné est le siége d'un gonflement de 12 à 15 centimètres d'étendue, toute la portion renflée est arrondie, parcourue par de nombreux sillons, et criblée de trous vasculaires.

N° 423. — Péroné gauche; hypérostose.

Ce péroné, dans toute sa diaphyse, est, à sa surface externe, le siége de sécrétions sous-périostiques qui en ont augmenté le volume; il est parsemé de nombreux sillons qui aboutissent à des trous vasculaires. Son poids est considérable, sans être augmenté de longueur; il pèse 77 grammes.

N° 424. — Péroné gauche ; hypérostose.

Ce péroné est le siége d'un gonflement considérable, quoique sa forme soit assez bien conservée. Il est parsemé de nombreux sillons, aboutissant à des trous vasculaires, et présente de nombreuses aspérités résultant de sécrétions périostiques.

N° 425. — Les deux tiers environ du péroné gauche ; hypérostose.

L'hypérostose est beaucoup plus prononcée que sur les pièces précédentes ; la diaphyse qui est fusiforme, a 8 centimètres de circonférence dans l'endroit le plus volumineux. La portion ainsi renflée est couverte de nombreuses aspérités sous-périostiques et criblée de nombreux trous vasculaires.

N° 426. — Péroné gauche ; hypérostose.

Tout le corps de cet os est notablement déformé et augmenté de volume ; sa circonférence prise au milieu est de 9 centimètres. Sa surface externe, très-irrégulière, est criblée de trous nombreux et de capacité variable. Le canal médullaire, dans certains points, est élargi en même temps que ses parois sont épaissies. Dans sa partie supérieure, il est oblitéré par un tissu réticulaire. Le tissu compacte est creusé de nombreux sillons qui lui donnent l'aspect du tissu spongieux.

N° 426 *a*. — Portion inférieure du tibia et du péroné gauche ; exostose ostéo-cartilagineuse du péroné.

Cette pièce a été recueillie après amputation, sur un homme de 30 ans environ. L'origine de la tumeur remontait à l'âge de 16 ans ; elle datait donc de quatorze ans. Elle siége sur l'extrémité inférieure du péroné, qui ne se soude pas avant l'âge de 16 ans. Au début, cette exostose était localisée dans la région malléolaire externe, elle est restée longtemps stationnaire. Ce n'est que deux ans avant l'opération qu'elle a fait des progrès assez rapides.

La tumeur a le volume du poing ; elle est inégale, mais partout dure à la surface. Une coupe verticale, qui a été faite pendant l'opération, permet de constater que l'articulation tibio-tarsienne et péronéo-tibiale sont saines. La tumeur présente plusieurs cloisons cartilagineuses ; mais le tissu cartilagineux est particulièrement abondant à sa partie inférieure. C'est, en effet, vers ce point que s'est prononcé surtout le développement rapide d deux dernières années. L'examen microscopique a montré à M. Broca, que le tissu de la tumeur présente, dans ses parties osseuses et cartilagineuses, la structure du tissu osseux en voie d'évolution dans les extrémités osseuses, tissu spongoïde et chondroïde. Aussi présente-t-elle une grande analogie avec les exostoses que M. Broca a décrites sous le titre d'exostoses de croissance.

Née de la malléole péronière, alors qu'elle n'était point encore soudée à la diaphyse, il est à présumer qu'elle n'a envahi que secondairement le tibia, alors que la tumeur est venue au contact de cet os.

(Professeur Broca, *Bull. de la Soc. de chir.*, 4866, 2e série, t. VII, p. 295.)

N° 427. — Tibia et péroné droits; hypérostose du tibia.

Le tibia, dans toute son étendue, est le siége d'une hypertrophie notable avec déformation de sa surface, qui est devenue cylindrique. Elle est, en outre, parsemée de nombreux sillons et criblée de trous vasculaires.

Le péroné n'est augmenté de volume que dans ses deux tiers inférieurs, en même temps qu'il s'est arqué à convexité interne, d'où résulte qu'à ce niveau l'espace inter-osseux est rétréci. Le poids de ces deux os est considérable; il est de 418 grammes.

N° 428. — Les quatre cinquièmes inférieurs environ du tibia et du péroné; végétations périostiques.

Le tibia et le péroné ne sont point hypérostosés, mais ils se sont couverts de dépôts de matière osseuse de nouvelle formation, qui est d'autant plus abondante qu'on se rapproche de l'articulation tibio-tarsienne. A ce niveau, les deux os se sont même ankylosés, l'exubérance des végétations est surtout accusée à la face postérieure du péroné, où elle forme une crête saillante. On observe sur les faces de ces os, de nombreuses et profondes gouttières aboutissant à des trous vasculaires.

N° 429. — Les trois quarts inférieurs du tibia et du péroné droits; végétations périostiques.

Le tibia et le péroné dans leur moitié inférieure ont notablement augmenté de volume, par l'adjonction à leur surface de couches osseuses de nouvelle formation, qui, si l'on en juge par l'aspect qu'elles présentent à la face interne du tibia, doivent résulter d'un ulcère ancien. Les faces des deux os, surtout celles du péroné, sont couvertes de nombreuses aspérités irrégulières et très-saillantes, criblées de trous; le ligament inter-osseux est complétement ossifié dans sa moitié inférieure, et l'articulation tibio-péronière ankylosée.

N° 430. — Tibia et péroné droits; hypérostose.

Ces pièces ont été recueillies sur un individu qui présentait deux anévrysmes, l'un du tronc brachio-céphalique, l'autre de l'artère iliaque.

Le tibia très-augmenté de volume présente à sa face interne, immédiatement au-dessous de sa partie moyenne, une surface plane, élevée au-dessus du niveau de l'os, de 8 centimètres de diamètre en tous sens, entourée d'une sorte de rebord ou bourrelet. Cette surface correspondait probablement à un ulcère chronique; le reste de cette face, ainsi que la postérieure, sont le siége de légers dépôts périostiques d'aspect blanchâtre; on y remarque, en outre, de nombreux sillons aboutissant à des trous vasculaires. Sur la face externe, les dépôts sous-périostiques, sont beaucoup plus abondants, plus irréguliers, ils sont aussi très-prononcés sur le péroné, où ils s'élèvent sous forme de crêtes; dans la moitié inférieure de la jambe, l'espace inter-osseux est rempli par une couche très-épaisse de substance osseuse irrégulière.

Une coupe verticale permet de constater que le tibia est épaissi au niveau de l'ulcère, le canal médullaire est conservé dans le tibia comme dans le péroné, seulement il est rétréci dans la partie moyenne; la longueur de ces os est de 37 centimètres, et leur poids de 704 grammes.

N° 431. — Tibia et péroné droits; hypérostose.

Le tibia est à peu près seul malade, il est le siége d'un gonflement qui occupe toute la diaphyse, sans changement de forme de l'os.

Les surfaces de l'os ont une couleur grisâtre, elles sont criblées de petites excavations arrondies, plus ou moins profondes, à bords irréguliers, le fond est constitué par un tissu qui ressemble à de la pierre ponce. Ces excavations sont surtout abondantes à la partie moyenne du tibia, sur les faces interne et postérieure, ainsi qu'au niveau de la tubérosité rotulienne. Cette lésion donne au tibia un aspect vermoulu. En l'absence de tout renseignements, rapprochant par la pensée cette altération de certaines décrites au crâne, je serais volontiers tenté de les considérer comme de nature syphilitique.

Une coupe verticale montre que : 1° aux deux extrémités,

dans l'étendue de 7 à 8 centimètres, le tissu normal de l'os, reconnaissable à sa couleur jaunâtre, représente une pyramide à base appuyée sur les surfaces articulaires saines, à sommet tourné vers le centre de l'os. Cette double pyramide est enveloppée d'un tissu grisâtre et dense. Le même tissu occupe toute la partie de l'os intermédiaire aux deux pyramides, c'est-à-dire la partie moyenne du tibia. Il reste à peine quelques vestiges du canal médullaire. Le tissu grisâtre, homogène, qui a envahi l'os, est criblé de cavernes semblables à celles de la surface externe.

ORDRE 3.

Exostose et hypertrophie des os du pied et de la main.

Cinq pièces seulement sont relatives à cet ordre, à savoir : n°s 432, 432 *a*, 432 *b*, 432 *c*, 432 *d*, encore la pièce n° 432 *b*, est un modèle en plâtre avant dissection de la pièce précédente. Quatre de ces pièces sont relatives au pied, une seule, n° 432 *d*, est relative à la main, et c'est un modèle en plâtre.

N° 432. — Gros orteil gauche, avec le métatarsien qui le supporte, le second métatarsien et les deux premiers cunéiformes; hypérostose.

Tous ces os sont soudés ensemble, si bien que la pièce eût pu également être placée parmi les ankyloses. La longueur des os n'est point augmentée, quoique à première vue il semble en être ainsi; c'est une illusion. Mais tous ces os ont acquis un volume considérable. La circonférence du corps de la phalange ungueale est de 5 centimètres 1/2, celle de son extrémité antérieure de 9 centimètres. La circonférence du corps de la première phalange est de 8 centimètres, celle du premier métatarsien de 11 centimètres, celle de l'articulation des deux phalanges entre elles de 13 centimètres 1/2; de l'articulation métatarso-phalangienne, 15 centimètres. L'augmentation de volume au niveau des extrémités osseuses paraît résulter de l'ossification des os sésamoïdes, des ligaments et des tendons.

A côté du gros orteil monstrueux, on constate que les deux premières cunéiformes sont très-peu hypertrophiées, le second métartasien est surtout remarquable par sa gracilité. Les deux métatarsiens n'ont point la même direction, ce qui indique que le gros orteil était dévié en même temps qu'hypertrophié.

Sur une coupe, on constate que la phalange unguéale est formée d'une substance dense, les autres os sont constitués par un tissu spongieux, enveloppé de tissu compacte.

N° 432 a.— Squelette d'un pied gauche d'adulte, avec la moitié inférieure des deux os de la jambe; hypertrophie du gros orteil.

Le gros orteil et le premier métartasien tranchent par leur longueur sur les autres os qui ont un aspect normal. Le premier métartasien a 7 centimètres de long, la première phalange 3 centimètres 1/2, et la phalange unguéale 3 centimètres. Tous ces os sont bien proportionnés quant à leur volume, qui est en rapport avec leur longueur, et ils ne présentent à l'extérieur aucune trace d'altération. C'est un orteil de géant bien proportionné.

(Professeur Broca.)

N° 432 b. — Modèle en plâtre du pied précédent avant dissection.

(Professeur Broca.)

N° 432 c. — Pièce composée des cinq métatarsiens du pied droit avec leurs orteils; hypertrophie.

On constate qu'il existe une hypertrophie en longueur et en volume des deux premiers orteils, mais surtout du second, sur le côté externe duquel le troisième apparaît accolé sous forme de tubercule, par suite de l'allongement qu'a dû subir la peau. Les deux métatarsiens ont aussi subi une augmentation de volume, mais moindre que celle des orteils.

(Professeur Nélaton.)

N° 432 d. — Modèle en plâtre d'une main gauche; hypertrophie des deux derniers doigts.

On constate sur ce moule une hypertrophie très-notable en longueur et en volume des deux derniers doigts et de leurs métacarpiens. L'annulaire a 13 centimètres 1/2 de long, et le petit doigt 7 centimètres; du côté de la face palmaire, l'hypertrophie est très-notable dans la moitié interne de la paume de la main.

ORDRE 4.

Exostoses généralisées.

Dans les pièces précédentes l'exostose paraissait bornée à un seul os ou à un petit nombre d'os, mais sur les cinq squelettes qui suivent, nos 433, 434, 435, 436 et 437, la lésion est beaucoup plus étendue ; il semble qu'elle se soit développée sous l'influence d'une diathèse générale ; aussi l'altération osseuse porte à la fois sur un grand nombre d'os du squelette.

On peut voir aussi que sur la pièce 434, la lésion est identique d'étendue, de siége et de forme, sur les deux humérus ainsi que pour les fémurs. On retrouve cette même loi de symétrie pour les fémurs et les os de la jambe du nº 436. Cette loi a été parfaitement indiquée par Nélaton.

Nº 433. — Portion du squelette d'un homme de 77 ans, qui est mort, en 1806, à l'Hôtel-Dieu de Paris ; hypérostose générale du squelette.

Cet homme a succombé à une pleurésie chronique purulente, à l'âge de 77 ans.

Le crâne, les côtes, la clavicule droite, les deux os iliaques, les vertèbres et le sacrum, sont le siége d'une hypérostose, avec raréfaction du tissu compacte, qui est devenu très-vasculaire ; tous les os des membres, à l'exception de la clavicule droite, étaient normaux. La tête, le thorax et le bassin, avaient acquis, dans leur diamètre antéro-postérieur, un accroissement, qui faisait juger le diamètre transversal moindre que dans l'état naturel. Les membres paraissaient petits et disproportionnés lorsqu'on les comparait aux autres parties.

1º *Tête.* — Le crâne est très-vasculaire dans toutes ses parties, il y a absence de suture à la voûte du crâne comme à la base, tous les os si nombreux de la base, ne forment plus qu'une seule masse, dans laquelle sont creusés les trous de la base du crâne qui n'ont point changé de dimension. Le trou petit rond seul qui donne passage à l'artère méningée a augmenté de capacité, les sillons de l'artère sont larges et profonds. L'hypertrophie de tous les os du crâne qui est considérable est sensiblement plus prononcée à gauche qu'à droite; on ne distingue plus sur la coupe les deux tables, le tissu en est spongieux, homogène, et de place en place, on aperçoit des noyaux osseux durs comme du marbre, éburnés (*exostoses partielles éburnées*).

L'épaisseur des os est très-variable, le coronal au niveau de sa crète a 15 millimètres, le pariétal en arrière a 17 millimètres; du côté droit tous ces os sont notablement moins épais, et leur épaisseur varie de 12 à 14 millimètres.

Les os de la face sont à peu près normaux, seulement ils tendent à se souder. Le maxillaire inférieur seul a acquis des dimensions et un volume considérables.

2. *Côtes*. — Elles sont au nombre de six, et leur moitié postérieure seulement existe. Leur corps est très-augmenté de volume, et leur coupe montre que le diploé a disparu à peu près complétement; il est remplacé par un tissu compacte, leur texture est homogène.

3. *Clavicule*. — Il n'existe que la moitié externe de la clavicule droite, son canal médullaire est entièrement comblé par du tissu compacte; son épaisseur est considérable et ses courbures sont très-prononcées.

4. *Os iliaques*.— Ces os très-hypertrophiés sont légers et spongieux, au centre de la fosse iliaque ils ont 5 millimètres d'épaisseur.

5. *Sternum*. — Toutes les pièces inférieures sont soudées et l'appendice xyphoïde ossifié. A l'intérieur se trouve un canal très-irrégulier, figuré en gouttière sur chaque moitié de la coupe de l'os, et recouvert par une lame de substance compacte peu serrée, ayant la postérieure 5 millimètres et l'antérieure 3.

6. *Sacrum*. — Il est peu volumineux, et formé de substance spongieuse, sa surface est criblée de trous vasculaires.

7. *Vertèbres*. — Il en existe quatorze, très-spongieuses, mais qui ne présentent rien que l'âge du sujet n'explique facilement.

(M. Rullier, *Bul. de la Fac. de méd. de Paris*, an 1809, t. II, p. 94).

Nº 434. — Sur un même plateau sont rassemblés les fémurs, les tibias, les humérus, l'omoplate, la clavicule, et l'avant-bras gauche d'un même sujet; exostoses symétriques.

Le bassin, qui a été perdu, était aussi atteint de la même affection. Ces exostoses sur le fémur, le tibia et les humérus ont ceci de remarquable, c'est qu'elles présentent une symétrie de forme et de siége des plus évidentes.

1. *Fémurs.* — Le droit se termine en haut, par une masse énorme, irrégulièrement arrondie, dans laquelle sont comme englobés la tête, le col et les deux trochanters. Cette masse est constituée intérieurement d un tissu spongieux à larges cellules, enveloppé d'une mince lame de tissu compacte. La tête, reconnaissable à sa forme sphérique, fait complétement corps avec la tumeur en avant, en bas et en arrière ; en haut et un peu en avant, elle en est séparée par une gouttière irrégulière.

Inférieurement au-dessus des condyles, le fémur s'élargit, et l'on aperçoit sur sa face antérieure deux petits tubercules ; sur sa face postérieure, plus près du bord interne que de l'externe, existe une tumeur à large base ; enfin sur son bord interne, un peu au-dessus du lieu où s'insère le tendon du grand adducteur, on voit une épine mince et triangulaire, aplatie d'avant en arrière. L'augmentation de volume de l'extrémité inférieure de ce fémur porte spécialement sur le côté interne.

Le fémur gauche présente à peu près la même disposition pour l'extrémité supérieure, qui est seulement un peu moins volumineuse. Sur le milieu de la ligne qui va du grand au petit trochanter, existe une excroissance osseuse pédiculée, qui ressemble à une framboise; de plus petites existent sur la partie supérieure de la ligne âpre. A la partie inférieure l'exostose est moins accusée qu'à droite, il existe au-dessus du condyle interne une masse osseuse irrégulière.

2. *Tibias et péronés.* — Les exostoses sont symétriques et analogues de forme pour les deux côtés, seulement elles sont notablement moins volumineuses à gauche qu'à droite. Le tibia et le péroné de chaque côté, sont soudés l'un à l'autre à leurs extrémités, tandis que l'espace interosseux est agrandi. En bas l'exostose résulte de l'ossification des ligaments, mais en haut la tête du péroné libre est éloignée du tibia de 5 à 6 millimètres; c'est plus bas que les os sont soudés au moyen d'une exostose irrégulière, plus développée à droite qu'à gauche. Née de la face postérieure du péroné, et soudée à une masse semblable, développée sur la face postérieure du tibia; il existe en outre en haut, au-dessous de la tubérosité interne du tibia, et en bas derrière la malléole interne, une tumeur osseuse du volume d'une petite noix, qui se rencontre également, mais moins accusée, à la partie inférieure, où elle n'est que rudimentairé.

3. *Humérus.* — Des deux humérus, immédiatement au-dessous du col chirurgical, présentent un aplatissement d'avant en arrière; de chaque côté de ces surfaces plates, et sur les bords internes et externes, existent des saillies exostoses anguleuses, qui sont plus accusées à droite qu'à gauche. A droite l'interne fort étroite se termine en bas par une apophyse longue de 12 centi-

mètres, conique et libre. Dans leur moitié inférieure ces deux os sont normaux.

4. *Clavicule.* — La gauche existe seule ; elle présente deux petites exostoses à son extrémité externe, et une à l'interne à sa face inférieure.

5. *Omoplate.* — Elle ne présente rien de particulier, à l'exception d'une petite saillie osseuse située dans la fosse sous-épineuse.

6. *Os de l'avant-bras gauche.* — Le radius vers son milieu est fortement et brusquement infléchi en dehors, comme s'il avait été fracturé, il forme à ce niveau un angle de 160 degrés environ. Au niveau de cet angle, naît du bord externe du cubitus une tumeur osseuse irrégulière, qui se porte à travers l'espace interosseux, et qui comble l'excavation résultant de la déviation du radius, qu'elle paraît avoir produite. La moitié inférieure du cubitus paraît atrophiée et raccourcie, sa tête manque, son apophyse styloïde est allongée et s'applique dans la cavité articulaire radiale. Le poids de ces os, malgré les exostoses qu'ils présentent, ne paraît point augmenté.

N° 435. — Sternum, clavicule et côte droite ; hypérostose.

L'individu sur lequel ont été pris ces os est un homme de 39 ans, d'une taille de 5 pieds 2 à 3 pouces, d'une stature grêle. A l'âge de 33 ans, il s'aperçut qu'à l'exception peut-être de ses dents, tous les os de son corps grossissaient peu à peu sans s'allonger. Les chairs étaient flasques et affaissées. Cet homme était obligé de se faire des chapeaux, il n'en trouvait point d'assez grands, ses yeux étaient chassés de l'orbite.

Les mesures de la tête étaient les suivantes : 1° de la racine du nez jusqu'à la nuque en passant par la suture sagittale 58 centimètres ; 2° depuis un trou auditif externe jusqu'à l'autre en passant par le vertex, 52 centimètres ; 3° circulairement par la plus grande circonférence, 80 centimètres. Il était toujours assoupi, ce qui résultait probablement de la compression du cerveau, et depuis 2 ans il avait une oppression continuelle,

A la mort de cet individu, sa femme s'est opposée à ce que l'on fît l'autopsie, elle poussa même, comme le dit Saucerotte, le culte pour la mémoire de son mari, jusqu'à venir prendre près du cimetière un logement, d'où elle ne perdait point de vue la tombe. Ce n'est donc que, de nombreuses années après, lorsque la femme fut elle-même morte, que Saucerotte put se procurer les os de cet homme, et il a envoyé à l'académie de médecine, le sternum, une clavicule et une côte droite.

1. *Sternum* — La première pièce est détachée de la seconde, mais toutes les autres sont solidement soudées. La longueur totale de cet os est de 25 centimètres, la largeur de la poignée prise au niveau des surfaces articulaires des cartilages de la première côte est de 9 centimètres. L'appendice xyphoïde a 6 centimètres de long sur près de 3 de large. Le poids de l'os entier est de 49 grammes, son épaisseur à la partie moyenne est de 12 centimètres.

2. *Clavicule*. — Cet os a 16 centimètres de long, son corps quoique développé, n'a rien d'extraordinaire. C'est principalement sur les extrêmités qu'a porté l'hypertrophie. La surface qui s'articule avec le sternum, a 3 centimètres de diamètre antéro-postérieur et 4 dans le sens vertical.

3. *Côte*. — Elle est grande et forte, c'est une côte sternale, sa longueur, mesurée à l'aide d'un fil qui en suit la courbe, est de 35 c. 005m; le poids de cet os et de 35 grammes.

(Saucerotte, *Mélanges de chirurgie,* 1801, p. 407).

N° 436. — Squelette d'adulte, dont un grand nombre d'os sont affectés d'exostoses, généralement symétriques, ces exostoses présentent de chaque côté une grande analogie de forme.

Le bassin est bien développé ; de la face postérieure de la symphyse du pubis naît une excroissance osseuse, de la forme et du volume d'une noisette, qui fait saillie dans l'excavation pelvienne. Des éminences multipliées existent dans les fosses iliaques externes, une située à droite, arrondie, bosselée, est grosse comme une châtaigne, et constituée d'une mince lame de tissu compacte, enveloppant une trame celluleuse.

L'extrémité supérieure des deux fémurs est le siége d'exostoses qui occupent le col, la ligne qui s'étend en avant du grand au petit trochanter et la surface d'implantation du grand fessier.

L'extrémité inférieure des mêmes os est aussi très-renflée; elle a pris la forme d'un prisme triangulaire dont un des angles fait saillie en avant. Il existe en outre plusieurs tubercules osseux situés sur les bords internes.

Les deux os de la jambe sont, des deux côtés, soudés ensemble en haut comme en bas. En haut l'ankylose a lieu au moyen de masses osseuses qui proviennent du tibia et se sont prolongées vers le péroné, qui a été refoulé. Il existe de plus, tant en avant qu'en arrière surtout, diverses productions osseuses qui ont la forme d'épines et qui sont implantées soit sur le tibia, soit sur le péroné.

Les clavicules ne sont hypertrophiées que vers leur extrémité interne.

Les humérus, des deux côtés, présentent immédiatement au-dessous du col chirurgical, plusieurs saillies osseuses en forme de tubercules ou d'épines assez longues, dirigées de haut en bas et dont les principales sont placées en avant et en arrière.

L'avant-bras gauche manque, le droit présente des rugosités et des saillies osseuses qui occupent les deux os près de leur extrémité inférieure. Les pieds et les mains n'offrent aucune altération.

(Professeur Breschet, 1815.)

N° 437. — Squelette d'un homme adulte, qui présente des exostoses du crâne, des clavicules, des omoplates, des humérus, du radius droit, des fémurs et du tibia droit.

Au crâne le frontal, le pariétal droit et les deux fosses temporales sont tapissés par une couche blanche, rugueuse et vasculaire, interrompue dans quelques points par des érosions, au fond desquelles on aperçoit le tissu propre de l'os, contrastant par sa couleur grisâtre avec la matière de nouvelle formation. On trouve aussi cette matière sur la mâchoire inférieure, sur la partie moyenne de la clavicule droite et sur l'angle inférieur des deux omoplates. Le rachis, le sternum et les côtes, n'offrent aucune altération. Le bassin en serait également exempt, si l'on n'apercevait quelques traces d'exostose sur la face antérieure du sacrum.

L'humérus droit porte une exostose limitée qui tient la place de l'empreinte deltoïdienne, elle présente les caractères indiqués plus haut, et autour s'observent plusieurs érosions.

L'humérus gauche est aussi le siége d'une exostose circonscrite, qui occupe et comble la gouttière destinée au nerf radial et à l'artère humérale profonde. Le radius droit est exostosé dans ses deux tiers supérieurs, et la matière osseuse est aussi criblée d'érosions qui, pénètrent jusqu'au tissu de l'os sous-jacent. Une de ces érosions se fait jour dans l'articulation du coude, au milieu même de la surface articulaire radiale.

Le fémur gauche est le siége d'une hypertrophie qui commence au niveau des lignes inter-trochantériennes antérieure et postérieure, occupe le grand trochanter et tout le corps de l'os, et ne s'arrête que 7 ou 8 centimètres au-dessus des condyles. Cette exostose est considérable, car la circonférence de l'os varie entre 14 et 18 centimètres, sa surface est hérissée de lamelles et d'aiguilles osseuses, dirigées obliquement de bas en haut, et séparées les unes des autres par des fentes, des enfoncements alvéolaires ou des trous arrondis, orifices de canaux qui pénètrent dans la substance osseuse. Les lésions observées sur le fémur droit, se bornent à un dépôt peu épais et peu étendu de matière blanche sur la partie supérieure du corps de l'os.

Le tibia droit présente une altération semblable à celle du fémur gauche, elle occupe toute la diaphyse. Sa forme est triangulaire, sa circonférence varie entre 14 et 17 centimètres. Une coupe verticale, pratiquée sur cet os, permet de constater que : 1° le canal central ou médullaire existe, mais il est rétréci, principalement dans sa partie moyenne ; 2° les parois sont fort épaisses.

CHAPITRE X

Atrophie des os.

L'atrophie primitive, générale ou partielle des os, en l'absence de toute tumeur, est une lésion encore assez incomplétement étudiée ; le Musée renferme dix pièces qui se rapportent à cet ordre de lésion, du n° 438 au n° 445 inclusivement.

Six de ces pièces, n°s 438, 439, 439 *a*, 439 *b*, 440 et 441, sont relatives à des os de la voûte du crâne, et sur tous ces crânes, à l'exception du n° 440, l'atrophie siége au niveau de la bosse pariétale. Elle est symétrique et si prononcée que, pour le n° 439, il existe une véritable perforation centrale.

La pièce n° 442 est relative à une atrophie générale qui a porté sur la plupart des os du squelette ; ces os proviennent du squelette de Pouble, médecin de Voltaire.

Les pièces n°s 443, 444 et 445 sont des atrophies du fémur et des os de la jambe.

N° 438. — Voûte du crâne ; atrophie symétrique.

Sur la surface extérieure de cette voûte du crâne, un peu en arrière des bosses pariétales, on remarque de chaque côté deux dépressions ovalaires, la gauche un peu plus considérable que la droite. Le fond en est formé par une mince lamelle de tissu osseux qui appartient à la table interne ; le diploé et la table externe semblent manquer à ce niveau. Cette atrophie est délimitée par un bord régulier, taillé en biseau aux dépens de la surface extérieure du crâne ; les sutures sont en grande partie soudées.

Le crâne, à sa face interne, présente, surtout le long de la gouttière longitudinale, un grand nombre de petites excavations irrégulières, au niveau desquelles le diploé paraît avoir en grande partie disparu.

(M. Stanski.)

N° 439. — Voûte du crâne; atrophie symétrique.

Ce crâne, très-mince dans toute son étendue, présente, avec une symétrie très-remarquable, une atrophie notable de sa surface externe, au niveau de chaque bosse pariétale. Dans ce point, il existe une dépression étendue et oblique d'avant en arrière, dont les bords sont réguliers, et obliquement taillés en biseau. Le fond très-mince de cette dépression n'est constitué que par la lame vitrée; à droite, dans la partie centrale, elle paraît elle-même avoir été résorbée, et il existe une perforation oblongue, dont le grand diamètre est dirigé en sens inverse de celui de la dépression.

La suture sagittale est ossifiée, et la face interne du crâne est criblée de nombreux sillons, et est très-vasculaire.

(Professeur Desault.)

N° 439 *a*. — Voûte du crâne; atrophie symétrique de la partie postérieure des pariétaux.

Sur cette voûte du crâne, qui appartient à une vieille femme, et dont les sutures sont soudées, on observe de chaque côté de la suture sagittale à la partie postérieure, une atrophie très-marquée des pariétaux; les os, à ce niveau, sont tellement minces que, dans certains points, ils sont presque perforés. Cette lésion paraît débuter par l'absorption du diploé, et les deux lames de tissu compacte finissent consécutivement par disparaître.

(M. Boulard, *Soc. anat.*, 1855, t. XXX, p. 24.)

N° 439 *b*. — Voûte du crâne; atrophie symétrique.

Cette pièce a été recueillie sur une femme de 75 ans; on constate que tous les os de la voûte sont généralement assez minces, et que les sutures sont complétement ossifiées. De chaque côté, au niveau des bosses pariétales, existent deux dépressions oblongues d'avant en arrière, circonscrites par un plan oblique ; celle de droite est un peu plus étendue que celle de gauche. A ce niveau, le diploé a complétement disparu, et le crâne est constitué par une mince lamelle parfaitement transparente, et qui semble formée par la lame vitrée seule. Cette dépression atrophique est circonscrite par un bourrelet osseux très-accusé, surtout en dedans ; de chaque côté de la suture sagittale, le renflement est considérable ; à ce niveau, il existe une véritable hypérostose. En arrière, le crâne présente quelques bosselures irrégulières avec des anfractuosités.

(Professeur Vulpian, *Bull. de la Soc. anat.*, 1869, 2e série, t. XVI, p. 545.)

N° 440. — Voûte du crâne qui a été recueillie sur une vieille femme de la Salpêtrière ; atrophie.

On remarque, à la face externe du coronal, plusieurs dépressions, séparées par des éminences arrondies. A ce niveau, le crâne est transparent, et M. Cruveilhier a supposé que, sur cette pièce, il y avait eu en grande partie, dans les points amincis, absorption du diploé, et que la table externe n'étant plus soutenue, s'est affaissée vers l'interne, qui est régulière dans toute son étendue. Le fond de ces dépressions est lisse, le crâne est à peine plus vasculaire qu'à l'état normal, quoique, dans presque toute son étendue, on observe des dépressions analogues aux précédentes, mais à un moindre degré. Le poids de cette voûte crânienne est de 137 grammes.

(Professeur Cruveilhier.)

N° 441. — Voûte du crâne ; atrophie symétrique.

Sur cette voûte, existe, de chaque côté, au niveau des bosses pariétales, deux larges dépressions oblongues d'avant en arrière, et dont la droite est plus accusée que la gauche. Les bords en sont saillants sous forme de bourrelet, et taillés obliquement en biseau. Le fond de la dépression de droite est dépourvu de diploé, il est transparent et semble formé de la lame vitrée seule, un peu épaissie à sa face interne. D'autres dépressions secondaires existent également au niveau de l'angle antérieur et inférieur des deux pariétaux. Les sutures sont presque complétement ossifiées.

N° 442. — Sous ce numéro sont rangés plusieurs os provenant du squelette de Pouble, médecin de Voltaire ; atrophie.

« Ces os sont : le fémur, le tibia, le péroné et une partie du
« pied, du côté droit ; l'humérus, le cubitus, le radius et une par-
« tie de la main, du côté gauche.

« Le fémur a été brisé vers sa partie moyenne, probablement « après la mort. Sa forme, ses dimensions paraissent conservées, « et il est de grande taille, puisqu'il a, du sommet du grand tro- « chanter à la surface articulaire du condyle externe, 51 centi- « mètres; cependant son poids n'est que de 116 grammes. Cette « légèreté est due, comme on peut s'en convaincre, par une coupe « verticale, pratiquée sur la moitié inférieure, à la raréfaction du « tissu celluleux, et surtout à la résorption de la lame compacte, « qui est réduite à 1 millimètre d'épaisseur sur la partie moyenne « de l'os et qui est encore plus amincie du côté des extrémités. « Ce fémur offre, en outre, des traces d'altération d'une autre « nature. A la partie antérieure, immédiatement au-dessous du « petit trochanter, existe une dépression qui paraît résulter de « l'usure de l'os par quelque tumeur voisine, usure si profonde « que le canal médullaire est ouvert. En bas et en arrière, « 4 centimètres au-dessus de l'espace intercondylien, on voit un « trou arrondi de 15 à 18 millimètres de largeur, et rempli par « un tissu aréolaire qui supporte une matière desséchée et bru- « nâtre, dont nous ne saurions aujourd'hui déterminer la nature, « et qui était peut-être cancéreuse. Près de là, au-dessus du con- « dyle externe, s'élève, de la surface de l'os, une petite tumeur « osseuse du volume d'un pois ordinaire.

« Le tibia, le péroné et le pied sont restés unis par leurs liga- « ments; il ne manque du pied que les orteils. Ces divers os « paraissent avoir conservé leurs dimensions; le tibia n'a pas « moins de 38 centimètres de longueur; ils ne pèsent cependant, « tous ensemble, que 145 grammes. La diaphyse du tibia et du « péroné a gardé sa forme et conserve assez de résistance; mais « leurs extrémités, ainsi que les os du pied, s'affaissent sous la « pression. Le calcanéum et l'extrémité inférieure du tibia of- « frent même une déformation manifeste : nous ignorons si cette « lésion existait avant la mort.

« L'humérus gauche ne présente rien de particulier, si ce n'est « la profondeur de la coulisse bicipitale. Sa longueur est de « 32 centimètres, et son poids de 61 grammes. Le cubitus a sa « forme normale, mais sa petite tête et son apophyse styloïde « manquent. On voit le jour au travers; il ne pèse que 16 gram- « mes. Enfin, le radius et la main, unis par des liens ligamen- « teux, pèsent ensemble 35 grammes. Il manque à la main le « pouce et le métacarpien qui le supporte, et les doigts médius « et annulaire. »

N°, 443. — Fémur droit d'un jeune enfant; atrophie.

Ce fémur, qui a 34 centimètres de longueur, est remarquable par la gracilité de sa partie moyenne et son extrême légèreté; son poids est de 59 grammes. Une coupe verticale montre que l'épaisseur des parois de la diaphyse est d'environ 2 millimètres, que le tissu réticulaire manque complétement. La surface extérieure de cet os est assez lisse, il est à peine plus vasculaire qu'à l'état normal. L'os est du reste bien conformé.

N° 444. — Fémur droit d'un jeune enfant ; atrophie.

Ce fémur est très-grêle dans sa partie moyenne, il n'a que 30 centimètres de longueur. Il présente vers son quart inférieur une courbure assez prononcée, dont la convexité est tournée en dehors. Sa tête est aplatie, déformée; il est probable que cette atrophie du fémur est due à une lésion de la hanche ; le poids de cet os est de 67 grammes.

N° 445. — Tibia et péroné d'un enfant scrofuleux; atrophie.

La longueur du tibia et du péroné est de 32 centimètres, la diaphyse est seule intacte, les extrémités profondément altérées sont en partie détruites. Ces os sont considérablement atrophiés, le péroné a le volume d'une grosse plume. Les deux os unis ensemble par le ligament inter-osseux, ne pèsent que 43 grammes.

(Professeur J. Cloquet.)

CHAPITRE XI

Ramollissement des os, ostéomalacie.

Quatre pièces seulement composeront ce chapitre, nos 446, 446 *a*, 446 *b*, 447. Les numéros 446 et 446 *a* sont des modèles en plâtre; le premier d'un pied avec la jambe, le second d'une main. La pièce la plus intéressante de ce chapitre, et qui est aujourd'hui mentionnée dans tous les livres classiques, est le n° 447 dite femme Supiot. A cause de son importance historique, je rapporterai ici l'observation avec d'assez grands détails et je l'emprunte à la description dn professeur Denonvilliers. D'autres pièces d'ostéomalacie se trouvent classées avec les bassins viciés.

N° 446. — Modèle en plâtre de la moitié inférieure de la jambe droite avec le pied correspondant; ostéomalacie.

Cette pièce a été moulée sur un homme de 25 ans qui, vers l'âge de 18 ans, avait ressenti des douleurs dans la jambe droite, et qui se fixèrent au tiers inférieur. Malgré un traitement antiphlogistique énergique, le tibia et le péroné, comme on le voit sur le plâtre, se sont courbés à leur tiers inférieur, et le pied est arrivé à former en dehors un angle droit avec la jambe.

(M. Scoutetten, *Bull. acad. de méd.*, t. VI, p. 805.)

N° 446 *a*. — Modèle en plâtre d'une main droite atteinte d'ostéomalacie.

Ce moulage a été pris sur une femme de 39 ans non mariée. La main est raccourcie et déformée; les phalanges paraissent comme revenues sur elles-mêmes ; la dernière est fortement aplatie et déviée de la direction des autres. Le bout des doigts offre une disposition en raquette. Au pouce la deuxième phalange est très-courte et tellement relevée, que l'ongle se dirige perpendiculairement à l'axe de la première.

(Professeur Charcot, thèse de M. Beylard, 1852, p. 76.)

N° 446 *b*. — Fémur droit; ostéomalacie.

La malade sur laquelle a été prise ce fémur était à l'hôpital ; en entrant dans les salles, la pointe du pied s'est engagée sous un paillasson; elle tomba et se fractura le tiers supérieur du fémur. La consolidation s'est opérée, et les fragments se sont soudés sous un angle obtus ouvert en dedans et en arrière. Le fémur, dans la totalité de son corps qui est augmenté de volume, présente des traces évidentes d'ostéomalacie.

(Professeur Charcot, Thèse de M. Beylard, 1852, p. 76.)

N° 447. — Squelette atteint dans sa totalité d'ostéomalacie.

Ce squelette est celui d'Elisabeth Quériau, femme Supiot, née vers 1717. Son père est mort à 80 ans, sa mère à 60. Pendant son enfance et sa jeunesse, la santé d'Elisabeth fut inégale, son tempérament faible et délicat. Elle éprouva souvent des gonflements des gencives avec abcès, à la suite desquels quelques dents tombèrent. Son appétit a été de tout temps dépravé, ses digestions difficiles; elle éprouvait un sentiment de tension dans le ventre, avec des alternatives de constipation et de diarrhée. Les urines étaient ordinairement d'une odeur désagréable, et déposaient une quantité de sédiment gras, épais, blanchâtre, ou cendré. Elle fit plusieurs maladies importantes, une pneumonie et une pleurésie à l'âge de 17 ans, trois ans plus tard un érysipèle de la face, puis un rhumatisme général avec douleurs très-aiguës, surtout du côté des hanches. Mais ce qui est surtout remarquable, c'est que les membres inférieurs, celui de gauche, en particulier, ont toujours été douloureux, difficiles à mouvoir, roides et affligés d'une grande faiblesse, qui la faisait chanceler en marchant.

Elisabeth se maria à 29 ans ; elle eut plusieurs enfants qui moururent. Elle fut prise de douleurs dans les reins, et d'une double claudication. A 32 ans, elle fit une fausse couche à deux mois et demi, et eut à la suite une perte assez grave. Six semaines après, elle se heurta le pied gauche en quêtant dans l'église de Saint-Roch, ce qui la fit tomber, et causa à la jambe gauche une douleur très-vive, un gonflement général du membre, et une éviation du pied dont la pointe se porta en dehors. Toutefois, n chirurgien appelé aussitôt (M. Leguernery) ne reconnut aucune fracture. Dans le courant de la même année, un effort qu'elle t, en voulant se retenir dans une chute imminente, détermina le etour d'accidents semblables dans les deux membres inférieurs, et de plus, une enflure et une douleur générales. Forcée de garder le lit, et traitée comme pour un rhumatisme, elle resta valétudinaire jusqu'à une quatrième couche, qui fut très-heureuse. Alors l'enflure se dissipa, mais les douleurs des extrémités persistèrent et la malade resta impotente et incapable de se soutenir sur ses pieds : elle avait à cette époque un peu plus de 33 ans. Depuis lors, elle ne quitta presque plus le lit jusqu'à l'époque de sa mort qui survint vingt mois plus tard.

Six mois environ après cette dernière couche, quatorze mois avant la mort de cette malheureuse femme, ses douleurs générales se renouvelèrent plus fortement que jamais, et ses jambes commencèrent à être pliées par les contractions musculaires et attirées insensiblement vers les bras et la tête ; les autres parties solides du corps se ressentirent aussi de cet effet, et peu à peu les os de la poitrine et des membres supérieurs, ramollis et cédant à l'action musculaire, prirent diverses courbures, d'où résultèrent des changements singuliers dans la configuration du corps. Ces changements furent toujours accompagnés de douleurs et d'une sensation particulière dans la portion du squelette qui en était le siége, sensation que la malade exprimait en disant que cette partie travaillait. Ce travail n'était pas continu ; il y avait des moments d'exaspération et de relâche, durant lesquels tout le corps restait douloureux, au point qu'on ne pouvait le toucher ni le remuer qu'avec les plus grandes précautions, sous peine de faire tomber cette pauvre femme dans un état qui faisait craindre pour sa vie.

C'est vers cette époque que Morand vit pour la première fois la malade, et qu'il donna une description de son habitude extérieure. La première vue de la nommée Supiot, couchée sur le dos, dans un lit où l'on ne retrouve pour ainsi dire que la moitié d'une femme, offre, dit-il, un spectacle qu'il n'est pas aisé de rendre. Qu'on se figure une femme, qui non-seulement n'a ni pieds, ni jambes, ni cuisses, mais encore qu'on dirait au premier coup d'œil n'en avoir jamais eu, et dont la taille se termine au ubis ou à la partie inférieure du bassin; les extrémités inférieures ayant éprouvé, sous l'influence des muscles, une déviation si singulière que l'os de la cuisse s'est courbé dans sa partie moyenne pour suivre le mouvement du pied et de la jambe, insensiblement rapprochés des lombes et des parties latérales du corps, au point que la jambe gauche semble vouloir se retirer sous le dos de la malade, qui, de ce côté, pourrait appuyer sa tête sur son pied. Cette situation forcée doit gêner la circulation;

aussi les membres sont-ils gonflés, et la peau qui les recouvre paraît épaissie, ferme et dure. Le thorax s'est affaissé dans quelques points. La partie supérieure et antérieure du sternum paraît bombée et même tuméfiée, tandis que sa partie inférieure est comme rentrée en dedans. L'extrémité sternale des clavicules fait beaucoup plus de saillie en dehors que dans l'état naturel.

Les extrémités supérieures, soutenues sur des petits coussins, dont on change l'arrangement suivant les courbures que prennent les os, sont disposées de telle sorte que le coude du côté droit est appuyé sur la malléole interne du pied du même côté, et la partie moyenne du bras gauche sur la jambe correspondante, immédiatement au dessous de la rotule. Toute la main droite est atrophiée, et le poignet paraît comme écrasé du côté du pouce ; les doigts sont tournés en dehors, ainsi que la main tout entière, qui s'éloigne petit à petit du thorax et se dirige vers la tête. La main gauche est tuméfiée comme le reste du corps. Pour ce qui est des os de la tête, on n'y aperçoit rien d'extraordinaire. Les dents sont noires et mobiles ; les gencives un peu gonflées et saignantes.

Tous ces détails indiquent un ramollissement des os, au moins dans les endroits où ils ont perdu leur rectitude ; mais les douleurs que causent les attouchements et les mouvements un peu étendus empêchent qu'on ne s'assure positivement de ce fait. Levret, qui toucha la malade pendant sa vie, put cependant constater que le corps et les branches du pubis fléchissaient dans toute leur étendue, comme si l'os iliaque eût été fait de cire ramollie en consistance de pâte ferme. La malade ne peut faire aucun usage de ses membres; le seul mouvement dont elle conserve la liberté est celui de la tête, ainsi que celui du bras gauche dans l'articulation avec l'omoplate. Elle écarte aussi un peu les doigts les uns des autres, mais ne peut les fléchir en aucune façon. Les mouvements d'inspiration et d'expiration sont difficiles, et il y a de temps à autre un crachement de sang, accident que Morand attribue à la gêne éprouvée par les poumons.

Dans ce triste état, le visage n'est point défait, et on n'y reconnaît presque aucun signe de maladie. La femme Supiot est bien réglée et accomplit toutes ses fonctions, bien qu'elle ne puisse se remuer ni changer d'attitude, elle satisfait sans peine et sans incommodité aux besoins naturels ; les parties qui sont destinées aux évacuations étant un peu relevées par l'écartement violent des cuisses, dont on pourra prendre une idée exacte en examinant la figure que Morand a jointe à son Mémoire. Seulement, lorsque quelque partie de son corps travaille, pour employer son expression, les douleurs redoublent, l'appétit et le sommeil se perdent, la fièvre se ranime et s'accompagne de chaleur interne et de sueurs continuelles et abondantes. Cette chaleur brûlante, et la sensibilité extrême de toutes les parties du corps ne permettent à la malade d'être couverte qu'avec une ou deux serviettes, quelque temps qu'il fasse.

La malade continua à vivre dans cet état, offrant de temps en temps des redoublements pendant lesquels s'exaspéraient les symptômes ordinaires, tels que fièvre, oppression, toux convulsive, crachement de sang, douleurs générales ; ces redoublements survenaient surtout quand l'époque des règles approchait, ou lorsque cette excrétion avait cessé. Dans les derniers temps de la vie, on vit paraître de la surdité, une faiblesse de la vue avec larmoiement, une grande sensibilité du crâne et du cuir chevelu qui empêchaient de peigner la malade ; accidents qui firent penser à Morand que les os de la tête étaient alors plus particulièrement affectés. On remarqua aussi que les pieds se rapprochaient de plus en plus de la tête, que les angles de la mâchoire inférieure s'affaissaient insensiblement, que le sacrum présentait une dépression dans son milieu, que le col maigrissait de jour en jour, et que la poitrine, ainsi que le reste du corps, semblait perdre ses dimensions. Les sueurs tachaient le linge, et les crachats faisaient également des taches qui ne disparaissaient point à la lessive et ressemblaient à celles que produit l'onguent mercuriel. Enfin, le 9 novembre 1752, cette pauvre femme mourut au milieu de douleurs excessives, à l'âge de 35 ans ; et l'ouverture de son testament fit voir qu'elle désirait, dans l'intérêt de la science et de l'humanité, que son corps fût ouvert et disséqué par M. Dupouy, son chirurgien ordinaire. En conséquence, l'autopsie fut faite, le 10 novembre, par Dupouy et par Sue, en présence de Ferrein, Petit, Hérissant, Benomont, Lafaye et Verret.

Voici le résultat du procès-verbal d'ouverture :

Les os du crâne avaient doublé de volume, et étaient tellement ramollis qu'on les coupait facilement avec le scalpel. Les deux tables étaient confondues ; on n'y reconnaissait aucune trace de diploé, et, en les comprimant un peu, on en faisait sortir un suc très-aqueux dont ils étaient abreuvés. Les sutures étaient presque détruites. Les os mêmes de la base du crâne, ainsi que l'apophyse pierreuse des temporaux, et tous les os de la face, les zygomatiques moins que les autres, participaient de cette mollesse. Les dents seules avaient conservé leur solidité, quoique la malade ait prétendu qu'elles étaient ramollies, ce qui venait de la flexibilité des os maxillaires.

Les vertèbres étaient souples et molles au toucher, et le changement de configuration du rachis peu sensible dans la région cervicale, mais assez remarquable dans la région dorsale qui, dans sa moitié supérieure, se portait un peu à droite en s'avançant en dedans de la poitrine, vers l'appendice zyphoïde. Les vertèbres lombaires étaient aussi un peu contournées de gauche à droite.

Le sternum avait, comme tous les os celluleux et spongieux,

conservé une solidité apparente, mais il se coupait fort aisément. Les côtes, quoique molles, étaient cassantes dans presque toute leur longueur ; toutes, excepté la dernière droite et les deux premières gauches, avaient changé de direction, et formaient, par leur incurvation dans divers endroits de leur trajet, différents angles plus ou moins obtus, dont le sommet était à l'extérieur du thorax.

Les os du bassin étaient ramollis; la portion iliaque avait fort peu d'étendue, beaucoup d'épaisseur, et sa face interne offrait des saillies et des inégalités. Le petit bassin avait des dimensions très-petites.

Les clavicules étaient presque cartilagineuses. Les omoplates, plus épaisses qu'à l'ordinaire, avaient en même temps perdu de leur étendue et s'étaient racornies. Leurs épines formaient, en se rapprochant de la côte supérieure de l'os, une sorte de conduit; la côte inférieure était échancrée en deux endroits, et contournée en S romaine ; les apophyses acromion et coracoïde se joignaient presque.

Les os des membres, généralement diminués dans leur longueur comme dans leur largeur, présentaient en outre un volume qui n'était pas le même dans tout leur trajet, et ressemblaient plutôt à des cordes charnues renflées par places qu'à des os. Leur mollesse n'avait non plus rien d'uniforme : souples et pliants dans quelques endroits, ils étaient dans d'autres cassants quoique flexibles. On pouvait, en les tirant par les extrémités, les ramener à la direction naturelle, mais ils se repliaient bientôt dans les endroits où ils étaient courbés auparavant. La diaphyse se laissait entamer par le bistouri, et la substance compacte n'offrait aucune résistance, ramollie qu'elle était dans toute son étendue, presque détruite dans quelques endroits, ayant beaucoup perdu de son épaisseur dans d'autres. Les extrémités des os longs, ou les os spongieux, tels que la rotule, étaient fort souples, quelquefois mous et crispés, cédaient aisément à la moindre pression, et paraissaient sous les doigts comme des morceaux d'éponge. A l'intérieur, la substance réticulaire qui traverse le milieu des os longs pour soutenir la moelle était presque oblitérée, et la cavité intra-osseuse était remplie d'une substance fort rouge, semblable à du sang caillé qu'on aurait mêlé avec de la graisse. Tous ces changements étaient surtout apparents et ont été constatés sur les grands os, tels que le fémur, l'humérus, le tibia. Quant à ceux de petites dimensions, comme les phalanges, ils n'avaient pas la même mollesse, et paraissaient à la simple vue exempts d'altération ; mais, avec le scalpel, on les coupait fort aisément, et ils étaient souples et élastiques comme de la baleine. Les cartilages articulaires de toutes les parties du corps n'étaient changés en aucune manière, et avaient conservé leur blancheur, leur poli et leur élasticité. Le fémur offrait une particularité remarquable : c'est que son corps avait perdu ses dimensions, était rétréci et fort court.

Le squelette de cette femme, qui de l'Académie de chirurgie a passé à la Faculté, puis dans le musée Dupuytren, est incomplet. Les parties qui manquent sont : 1° la moitié antérieure de la calotte du crâne, 2° la main droite, 3° le fémur gauche et les trois quarts supérieurs de la jambe gauche. En outre, les mains et les pieds sont privés de plusieurs doigts et orteils. Le squelette a été disposé dans l'attitude que la malade gardait à la fin de sa vie, et dont on peut prendre une idée par la description précédente, ainsi que par la gravure faite d'après nature et pendant la vie, sous la direction de Morand, gravure que nous avons fait placer sur le même plateau que la pièce et à côté d'elle.

Aux détails précédents, nous avons quelques remarques à ajouter :

1° Le poids du tronc (tête, rachis, thorax et bassin) est de 925 grammes ; celui du membre supérieur gauche de 105 ; celui du membre supérieur droit, moins la main, de 74 ; celui du membre inférieur droit, qui est complet, de 108 grammes ; enfin, celui du pied gauche, avec une petite portion de la jambe, de 69. Tout ce que le musée possède du squelette pèse donc ensemble 1 kil. 281. 2° Le crâne a conservé de bonnes dimensions. 3° La mâchoire inférieure ne porte plus que les quatre incisives, qui sont complétement déchaussées : dans le point qui leur correspond, le corps de l'os a conservé quelque hauteur ; mais, de chaque côté, ce même corps, privé de dents, est réduit à une tige osseuse, arrondie et peu forte, qui décrit une courbe à concavité inférieure, produite sans doute par la contraction des muscles masséter et ptérygoïdien interne, agissant sur ce levier flexible dont l'extrémité antérieure seule résistait au moyen des dents qui rencontraient la mâchoire supérieure. Celle-ci a conservé toutes ses dents, qui se dirigent en avant, ainsi que l'arcade alvéolaire, la portion de l'os sur laquelle elles s'implantent n'étant plus assez solide pour les soutenir et résister à l'impulsion de bas en haut qu'elles reçoivent pendant la mastication. 4° Plusieurs vertèbres dorsales et lombaires sont affaissées, et cet affaissement porte sur le corps seul, nullement sur les masses apophysaires. Il en résulte que ces deux régions décrivent une grande courbure générale à concavité antérieure. Les corps des vertèbres dont le diamètre vertical est diminué sont ceux des septième, neuvième et onzième dorsales, et des première, troisième, quatrième et cinquième lombaires : parmi eux, le plus amoindri est celui de la première lombaire, qui est réduit à quelques millimètres de hauteur. 5° Le bassin est d'une prodigieuse petitesse, car les divers diamètres de l'excavation varient entre 6 et 7 centimètres ; la hauteur de la symphyse pubienne est de 21 millimètres ; celle du sacrum de 4 à 5 centimètres, sans suivre les courbures ;

la distance de la tubérosité sciatique au rebord supérieur de la cavité cotyloïde ne dépasse pas 4 centimètres. 6° Quant aux côtes et aux os des membres, ils sont de la plus extrême irrégularité. La texture de ces os desséchés est d'autant plus difficile à apprécier qu'ils sont couverts d'une épaisse couche de vernis. En les coupant, on voit cependant que leur tissu est jaunâtre, semblable à du liége, et interrompu comme lui par des aréoles remplies d'une substance noirâtre. Le centre des os longs est creux et plein d'une matière brune.

CHAPITRE XII

Kystes, cancers, et tumeurs diverses des os.

Ce chapitre, un des plus importants de la chirurgie, contient un très-grand nombre de pièces, du n° 448 au 480 *c*. Afin de faciliter les recherches, je diviserai ces pièces en quatre articles distincts, à savoir : 1° kystes, cancers et tumeurs diverses des os de la tête ; 2° kystes, cancers et tumeurs diverses des os du tronc, qui comprendront la colonne vertébrale, les côtes, le sternum et le bassin ; 3° kystes, cancers et tumeurs diverses des membres supérieurs ; 4° des membres inférieurs.

Article premier.

KYSTES, CANCERS ET TUMEURS DIVERSES DES OS DE LA TÊTE ET DE LA FACE.

Trente-quatre pièces se rapportent à cet article, et sont décrites du n° 448 à 451 *g*, inclusivement. Sur onze pièces la lésion est bornée aux os de la voûte du crâne, et pour les pièces n°s 448, 448 *a*, 448 *b*, 448 *c*, 448 *d*, 448 *e*, 448 *j*, c'est dans le diploé même que paraissent avoir pris naissance ces tumeurs. La pièce n° 448 *f* est une tumeur sarcomateuse qui fait saillie à la fois, à la face interne et externe des os du crâne. Celle n° 448 *g* présente une perforation du crâne qui résulte très-probablement d'un fongus de la dure-mère. La pièce n° 448 *h* est un enchondrome volumineux de la voûte du crâne, observé sur un chat, et celle n° 448 *i*, un sarcome périostique probable de la voûte; enfin la pièce n° 448 *j* est un exemple de sarcome mélanique de la voûte, généralisé dans plusieurs autres os, et dans les viscères.

Trois pièces n°s 449, 449 *a*, 449 *b*, se rapportent à des lésions du maxillaire supérieur, et la pièce n° 449 *c* est un exemple très-intéressant de sarcome fasciculé avec hypérostose et éburnation du temporal droit.

L'os qui à la face est le plus souvent atteint par des tumeurs, est incontestablement le maxillaire inférieur; le Musée en renferme dix-neuf pièces. Les pièces n°s 450, 450 *a*, 450 *b*, 450 *c*, 450 *d*, sont des sarcomes périostiques, les pièces n°s 450, 450 *a*, sont les deux moitiés du même maxillaire, qui ont été enlevées à deux époques différentes. Les n°s 450 *e*, 450 *f*, 450 *j*, 451 *e*, sont des exemples de sarcomes myéloïdes. Enfin les pièces n°s 451, 451 *a*, 451 *b*, 451 *c*, 451 *d*, 451 *f*, 451 *g*, sont des exemples de tumeurs des parties molles, la plupart épithéliales, et qui se sont étendues jusqu'au maxillaire inférieur.

Les deux dernières pièces n°s 451 *f*, 451 *g*, sont surtout remarquables par le volume et l'étendue de la tumeur, qui malgré cela a pu cependant être assez facilement enlevée sans hémorrhagie grave, par M. le professeur Verneuil, à l'aide du galvano-cautère.

N° 448. — Voûte du crâne; cancer du diploé.

Cette pièce a été recueillie sur une femme affectée d'un cancer du sein. Ce crâne a des parois minces, et les sutures sont soudées. Le frontal, les pariétaux et l'écaille de l'occipital, présentent de larges pertes de substance, faites comme avec un emporte-pièce, les pariétaux sont ceux où la lésion est la plus prononcée, principalement celui de gauche. Toutes ces ouvertures communiquent dans des excavations creusées dans le diploé, elles renfermaient des masses cancéreuses. Ces perforations sont plus étendues à la face interne du crâne qu'à l'externe de ce dernier côté, elles ne sont quelquefois indiquées que par une mince lamelle, criblée de petits trous. Le diploé est généralement détruit dans une plus grande étendue que les deux tables, les bords ont un aspec mince et tranchant. Cette disposition permet de supposer que c'est par le diploé que la lésion a commencé.

(Professeur Cruveilhier.)

N° 448 *a*. — Voûte du crâne conservée dans l'alcool; cancer du diploé.

On observe sur cette pièce à la face externe et interne du crâne, des taches noirâtres de dimensions variables. A ce niveau les tables sont plus ou moins érodées et le diploé est le siége de dépôts cancéreux, qui se sont poduits dans son épaisseur.

N° 448 *b*. — Voûte du crâne; cancer du diploé.

Sur cette voûte du crâne les sutures sont complétement ossifiées. Les deux pariétaux et le frontal sont le siége de larges perforations à bords minces et irréguliers; la plupart sont complètes, elles renfermaient sans nul doute des masses cancéreuses. Le diploé est détruit dans une plus grande étendue que les tables, ce qui indique que c'est par lui qu'a débuté l'altération, Les os ne présentent point de traces d'ostéïte bien accusée.

N° 448 *c*. — Voûte du crâne; cancer du diploé.

Sur cette voûte du crâne les os sont assez minces, et les sutures en grande partie ossifiées. Le coronal surtout dans sa moitié droite présente plusieurs larges perforations, avec destruction du diploé dans une plus grande étendue, ce qui semble indiquer que c'est dans son épaisseur qu'ont pris naisssance les tumeurs qui devraient très-probablement être de nature cancéreuse.

(M. Pigné.)

N° 448 *d*. — Voûte du crâne; cancer.

Sur cette pièce les sutures sont en grande partie ossifiées, le crâne à sa surface externe et interne présente de larges dépressions, et même dans l'épaisseur de son diploé des destructions partielles. Ces altérations, avec une vascularisation relativement modérée, semblent indiquer qu'elles résultent de tumeurs probablement cancéreuses, qui ont pris naissance à la fois dans les enveloppes qui entourent les surfaces crâniennes et dans le diploé.

N° 448 *e*. — Voûte du crâne; cancer du diploé.

Ce crâne présente, dans sa moité droite, trois larges perforations, plus étendues du côté de la table interne, que de l'externe, cette dernière pour la perforation moyenne a en grande partie résisté; elle est très-amincie, et détruite dans certains points. Ces perforations paraissent résulter de tumeurs qui ont probablement pris naissance à la surface externe de la dure-mère. Mais on retrouve à gauche, dans les pariétaux, deux petites ouvertures à la face interne du crâne et situées près de la suture sagittale, dans lesquelles le diploé paraît détruit dans une bien plus grande étendue; ces perforations semblent résulter de la destruction de tumeurs qui ont pris naissance dans la partie spongieuse des os. Le crâne dans son ensemble présente une vascularisation normale.

N° 448 *f*. — Voûte du crâne; cancer.

Ce crâne au niveau de la suture sugittale, sur les pariétaux, présente à la surface externe une large tumeur aplatie, formée d'un tissu sarcomateux, qui a détruit en grande partie dans ce point la lame externe de la voûte qui est profondément érodée, creusée de nombreuses excavations. Une seconde tumeur de même nature, plus volumineuse, mieux délimitée, est située au même niveau à la face interne du crâne; elle fait une saillie considérable à l'intérieur de la cavité, où elle devait notablement comprimer le cerveau.

N° 448 *g*. — Voûte du crâne; perforation par un fongus de la dure-mère.

A la face interne du pariétal gauche, sur le coté de la suture sagittale, existe une large usure de la table interne, formée de deux cercles empiétant l'un sur l'autre. L'interne présente à son centre, une perforation complète de 1 centimètre environ de diamètre; une autre perforation existe à l'union de la moitié gauche de l'occipital avec le pariétal, la perforation est également complète, et elle comprend dans sa partie antérieure la suture. Ces altérations résultent très-probablement de la pression atrophique exercée par des fongus de la dure-mère.

N° 448 *h*. — Tête de chat ; enchondrome.

On observe sur cette tête de chat un enchondrome volumineux, qui occupe la moitié des parties latérales gauches de la voûte du crâne. Cette tumeur qui est le triple du volume de la tête de cet animal, est bosselée, inégale à sa surface, composée de tissu osseux disposé en lamelles qui traversent la tumeur, et entre ces lamelles osseuses existe du tissu cartilagineux en grande quantité, mélangé de tissu fibreux et de cellules rondes ou allongées embryonnaires.

(M. Foucher.)

N° 448 *i*. — Portion de la voûte du crâne, qui a été trouvée dans un cimetière; cancer.

Les os qui composent cette voûte sont notablement augmentés de volume et profondément altérés. La lésion est différente à la surface interne, et à l'externe; du côté de la première, existe au milieu de nombreuses anfractuosités irrégulières, des érosions profondes qui traversent le crâne qui, dans quelques parties, a près de 2 centimètres d'épaisseur. Dans certains points, l'aspect lisse de la face interne du crâne a été conservé et on constate de nombreux et profonds sillons vasculaires.

A la face externe, cette portion de crâne est, dans toute sa surface, hérissée de nombreuses productions périostiques, formées de lamelles perpendiculaires à la surface des os, la plupart de ces lamelles, très-saillantes, décrivent comme des espèces de volutes ou de cornets, qui circonscrivent des cavités coniques plus évasées à la périphérie, et plus rétrécies à mesure que l'on se rapproche du point d'insertion. Ces cavités, rugosités ou anfractuosités, renfermaient un produit pathologique qu'il nous est impossible de préciser aujourd'hui, mais qui devait être du tissu sarcomateux. A cette surface, s'observent aussi de larges perforations qui ne sont que la continuation de celles que nous avons signalées à la surface interne du crâne.

(Professeur Broca, *Ball. Soc. anat.*, 1862, 2e série, t. VII, p. 102.)

N° 448 *j*. — Portion de la voûte du crâne; sarcome mélanique.

Cette pièce provient d'une femme de 55 ans qui a été opérée, en octobre 1868, par M. Cusco, d'une tumeur mélanique de la paupière supérieure de l'œil gauche, tumeur qui avait le volume d'un œuf de poule. Six mois après, la tumeur avait récidivé dans la cicatrice et elle avait le volume d'une orange. A cette époque, outre les douleurs orbitaires, la malade accusait également des douleurs très-vives dans la région lombaire, il existait aussi une paralysie incomplète du mouvement.

Cette femme est morte le 24 juin 1869. Plusieurs tumeurs mélaniques de petit volume furent trouvées à la surface du foie, dans le pancréas, dans la glande mammaire. Mais, c'est surtout dans le squelette que ces tumeurs furent rencontrées; à savoir: le crâne, la colonne vertébrale n° 452 *f*, les côtes n° 452 *g* et le bassin. Il existait sur le pubis au niveau de l'arcade crurale, une tumeur mélanique du volume d'une orange.

On constate sur cette portion du crâne que les os ont un peu augmenté de volume, et, on trouve en grand nombre disséminés dans le diploé, des dépôts de sarcome mélanique, d'aspect truffé; quelques-unes de ces tumeurs ayant détruit la table externe surtout, tendent à faire issue à l'extérieur.

(M. Alison.)

N° 449. — Maxillaire supérieur droit; tumeur probable du sinus maxillaire.

Le sinus a été notablement dilaté, sa paroi antérieure est complétement détruite, la supérieure qui forme le plancher de l'orbite est très-amincie, usée dans certains points, surtout à sa partie antérieure. La paroi inférieure qui forme le plancher de la bouche, est aussi profondément altérée, les os sont en partie détruits et remplacés par la membrane palatine transparente. Le rebord alvéolaire est aussi profondément usé, et la racine de plusieurs dents, principalement des canines, est à nu. Ces altérations ont probablement été produites par une tumeur qui a pris naissance dans le sinus maxillaire.

(M. Poumet.)

N° 449 *a*. — Modèle en cire d'une portion de la face gauche; tumeur probablement cancéreuse.

Cette tumeur se serait développée dans la cavité orbitaire du côté gauche, puis se serait prolongée dans le sinus maxillaire après avoir détruit le plancher orbitaire, dans le crâne par la sphéno-maxillaire, et enfin dans les fosses nasales.

(Professeur Pelletan.)

N° 449 *b*. — Maxillaire supérieur gauche; tumeur du sinus.

La cavité gauche du sinus est dilatée et remplie par une masse solide, qui présente des rayons qui marchent du centre à la circonférence, et sont constitués par un sarcome fibreux ossifiant, au milieu duquel existent des myeloplaxes. Les parois de l'os très-amincies ont été fortement refoulées, et la tumeur présente plusieurs saillies ou prolongements. Elle a été divisée verticalement dans son milieu, le rebord alvéolaire présente dans son épaisseur quelques dents molaires.

N° 449 c. — Sarcome fasciculé, avec hypérostose et éburnation du temporal droit.

Cette pièce a été recueillie sur un homme de 59 ans qui, vers 1837, fut pris de douleurs pulsatiles dans la fosse temporale droite, avec soulèvement et distention graduelle de cette région. Le 15 mars 1841, la tumeur avait 3 centimètres 1/2 à 4 centimètres de diamètre; bornée d'abord à la fosse temporale, elle s'est étendue en avant jusqu'à l'arcade zygomatique, et en arrière jusqu'à la racine de l'oreille.

Le 4 septembre 1849, la tumeur avait horizontalement 7 centimètres 1/2 d'étendue et en hauteur 6 centimètres. Vers 1853, la vue du côté droit s'affaiblit, l'œil devint plus saillant, en 1857, la mémoire diminua notablement, et le malade succomba le 10 janvier 1858, à la suite d'une congestion cérébrale accompagné de perte de connaissance et de contracture des membres.

On constate sur cette pièce, que les os ont pris une large part à la formation de la tumeur; le temporal droit dans toute sa portion écailleuse, est notablement hypérostosé; il a une épaisseur considérable; elle varie selon le point que l'on examine entre 1 et 2 centimètres; de plus, le tissu osseux a acquis une densité telle qu'il est éburné, la scie ne le pénètre qu'avec difficulté. Cette hypérostose, avec éburnation, s'est étendue à la voûte orbitaire formée par la portion horizontale du frontal, qui, au lieu d'être mince comme dans l'état normal, présente au contraire sur cette pièce une épaisseur de près d'un centimètre, et offre la même densité que la portion écailleuse du temporal. Il résulte de cette disposition que la voûte orbitaire est très-affaissée, ce qui rend compte de la saillie de l'œil qui a été notée par M. Dumas dans son observation. Les autres os de la voûte du crâne sont normaux.

Les deux faces de la portion écailleuse du temporal hypérostosées sont, en outre, hérissées de nombreuses stalactites osseuses, disposées en forme d'aiguilles et insérées perpendiculairement à ces faces. Ces productions osseuses de nouvelle formation, se rendent dans une tumeur à peu près d'égal volume de chaque côté, aplatie et faisant relief en dehors dans la fosse temporale qu'elle remplit complétement; en dedans, du côté du cerveau qui, à ce niveau, était déprimé et légèrement atrophié. Ces deux masses, qui se trouvent séparées par les os hypertrophiés, n'ont pas la même consistance; celle située à l'extérieur, sous le muscle crotaphite dont les fibres sont distendues et atrophiées, est dense, peu vasculaire, contient peu de suc. La masse située à l'intérieur du crâne est au contraire plus molle, plus vasculai et laissait échapper un suc assez abondant. Cette tumeur inter. posée aux os et à la dure-mère a détruit cette membrane, de tell façon qu'elle se trouvait en contact direct avec l'arachnoïde ave laquelle elle n'a point contracté d'adhérence. La destruction de dure-mère est ici une preuve qu'il ne s'agit pas d'un fongus d cette membrane.

A la face orbitaire du coronal, immédiatement en avant du trou optique, on retrouve une petite masse du volume d'une pe- tite noisette, qui devait comprimer légèrement le nerf, et qui est pour l'aspect, identique à la tumeur crânienne; elle devait au concourir avec l'hypertrophie osseuse à l'exophthalmie.

La structure de ces tumeurs a été examinée par M. Follin, qui n'y a trouvé que des éléments fibro-plastiques fusiformes, avec de nombreux noyaux, et des éléments fibroïdes en propor- tion variable.

(M. Houel, *Soc. de chir.*, t. VIII, p. 276.)

N° 450. — Sarcome fibreux périostique de la moitié gauche du maxillaire inférieur.

Cette pièce a été divisée en deux moitiés suivant son gran axe, la moitié interne a été macérée afin de montrer les altéra tions osseuses. La pièce a été recueillie sur une jeune fille d 16 ans ; six mois environ avant l'ablation de cette moitié du maxi laire, les dents molaires gauches commencèrent à s'ébranler, il survint vers l'angle de la mâchoire une tuméfaction ass notable, qui fit des progrès rapides, et envahit toute la moiti gauche du corps de cet os jusqu'au niveau des incisives ; les do leurs étaient peu considérables. La tuméfaction de la joue gauche devint énorme, elle s'étendait, au moment de l'opération, depu l'articulation temporo-maxillaire gauche jusque près de la sym- physe du menton ; les parties molles n'étaient point altérées, la lésion paraissait bornée à l'os, dont elle occupait les de faces.

Cette tumeur était bosselée, dure, sans élasticité, la muqueuse, dont les veines étaient fortement injectées, était ulcérée près du collet des dents, elle présentait un aspect fongueux et sai- gnait facilement.

La section de l'os pour en pratiquer l'ablation a été faite au niveau de la deuxième incisive droite, au moment où l'on a pra- tiqué la coupe parallèle à l'axe de cet os pour l'examen de la tumeur, on a constaté qu'il existait un suc blanc, aqueux ; il exis- tait aussi dans la masse de petites cavités kystiques qui renfer- maient un liquide filant, analogue à de la synovie, coloré en rouge par le sang.

Sur la moitié de l'os qui a été macérée, on trouve que la surface u maxillaire est hérissée de petites productions osseuses, spon- ieuses, disposées en aiguilles, insérées perpendiculairement à 'axe de l'os, et qui pénétraient les parties molles. Cette moitié 'os est elle-même usée, profondément atrophiée sous cette masse, u tissu compacte s'est raréfié, creusé dans certains produits de ellules assez larges et profondes.

Sur la moitié non macérée, on trouve à l'état de dessication la asse de partie molle qui englobait l'os, et qui, à l'examen mi- oscopique, pratiqué par M. Robin, démontra qu'elle était nstituée par un tissu fibroïde, mêlé d'une grande quantité 'éléments désignés alors sous le nom de fibro-plastiques, les s fusiformes, les autres nucléaires peu nombreux.

(M. Maisonneuve, *Bull. de la Soc. de chir.*, t. II, p. 221.)

Nº 450 *a*. — Moitié droite du maxillaire inférieur précédent; sarcome fasciculé.

Cette moitié de mâchoire appartient à la même jeune fille que a précédente. Après l'ablation de la moitié gauche du maxillaire, le jeune personne est restée guérie, en apparence du moins, pen- ant environ six mois; puis une tumeur identique à la première prit 'ssance dans la moitié droite du maxillaire, et, comme à cette poque, on croyait encore aux idées de Lebert, c'est-à-dire à la on-généralisation de ces tumeurs, mais à la récidive sur place, seconde moitié de mâchoire, c'est-à-dire la droite, fut enlevée. malade a très-bien guéri des suites de cette seconde opéra- on, mais elle a succombé environ deux ans après, à une 'néralisation de sa tumeur dans la plupart des organes.

Sur cette pièce, on constate que toute la branche horizontale de la âchoire est recouverte d'une tumeur dure, pénétrée de produc- ons périostiques disposées en aiguilles. L'examen anatomique e ces masses, qui sont moins volumineuses et moins étendues e sur l'autre moitié de la mâchoire, ont présenté une struc- re et une disposition identiques à la première moitié.

(M. Maisonneuve, *Bull. de l'Académie de méd.*, 1853, t. XVII, 909 et 21, p. 761 et 1001.)

Nº 450 *b*. — Modèle en cire de la face; tumeur du maxillaire inférieur.

Sur cette pièce il existe une tumeur de la moitié droite du maxil- aire inférieur, il s'agit probablement d'un sarcome. La tumeur aisait une saillie considérable à l'intérieur de la bouche, et sur le même plateau l'on retrouve la masse morbide après son ablation; elle présente un aspect fibreux; elle a le volume d'un œuf.

(Professeur Desault.)

N° 450 c. — Modèle en cire de la face; tumeur du maxillaire inférieur.

Cette pièce provient d'un individu qui présentait une tumeur de la moitié droite du maxillaire inférieur, probablement un sarcome. A côté, sur le plateau, se trouve une représentation de la tumeur après son ablation; elle est volumineuse, égale environ le poing.

(Professeur Desault.)

N° 450 d. — Portion latérale gauche du maxillaire inférieur; dilatation excentrique du corps de l'os.

Sur cette pièce, on constate que le maxillaire inférieur est très-atrophié; il semble qu'une tumeur ait pris naissance dans son épaisseur et qu'il ait subi une dilatation excentrique. Cette pièce a été donnée par le professeur Blandin, comme un exemple de cancer opéré avec succès. On retrouve encore sur le bord alvéolaire six dents, mais l'os a des parois très-minces, creusées de loges de capacité variable qui devaient contenir des masses de la tumeur. Le nerf dentaire apparaît à nu, il est conservé dans toute sa longueur.

(Professeur Blandin, 1839.)

N° 450 e. — Moitié latérale droite du maxillaire inférieur; sarcome myeloïde.

Cette pièce a été enlevée sur une femme de 32 ans, ayant les apparences de la plus belle santé. Cette tumeur avait débuté sur le bord supérieur de la moitié droite du maxillaire inférieur, et, après avoir fait tomber quelques dents, elle fit saillie au-dessus du niveau des gencives. Un médecin excisa la partie la plus saillante de cette tumeur qui continua à s'accroître. M. Verneuil a cru devoir pratiquer une opération plus radicale, il a enlevé complétement le côté gauche du maxillaire, depuis la canine gauche jusqu'au condyle inclusivement.

La tumeur, parfaitement limitée au squelette, présente un volume supérieur à celui d'un œuf de poule. Elle s'étend en avant jusqu'au niveau de la canine; en arrière, jusqu'au voisinage de l'angle de la mâchoire. En bas, elle se confond avec le corps du maxillaire ; en haut et en arrière, elle s'élève notablement au-dessus de la surface de l'os, en soulevant et distendant la gen-cive, qui ne lui adhère pas et qui lui forme une enveloppe ince et lisse. Cette tumeur est extrêmement dure. Un trait de scie vertical pratiqué suivant l'axe de l'os permet d'en étudier es rapports et la structure. Elle se compose de deux parties : la remière, centrale, osseuse, presque éburnée, d'une dureté bien upérieure à celle du tissu compacte ordinaire, et continue sans terruption avec le tissu propre du maxillaire, qui est éburné ussi. La seconde, corticale, très-dense et très-ferme, et présen-nt la consistance des tumeurs fibreuses, quoiqu'on y aperçoive oint de fibres distinctes, soit à l'œil nu, soit au microscope. La artie osseuse est disposée sous forme de masses irrégulières, e végétations inégales, anfractueuses, dont les intervalles sont cupés par des prolongements de la substance corticale. Celle-possède une vascularité assez prononcée; sa couleur est d'un is rougeâtre.

L'examen microscopique a montré que cette tumeur était com-sée exclusivement de *plaques à noyaux multiples* analogues à ux que l'on trouve à l'état normal dans la cavité médullaire des longs.

(Professeur Broca, *Bull. de Soc. de chir.*, t. VIII, p. 489.)

N° 450 *f.* — Portion de maxillaire inférieur; sarcome myéloïde.

Cette portion du maxillaire, longue de 3 centimètres, a été séquée pour un sarcome myéloïde. La tumeur, qui a le volume une noisette, est lisse à sa surface, et est limitée au bord supé-eur de la mâchoire qu'elle a usé, déprimé au niveau de son int d'implantation.

(Professeur Richet, 1861.)

N° 450 *g.* — Portion de maxillaire inférieur; enchondrome.

Cette portion de maxillaire, longue d'environ 3 centimètres 1/2, été réséquée. Au niveau du bord alvéolaire, il existe trois nts implantées dans ce bord, et l'os présente à sa surface une selure qui est plus accusée à la face externe.

Une section verticale, qui divise cette portion en deux moitiés, rmet de constater qu'au centre il existe une cavité kystique qui, certains points, a même usé complétement l'os, qui, à ce eau, est réduit à son périoste. Il paraît que cette cavité kys-e contenait à son intérieur de la substance cartilagineuse.

(Professeur Nélaton, 1862.)

N° 450 *h*. — Portion médiane du maxillaire inférieur; sarcome fibreux.

Cette portion du maxillaire inférieur, longue d'environ 4 centimètres, a été réséquée pour un sarcome fibreux qui s'était développé dans son épaisseur. Cette pièce a été enlevée sur un homme de 37 ans. Deux ans auparavant il avait ressenti une douleur dans la pointe du menton, les dents non cariées étaient douloureuses. A partir de cette époque, le mal a cru lentement, et, six mois avant l'opération, les quatre incisives devinrent branlantes.

La tumeur, qui a le volume d'un gros œuf de pigeon, est interposée aux deux lames du bord alvéolaire qu'elle a écartées, et elle repose, par sa partie inférieure, sur la partie moyenne de la branche de la mâchoire, qui a été un peu usée et atrophiée par pression ; l'espèce d'excavation qui la loge est incomplétement cloisonnée par de petites colonnes osseuses. La tumeur a une assez grande densité; elle crie sous le scalpel lorsqu'on la coupe; elle a tout à fait l'aspect du tissu fibreux, et le microscope a montré qu'elle était composée par du tissu fibreux, contenant quelques éléments dits à cette époque fibro-plastiques.

(Professeur Richet, *Bull. Soc. de chim.*, 1862, 2e série, t. III, p. 408).

N° 450 *i*. — Portion horizontale du maxillaire inférieur du côté droit; sarcome fibreux.

Cette pièce a été recueillie sur une jeune fille de 18 ans; le début de la lésion remontait à deux ans environ; vers la fin, elle faisait des progrès sensibles.

Sur cette pièce, on constate que la branche horizontale droite du maxillaire inférieur a été creusée d'une cavité centrale légèrement anfractueuse; elle loge dans son intérieur une tumeur qui a le volume d'un petit œuf de poule. Le canal dentaire est situé à la partie inférieure et postérieure de la cavité osseuse kystique. Dans cette cavité existe une dent molaire déviée, qui, par un prolongement fibreux, se rattache à la masse centrale, qui est produite par une hypertrophie du périoste alvéolo-dentaire. La masse principale renfermée dans le kyste osseux, duquel elle aurait pu être énucléée, est constituée par un tissu fibreux très dense, analogue pour la consistance à celui des tumeurs fibreuses de l'utérus.

(Professeur Nélaton, 1863.)

N° 451. — Reproduction en cire d'une tête, sur laquelle on observe un carcinome occupant la partie inférieure de la face.

Toute la lèvre inférieure a été détruite, le maxillaire apparaît à nu au centre de l'ulcération. La lésion paraît s'être étendue assez loin sous le menton, et de chaque côté sur la joue; la partie moyenne seulement de la lèvre supérieure paraît normale.

(Professeur Leroux.)

N° 451 *a*. — Portion très-étendue du maxillaire inférieur; tumeur épithéliale.

Cette portion du maxillaire inférieur, qui a environ 10 centimètres, a été reséquée pour une tumeur cancéreuse épithéliale de la lèvre inférieure, et qui s'est étendue au bord supérieur du maxillaire, lequel a été en grande partie détruit. La lésion a envahi le corps de l'os jusqu'au niveau du canal dentaire qui lui sert de limite

(M. Lebert, 1852.)

N° 451 *b*. — Portion du maxillaire inférieur; cancer épithélial.

Cette portion du maxillaire inférieur, longue d'environ 5 centimètres, a été reséquée pour une tumeur épithéliale qui occupe le bord alvéolaire qu'elle a détruit dans toute sa hauteur. La production morbide est arrivée jusqu'au canal dentaire, et le nerf lui sert de limite inférieure; la portion d'os située au-dessous paraît saine).

(M. Lebert, 1851.)

N° 451 *c*.— Portion médiane de la mâchoire et de la lèvre inférieure; cancer épithélial.

Cette portion du maxillaire inférieur a été reséquée pour une tumeur épithéliale, qui occupait la partie médiane de la lèvre inférieure.

La lésion des parties molles est très-étendue; elle occupe la presque totalité de la lèvre inférieure et, sur le milieu, en hauteur, elle arrive presque à la symphise du menton. L'ulcération cutanée, à la partie médiane, est profonde et arrive jusqu'à la muqueuse qui recouvre le maxillaire, lequel est un peu érodé, usé à sa partie moyenne. La portion de maxillaire reséquée supporte les quatre incisives et les deux petites molaires.

(Professeur Richerand.)

N° 451 *d.* — **Portion médiane du maxillaire inférieur, de la lèvre et des parties molles correspondantes; cancer épithélial.**

Cette portion du maxillaire a été reséquée pour une tumeur épithéliale de la lèvre inférieure. L'affection épithéliale de la lèvre, qui en occupe la partie médiane principalement, est très-étendue dans tous les sens; elle a un diamètre d'environ 5 centimètres. Sa partie centrale est profondément ulcérée, et donnait issue à une matière ichoreuse. La tumeur, dans son ensemble, a la plus grande ressemblance comme aspect à une fine éponge; sa surface est donc criblée d'un grand nombre de trous de dimensions variables, qui devaient aboutir aux glandes cutanées. La portion de maxillaire reséquée présente, implantée dans son bord alvéolaire et sans altération notable, les quatre incisives, les deux canines et les deux petites molaires de chaque côté.

(M. Chavignez, 1838.)

N° 451 *e.* -- **Portion du maxillaire inférieur, comprenant environ la moitié supérieure ou alvéolaire de cet os; sarcome myéloïde.**

Cette portion du maxillaire inférieur a été reséquée dans une étendue horizontale d'environ 3 centimètres, très-probablement pour un sarcome myéloïde. La tumeur, qui a le volume d'une amande, à son niveau, paraît avoir déterminé la perte de deux dents; deux autres dents se rencontrent à chacune de ses extrémités. Cette masse morbide est rougeâtre, assez molle, et ne semble avoir été enlevée que dans sa moitié supérieure; l'ablation, si l'on en juge par la pièce déposée dans le musée, a donc été incomplète, et la récidive sur place a dû être obligatoire.

(Professeur Ph. Bérard.)

N° 451 *f.* — **Moitié latérale gauche du maxillaire inférieur, avec la portion correspondante de la joue; tumeur épithéliale très-volumineuse.**

Cette pièce provient d'un créole, qui avait déjà subi l'ablation d'un épithélioma de la lèvre inférieure. Il survint une récidive pendant la traversée du malade pour se rendre en France, la tumeur nouvelle fit des progrès avec une rapidité effroyable. Dans l'espace de trente-cinq jours, elle passa du volume d'un œuf à celui des deux poings, et elle provoquait des douleurs atroces.

L'opération d'une pareille masse morbide, qui occupait la région latérale de la face et du cou, comprenant dans son épaisseur la moitié gauche du maxillaire, ne laissait point que de présenter de notables difficultés. M. Verneuil, sur les instances du malade, se décida à l'opération, qui fut faite avec le galvanocautère, lequel eut assez de puissance pour couper cette épaisse couche de parties molles que l'on constate sur la pièce. Arrivant ensuite dans la région de la carotide externe, il a pratiqué la ligature de ce vaisseau, puis sectionné et désarticulé la moitié gauche du maxillaire. Cette opération a duré environ une heure, et le malade n'a point perdu 150 grammes de sang.

La tumeur, qui est en effet très-volumineuse, adhérente au maxillaire qu'elle englobe, est largement ulcérée à la partie moyenne de sa surface cutanée.

(Professeur Verneuil, *Gaz. des Hôpitaux*, 1873, p. 1076).

N° 451 *g*. — **Moitié latérale gauche du maxillaire inférieur, qui a été reséquée avec les parties molles pour un ulcère épithélial perforant.**

On remarque sur cette pièce, au niveau de la partie moyenne de la branche horizontale du maxillaire inférieur, un large ulcère d'un diamètre d'environ 2 centimètres 1/2, et qui pénètre jusqu'à l'os. Cette large perte de substance a été produite dans l'espace de quelques mois, et est circonscrite de toute part par des masses épithéliales, au centre desquelles l'ulcère s'était établi.

Toutes les parties molles, malgré leur épaisseur, ont été coupées avec le galvano-cautère, et la muqueuse buccale n'a été ouverte que tout à fait à la fin de l'opération, en sorte qu'il ne s'est écoulé de sang ni dans la bouche ni dans le larynx.

(Professeur Verneuil, *Gaz. des Hôpitaux*, 1873, p. 1075).

Article 2.

KYSTES, CANCERS ET TUMEURS DIVERSES DES OS DU TRONC COLONNE VERTÉBRALE, COTES, STERNUM ET BASSIN.

Vingt et une pièces appartiennent à cette catégorie, du n° 452 au n° 456 *a* inclusivement. La pièce n° 452 est un exemple de cancer occupant à la fois toute l'étendue de la colonne vertébrale et les os coxaux; la pièce n° 452*a* est la représentation en cire de la précédente. Le n° 452*b* est un cancer qui occupe également presque toute la colonne vertébrale. Les nos 452*c* et 452*f* sont des exemples de cancer mélanique des vertèbres lombaires; dans ces deux cas, la lésion s'est généralisée. La pièce 452*f* provient du même individu que celles n° 448*j* et 452*g*, qui présente un sarcome mélanique des côtes.

Neuf pièces, nos 453, 453*a*, 453*b*, 453*c*, 453*d*, 453*f*, 455, 455*a*, 455*b*, sont des exemples de formes diverses de cancers des os du bassin, et la pièce n° 454, qui a été dessinée dans l'atlas d'accouchement du professeur Moreau comme une exostose, me paraît devoir être rangée parmi les enchondromes en partie ossifiés. La pièce n° 456 est un exemple de sarcome occupant à la fois un certain nombre de côtes, le sternum et la clavicule.

N° 452. — Colonne vertébrale et bassin atteints très-probablement de cancer.

Cette pièce a été trouvée dans les amphithéâtres de la Faculté.

Le squelette de cette colonne vertébrale et le bassin préparés par dessiccation, avec leurs ligaments et les extrémités vertébrales des côtes, est dans un grand état de délabrement. Ces pièces appartiennent à un jeune sujet, car les trois portions de l'os iliaque ne sont point soudées.

Le canal médullaire est conservé; une coupe verticale, pratiquée sur les corps vertébraux, apprend peu de choses relativement à la nature de la lésion; le tissu osseux est raréfié et réduit à quelques fibrilles, mélangées avec une matière desséchée et noirâtre. Les lames et les masses apophysaires semblent partager l'altération des corps.

Le sacrum et les os coxaux sont vermoulus, creusés de cavités très-apparentes; l'os coxal gauche est moins complétement perforé dans certains points. Ces excavations et ces perforations sont probablement dues, au développement de la matière cancéreuse qui, desséchée, a laissé des vides.

N° 452 *a*. — Représentation en cire de la colonne vertébrale et du bassin précédent.

L'examen de cette pièce montre que toutes les vertèbres étaient affectées, à l'exception des deux premières; les parties malades sont représentées avec une coloration rouge plus ou moins foncée et marquetée de brun, qui contraste avec la blancheur des cartilages intervertébraux.

Les corps des septième, huitième, neuvième et douzième vertèbres dorsales sont affaissés, et réduits à la moitié de leur épaisseur.

N° 452 *b*. — Tronçon de colonne vertébrale, composé des sept dernières vertèbres dorsales, des cinq lombaires, du sacrum et du coccyx; cancer.

Cette pièce, qui a été préparée desséchée, présente une altération profonde des corps de toutes les vertèbres; celui de la cinquième est même totalement détruit. Le sacrum, dans sa partie supérieure, est également profondément altéré. Les excavations que l'on trouve dans les corps vertébraux sont de capacité variable, irrégulières, anfractueuses, à parois mal délimitées, à tissu spongieux raréfié. Ces excavations étaient remplies, dans l'état frais, par des masses molles qui ont été considérées comme de nature cancéreuse.

Le canal rachidien, excepté dans la région sacrée, ne paraît point avoir subi d'altération dans son calibre, et les arcs postérieurs des vertèbres sont à peu près normaux.

N° 452 *c*. Tranche verticale et médiane de deux vertèbres lombaires et du disque qui les unit; sarcomes mélaniques multiples.

Cette pièce provient d'un homme de 28 ans, d'une santé robuste qui, en 1854, fut pris de céphalalgie opiniâtre dans toute la moitié gauche de la tête, et plus particulièrement dans la région sous-orbitaire. Un jour, fermant l'œil droit, il se trouva dans l'obscurité la plus complète; il apprit ainsi que la vision était abolie dans l'œil gauche.

Une tumeur volumineuse s'étant développée dans l'œil, fut extirpée en 1857; la cavité scléroticale était remplie d'une matière noire, que M. Robin a trouvée composée en grande partie de cellules pigmentaires, de tissu fibreux et de quelques cellules épithéliales. La récidive sur place se reproduisit moins de sept mois après et le malade ne tarda point à succomber.

A l'autopsie on trouva une tumeur mélanique du volume du poing, située entre les os et la dure-mère; presque toutes les viscères avaient été envahies par la mélanose, à savoir : les poumons, le foie en étaient criblés; il en existait à la surface du cœur, dans l'épaisseur des parois. On trouve sur la tranche des vertèbres lombaires des tumeurs noires, de volume variable qui montrent que la colonne vertébrale avait été envahie.

(M. Campana, *Soc. anat.*, 2e série, t. II, p. 293.)

N° 452 *d*. — Vertèbre de mouton ; enchondrome ossifiant.

Le corps de cette vertèbre est couvert de nombreuses végétations osseuses qui forment une masse considérable, au centre desquelles on trouve, ainsi qu'à la périphérie, des dépôts cartilagineux disposés les uns sous forme de masse isolées, les autres sont au contraire reliés entre eux. Cette pièce a été préparée à l'état de dessiccation.

(Professeur Nélaton, 1862.)

N° 452 *e*. — Dessin à l'aquarelle de la pièce précédente.

Ce dessin, très-bien fait, montre l'aspect d'une coupe de cette tumeur à l'état frais.

(Professeur Nélaton, 1862).

N° 452 *f*. — Tronçon de colonne vertébrale, composé de la moitié du corps de trois vertèbres lombaires; sarcome mélanique généralisé.

Cette pièce, qui provient du même individu que la pièce n° 448 *j*, est constituée par une moitié des corps vertébraux de trois vertèbres lombaires, qui ont appartenu à une femme de 55 ans. On constate dans l'épaisseur de ces corps vertébraux, de très-nombreux dépôts de matière mélanique, constituant des masses variables en volume, depuis une aveline jusqu'à celui d'une grosse noix. Ces masses sont formées de grains de pigment mélangés à du tissu fibreux et à des cellules embryoplastiques.

(M. Alisson, 1870).

N° 452 *g*. — Portion de côte ; sarcome mélanique.

Cette côte présente dans son épaisseur, près de son insertion au cartilage costal, une tumeur du volume d'un œuf de pigeon, sarcome mélanique généralisé.

Cette pièce provient de la même personne que celle nos 448 *j* et 452 *f* ; elle présente la même structure anatomique et la tumeur faisait une saillie assez notable sous la plèvre costale.

(M. Alisson, 1870).

Nº 453. — Deux fragments de l'os iliaque gauche, qui ont probablement été altérés par quelque tumeur cancéreuse.

Le fragment constitué par la partie supérieure de l'ilion a été usé, détruit probablement par une tumeur cancéreuse. La fosse iliaque est perforée dans son milieu, sa face interne, usée, ressemble à de la pierre ponce, tandis que l'externe est couverte de végétations osseuses déliées semblables à de l'amiante.

Le fragment pubien présente une altération profonde de la moitié supérieure et interne de la cavité cotyloïde, qui se partage en plusieurs fragments, comme si ses parties constituantes eussent été écartées de force, par quelque tumeur agissant du centre à la circonférence.

(Professeur Alibert.)

Nº 453 *a*. — Squelette du bassin; cancer.

Sur ce squelette, il manque l'os iliaque gauche, la tête du fémur du même côté et une partie du sacrum. Ces os ont été détruits par une tumeur qui a été considérée comme cancéreuse. Le canal sacré est largement ouvert.

(M. Durand-Fardel.)

Nº 453 *b*. —Portion supérieure de l'os iliaque; sarcome.

Sur cette portion d'os iliaque existent deux tumeurs, l'une postérieure qui a le volume d'un gros œuf, l'autre, antérieure, plus petite, qui a le volume d'une noix. Ces deux tumeurs identiques dans leur structure, qui est composée d'un grand nombre d'éléments fibroïdes, mélangés de cellules embryo-plastiques, ont détruit, perforé l'os iliaque à leur niveau.

Nº 453 *c*. — Portion de l'os iliaque droit; sarcomes multiples.

Sur cette pièce existent deux tumeurs, qui font saillie dans la fosse iliaque externe, et qui sont du volume d'un gros œuf. Elles sont formées par un tissu assez dense consistant, composé d'éléments fibreux dans la plus grande masse et de cellules rondes ou allongées dites fibro-plastiques. L'os, au niveau de ces tumeurs, est profondément usé, en grande partie perforé, mais ne présente point de productions périostiques.

(M. Barth.)

N° 453 *d*. — Bassin, avec les deux dernières vertèbres lombaires; carcinome fibreux.

La face antérieure du sacrum et les deux fosses iliaques internes, sont occupées par des masses considérables, elles font saillie dans la moitié postérieure du bassin qu'elles remplissent presque en totalité. Ces masses présentent à leurs surfaces des bosselures arrondies, de dimensions variables depuis une noix jusqu'au volume du poing. Elles sont assez lisses à leur surface, très-adhérentes aux os, qu'elles ont usés dans certains points et qu'elles pénètrent même. Les faces externes des os iliaques et postérieures du sacrum, sont normales du côté droit ; les masses morbides s'engagent incomplétement par l'échancrure ischiastique. Ce tissu, très-dense, fibreux, contient quelques larges cellules qu'il serait difficile de caractériser aujourd'hui, et qui me paraissent devoir se rapporter au carcinome.

N° 453 *e*. — Os iliaque droit, avec la moitié correspondante du sacrum; carcinome probablement érectile de cet os.

La portion pubienne de l'iliaque est entièrement détruite, et la surface externe de cet os, ainsi que la face antérieure du sacrum, sont érodés, comme si la maladie, après avoir débuté par le pubis, s'était de là étendue dans l'excavation pelvienne. Dans la fosse iliaque interne érodée, existent de place en place, de petites excavations avec destruction de l'os ; elles étaient remplies par la production morbide dont il est aujourd'hui impossible de déterminer la nature, mais qui a été indiquée par M. Cruveilhier comme du cancer encéphaloïde très-vasculaire.

(Professeur Cruveilhier.)

N° 453 *f*. Os iliaque gauche, avec la moité correspondante du sacrum; cancer probablement colloïde.

La face postérieure du sacrum ainsi que la moitié postérieure de la fosse iliaque externe de l'os iliaque, sont occupées par une tumeur du volume d'une tête d'adulte, fortement adhérente aux os qu'elle a usés, érodées au niveau de son point d'insertion; le sacrum surtout très-profondément. Cette tumeur, qui était très-molle, assez vasculaire, bien circonscrite, présente un grand nombre d'éléments fibreux qui flottent au milieu du liquide, que circonscrivaient des cavités kystiques de capacités diverses, dans lesquelles était renfermée de la matière dite colloïde.

(M. Marjolin fils, 1857.)

N° 454. — Moitié antérieure du bassin, sur laquelle est implantée un enchondrome ossifiant végétant, qui remplit presque complétement l'excavation pelvienne.

La tumeur est implantée sur la face postérieure de la symphyse du pubis, des branches descendantes du pubis droit et ascendantes de l'ischion et de la tubérosité sciatique, ainsi que sur la demi-circonférence interne du trou obturateur. Son volume est environ celui d'une tête de fœtus à terme. Cette tumeur ne dépasse pas en haut le niveau du détroit supérieur; mais en bas, elle se prolonge au-desssous de l'arcade pubienne, et descend plus bas que les tubérosités sciatiques.

Sa forme est celle d'une sphère irrégulière, partagée en plusieurs lobes que séparent des sillons peu profonds; et chacun des lobes présente lui-même un aspect granuleux. Cette tumeur est composée d'une multitude de petites masses agglomérées par une substance qui devait être du cartilage pathologique.

(Professeur Moreau, Atlas d'accouchements.)

N° 455. — Os iliaque gauche, qui, selon toute probabilité, a appartenu à un vieillard, et a été trouvé dans un cimetière; sarcome ossifiant probable.

Les deux faces de cet os sont, dans toute leur étendue, recouvertes de petites végétations très-fines, en forme d'aiguilles, pressées les unes contre les autres. Ces productions périostiques font aux deux surfaces de l'os une saillie d'environ 6 ou 7 millimètres. Elles occupent toutes les parties de cet os moins la crête iliaque, la cavité cotyloïde et la tubérosité de l'ischion. Cette altération ne me paraît pouvoir être rapportée qu'à un fibrome ou un carcinome du périoste. Il est probable qu'il existait entre ces productions osseuses nouvelles des tissus d'aspect fibroïde, mélangés d'éléments embryo-plastiques.

Sous cette couche de végétation osseuse, l'os, au lieu de se raréfier, de diminuer de consistance, est, au contraire hypertrophié. Son poids est plus considérable qu'à l'état normal.

(M. Houel, 1848.)

N° 455 *a*, — Bassin, avec les cinq dernières vertèbres lombaires; carcinome encéphaloïde probable de l'os iliaque.

Le corps de la deuxième vertèbre lombaire est détruit en avant, mais les parties postérieures et latérales droites ont persisté ainsi que les lames, les apophyses articulaires et épineuses. Il n'y aucune déviation du rachis. La lésion la plus remarquable est celle de l'os iliaque. La moitié inférieure de cet os est transformée en une masse spongieuse, irrégulièrement arrondie et plus volumineuse que le poing. Elle est composée de lamelles excessivement fines, juxtaposées, convergeant vers le centre de la tumeur, ayant, par conséquent, une disposition radiée, et laissant entre elles une quantité innombrable d'espaces d'autant plus étroits qu'ils se rapprochent du centre.

L'épine et la tubérosité sciatiques, la portion d'os qui les supporte, le bord antérieur de l'échancrure sciatique, la branche ascendante de l'ischion et la descendante du pubis sont perdus dans la tumeur. Le fond de la cavité cotyloïde est divisé par une solution de continuité; une autre existe vers l'union du pubis avec la branche horizontale et descendante.

Une altération analogue, mais bien moins étendue, elle n'a guère que le volume d'une pomme d'api, existe sur le même os iliaque près des deux épines iliaques postérieures; elle fait saillie dans la fosse iliaque externe et du côté des gouttières sacrées, les lamelles radiées de ces tumeurs formaient une sorte de receptacle pour la matière cancéreuse.

(M. Saussier.)

N° 455 *b*. — Bassin, avec la partie supérieure des deux fémurs et la cinquième vertèbre lombaire, cancer.

Tous ces os présentent à des degrés divers et en très-grand nombre des altérations généralement profondes, qui sont dues à des généralisations de cancers encéphaloïdes. Ces altérations sont caractérisées par des érosions étendues, qui ont altéré la solidité de ces os et ont produit des cavités qui ont quelquefois perforé complétement les os iliaques. Le sacrum, à partir de sa seconde pièce, manque : il a été détruit. Les fémurs au niveau de la partie antérieure de leur col, sont profondément érodés. Il est probable que d'autres os étaient aussi altérés, mais les renseignements manquent.

(Professeur Verneuil, 1853.)

N° 456. — Paroi antérieure du thorax, avec les clavicules et les omoplates, et une portion d'un tibia qui a été sciée suivant sa longueur; carcinomes fibreux multiples.

Cette pièce provient d'un ancien instituteur, âgé de 52 ans, reçu à l'infirmerie de Bicêtre, en 1834. La maladie avait débuté six ans auparavant par le mamelon droit. Cette tumeur, indolente au début, fit des progrès peu sensibles pendant deux ans. Tout à coup son accroissement devint rapide en même temps que les douleurs devinrent vives et lancinantes.

L'ablation de la tumeur du sein fut pratiquée le 30 avril 1834. A la coupe elle était constituée par une substance grisâtre ou d'un blanc mat, dense dans toute son étendue, parsemée de petites masses grosses comme un pois, jaunes et friables. La tumeur récidiva sept ou huit mois après ; il existait au-dessus de la cicatrice, trois ou quatre petites tumeurs, du volume d'une lentille, ulcérées, douloureuses.

Un jour, en soulevant le bras droit, le malade se fractura la clavicule correspondante près de son extrémité interne. Cette fracture se consolida, puis à ce niveau apparut une tumeur considérable, douloureuse au toucher. Une tumeur semblable ne tarda pas à se montrer sur l'autre clavicule. La paroi antérieure du thorax devint aussi douloureuse et cédait sous le doigt à la manière des tissus élastiques. La face interne du tibia droit devint aussi le siége de douleurs aiguës, accompagnées de rouur et de gonflement. Ce malade, pendant les deux ou trois dernières semaines, gardait le lit dans une immobilité complète, dans la crainte de se briser les os.

Le thorax est aplati d'avant en arrière, il paraît enfoncé ar rapport aux côtes. Au-devant du sternum et autour des clavicules existe une couche mince, de substance blanche lardacée, qui crie sous le scalpel ; et au-dessous, on constate les traces 'anciennes fractures de côtes, et de deux ou trois solutions de continuité récentes. Les clavicules paraissent complétement ansformées en tissu squirrheux ; on n'y retrouve aucune trace e tissu osseux. Le tibia droit présentait une dégénérescence lardacée moins étendue. Il existait dans le foie quatre ou cinq oyaux squirrheux du volume d'une noisette.

(M. Stanski, thèse inaugurale. Paris, 1839.)

N° 456 *a*. — Sternum ; cancer.

La face antérieure de la seconde, troisième et quatrième pièce u sternum, a été érodée par une tumeur probablement de nature cancéreuse. La lésion est plus accusée à gauche qu'à droite, et, e ce côté, les cartilages costaux ont été détruits ; il semble que a tumeur ait pénétré de ce côté jusque dans la poitrine, car la ace postérieure du sternum est également érodée.

(Professeur Cruveilhier, 1855.)

ARTICLE 3.

KYSTES, CANCERS ET TUMEURS DIVERSES DES OS DES MEMBRES SUPÉRIEURS

Cet article comprend trente-sept pièces, du nº 457 a nº 463 *o* inclusivement. Dans les deux premières pièc nºˢ 457 et 457 *a*, la lésion est bornée à la clavicule; sur pièce nº 458 elle occupe à la fois l'épine de l'omoplate, l'acro mion et la clavicule. La pièce nº 458 *a* est un exemple de s come limité à l'omoplate, et le nº 458 *d* est un enchondro de cet os.

Douze pièces, du nº 458 *e* au nº 460 *e*, se rapportent exclu sivement à des lésions bornées à l'humérus. La pi nº 458 *e* est un exemple rare d'anévrysme des os, exami à l'état frais par son donataire, M. le professeur Ric avec le concours de M. Lebert; elle a été considérée com un exemple de cette rare affection. Les pièces nºˢ 458 *f*, 458 sont des exemples de sarcomes myéloïdes, celle nº 458 *h*, myxome, celle nº 458 *i*, de fibrome graisseux, nº 459 de s come. Les pièces nºˢ 460 *a*, 460 *b*, 460 *c*, 460 *d*, 460 *e*, so des enchondromes; les pièces nºˢ 460 *b* et 460 *c* sont de beaux dessins à l'aquarelle de la pièce nº 460 *a*, et qui mon trent l'aspect de cette pièce remarquable à l'état frais av macération.

Deux pièces seulement se rapportent à des tumeurs l'avant-bras; la pièce nº 461 est un enchondrome du cubi et la pièce nº 461 *a* un chondro-fibrome du radius, étendu presque toute la longueur de l'os. Le nº 461 *b* est la rep sentation à l'aquarelle de cette pièce à l'état frais, avec dessin des éléments microscopiques.

Un très-grand nombre de pièces se rapportent à des chondromes des métacarpiens et des doigts. Les unes de pièces sont naturelles, les autres des modèles en plât enfin, M. le professeur Nélaton a donné au Musée, un grand nombre d'aquarelles. On compte, tant que pi aturelles, modèles en plâtre et aquarelles dix-huit, savoir : 462, 462 *a*, 463, 463 *a*, 463 *b*, 463 *c*, 463 *d*, 463 *e*, 463 *f*, 63 *g*, 463 *h*, 463 *i*, 463 *j*, 463 *k*, 463 *l*, 463 *m*, 463 *n*, 463 *o*.

N° 457. — Clavicule droite; cancer.

De cette clavicule, il ne reste que les deux extrémités; toute a partie moyenne est occupée par une poche à parois memraneuses, présentant des plaques osseuses, inégales et fort ces. Cette cavité est fusiforme, longue de 8 centimètres. Ce yste a été ouvert à sa partie supérieure par une incision pratiée suivant la longueur; sa nature ne peut être précisée ujourd'hui que sa cavité est vide, mais on constate que es deux bouts de fragments érodés, font une saillie à l'intérieur e la cavité qui devait contenir de la substance cancéreuse.

(M. Brunet, 1800.)

N° 457 *a*. — Sarcome fibreux de la clavicule.

Cette tumeur, enlevée sur une femme de 30 ans, siégeait à la artie moyenne de la face supérieure de la clavicule, qu'elle dé-ssait à la fois par son bord antérieur et postérieur. Son début araissait remonter au mois de septembre 1862; ses progrès, eu sensibles d'abord, devinrent surtout très-rapides dans les uit derniers jours qui précédèrent l'opération, qui eut lieu au mmencement de février 1863.

Le point de départ de cette tumeur, qui a le volume d'un œuf, lait le périoste claviculaire; à la coupe, elle présente l'aspect reux, elle était dense, d'une teinte blanchâtre, lisse à sa surace. La pression ne faisait suinter aucun liquide; l'examen icroscopique démontra l'existence d'éléments fibreux en grande antité, mélangés d'éléments fibro-plastiques à noyau et fusiormes.

(Professeur Nélaton, 1863.)

'458. — Portion latérale gauche du thorax, avec la clavicule, l'omoplate et la moitié supérieure de l'humérus correspondant, maintenus dans leurs rapports normaux; cancer probable.

Cette tumeur s'est développée dans l'épaisseur de l'épine de l'omoplate, de l'apophyse acromion et de l'extrémité externe de a clavicule. Cette pièce, qui a été injectée et desséchée, a été réparée par M. Lenoir.

La tumeur réduite par la dessiccation au volume du poing d'un enfant, est placée derrière l'épaule, et occupe la place de l'épine de l'omoplate et de l'apophyse acromion. La tumeur ne fait saillie qu'en arrière; elle ne paraît point, malgré la destruction partielle de l'omoplate, s'étendre du côté de la fosse sous-scapulaire et de la paroi thoracique. Elle est pénétrée par une grande quantité d'artères assez volumineuses et flexueuses, provenant de la scapulaire supérieure, de l'acromiale, de la circonflexe et de la scapulaire inférieure ou commune; de grosses veines tortueuses, échappées de sa partie inférieure, vont se jeter dans le tronc axillaire. Cette tumeur offrait, pendant la vie du malade, des mouvements alternatifs d'expansion et de resserrement, isochrones aux battements du cœur.

Sous le même numéro, sont compris un modèle en plâtre de l'épaule avant dissection, et un petit dessin de la pièce fraîchement disséquée.

(Professeur Jules Cloquet, 1835.)

N° 458 *a*. — Omoplate droite; sarcome ossifiant probable.

Cette pièce provient d'un homme de 28 ans, qui, depuis dix-huit mois, portait dans la région de l'épaule droite une tumeur volumineuse à travers laquelle existaient un grand nombre de trajets fistuleux, par lesquels un stylet arrivait sur des rugosités osseuses; ces fistules donnaient issue à une suppuration sanieuse; il existait des douleurs lancinantes.

L'omoplate a été trouvée recouverte et entourée d'une substance lardacée, blanchâtre, ramollie dans beaucoup de points et ayant de 2 à 4 centimètres d'épaisseur. Cette substance paraissait se confondre avec le périoste et les aponévroses, les muscles environnants étaient pâles, atrophiés et infiltrés.

L'os a été macéré; on constate qu'il a conservé sa forme, mais il est notablement hypérostosé, son poids est considérable; toute la surface de l'omoplate, à l'exception de la cavité glénoïde, est recouverte d'une épaisse couche d'ossifications nouvelles. Ces ossifications, composées de fines aiguilles, parallèles entre elles et perpendiculaires à la surface de l'os, contenaient dans leur intervalle une substance lardacée, qui avait probablement pour point de départ le périoste.

(M. Paradis, *Bull. Soc. anat.*, 1850, t. XXV, p. 325.)

N° 458 *b*. — Tumeur fibreuse de l'omoplate droite.

Cette tumeur a été enlevée sur une femme encore jeune; elle s'insère sur les deux faces de l'omoplate quelle recouvre, et cel os est encastré dans la partie supérieure de la tumeur qui descend le long du bras, presque jusqu'au pli du coude, et remonte en haut jusqu'à la clavicule. Elle descendait en bas jusque près de l'épine iliaque, et faisait en avant et en arrière du tronc une saillie considérable. Cette tumeur présente en hauteur près de 40 centimètres et 84 centimètres de circonférence dans sa partie la plus volumineuse.

Comme cette masse fibreuse s'insère à l'angle inférieur de l'omoplate et aux deux faces, la partie sous-épineuse de cet os a dû être reséquée. La tumeur est irrégulière, bosselée à sa surface, elle est composée d'éléments fibreux avec très-peu de corps fusiformes, et contient dans son intérieur plusieurs cavités kystiques, dont une assez considérable a le volume d'une orange; elle renfermait un liquide séreux.

(Professeur Richet.)

N° 458 *c.* — **Modèle en plâtre de la tumeur fibreuse de la pièce précédente moulée après l'opération.**

(Professeur M. Richet.)

N° 458 *d.* — **Enchondrome de l'omoplate droite.**

Cette pièce provient d'un homme de 34 ans. La tumeur a un volume considérable, celui d'une tête d'adulte, et elle occupe la région sous-épineuse. Le malade la portait depuis plusieurs années, et avait peu souffert. Quelques semaines avant l'ablation, la masse morbide s'était ulcérée à son sommet, probablement à cause du volume qu'elle avait acquis, et l'on constate sur la pièce la portion de peau ulcérée circonscrite entre les deux incisions cutanées. Richet, à l'entrée du malade à l'hopital, reconnut, à l'élasticité e présentait la tumeur, qu'il s'agissait bien ici d'un enchondrome ulcéré et ramolli à son centre.

Pendant l'opération, comme on le constate sur la pièce, on fut obligé de reséquer la portion sous-épineuse de l'omoplate, toute la portion de tumeur qui avoisine l'os était ramollie et infiltrée de pus, mais la circonférence a conservé son caractère primitif. Cette substance est homogène, transparente, traversée par es filaments de tissu fibro-celluleux. L'examen miscroscopique fait par MM. Giraldès, Broca et Verneuil, a montré que la tumeur était exclusivement formée par de larges cellules à noyaux cartilagineux, disséminés dans une gangue hyaline. L'individu ayant succombé peu de temps après l'opération, on a trouvé à la surface du poumon droit une petite masse cartilagineuse du volume d'une noisette.)

D'autres masses analogues furent constatées dans les deux poumons.

(Prof. Richet, *Bul. Soc. de chir.* t. V p. 428, 1855, et t. VI, p. 84.)

N° 458 e. — Humérus gauche; destruction de la partie supérieure de cet os par une tumeur sanguine.

Sur cette pièce qui a nécessité la désarticulation du bras, on constate que l'humérus dans sa moitié supérieure est complétement détruit. Il ne reste du tiers supérieur de cet os que la couche cartilagineuse qui recouvrait la tête humérale; au niveau de la partie moyenne de l'humérus, on constate une érosion irrégulière, dentelée, qui indique la limite inférieure de la tumeur. Toute cette portion du bras était occupée par une tumeur qui avait pour limite le périoste, et à la partie externe le deltoïde dont les fibres ont été distendues, écartées, et circoncrivent un grand nombre d'excavations. La masse centrale de la tumeur a été injectée, et M. Lebert, à l'examen, n'a constaté aucune trace de cancer; elle était constituée par une masse sanguine, qui recevait les orifices d'un grand nombre d'artères; à la surface de la tumeur elles étaient très-volumineuses et très-flexueuses. Cette pièce a été considérée comme un exemple rare d'anévrisme des os.

(Prof. Richet, *Soc. de chir.* 1855, t. V, p. 286.)

N° 458 f. — Portion supérieure de l'humérus gauche ; sarcome myéloïde probable.

L'humérus, à l'union de son tiers supérieur avec le tiers moyen, présente, dans une étendue de 7 centimètres, une interruption complète de l'os qui a été détruit à ce niveau; il existe à sa place une tumeur ovoïde, arrondie à sa surface, qui a pour enveloppe le périoste épaissi. Cette tumeur paraît formée d'éléments fibreux, qui s'irradient du centre à la circonférence, et entre lesquels existaient des élémens plus mous, qui laissaient à la pression suinter un liquide aqueux. Cette tumeur, parfaitement circonscrite de toutes parts, aux extrémités de son grand axe, ne s'engageait point dans le canal médullaire qui était oblitéré à ce niveau. Les extrémités osseuses irrégulières présentent des aspérités peu nombreuses, mais bornées aux limites de la tumeur elle-même. Une injection a été tentée, et montre que la surface de la tumeur était très-vasculaire.

N° 458 *g*. — Portion supérieure de l'humérus droit; sarcome myeloïde.

Cette pièce provient d'un homme de 40 ans, qui, à la suite de douleurs rhumatoïdes du bras droit, vit apparaître à la partie antérieure de l'humérus, au niveau de l'insertion deltoïdienne, une tumeur. Cette tumeur s'accrut assez rapidement et devint le siége de douleurs lancinantes, qui empêchaient le malade de dormir. Des pulsations artérielles se faisaient sentir dans toute l'étendue de la masse morbide, et il existait un bruit de souffle évident, à la partie antérieure surtout. La compression de la sous-clavière faisait cesser les battements ainsi que le souffle. On a pratiqué la désarticulation de l'épaule.

On constate sur cette pièce une tumeur ovoïde du volume d'un gros œuf de poule, qui siége à l'union du tiers supérieur avec le tiers moyen de l'humérus. Cette tumeur paraît s'être développée dans la partie centrale de l'os, qu'elle a détruit dans une étendue d'environ 9 centimètres. Le tissu de cette masse morbide bien délimité à sa surface, était à la coupe, à l'état frais, d'un blanc jaunâtre, et l'examen microscopique qui a été fait par M. Lebert, a montré que cette tumeur était formée de tissu fibreux, mélangé à des éléments fibro-plastiques. A la périphérie existent encore quelques lamelles osseuses; il y avait aussi des vaisseaux artériels et veineux en assez grande quantité. Un réseau vasculaire très-fin, pénétrait à la partie interne jusqu'au centre de la tumeur, ce qui explique les pulsations et le bruit de souffle.

(M. Demarquay, *Bul. Soc de chir.* (1853), t. III p. 234.)

N° 458 *h*. — Myxome pédiculé du volume du poing, qui était adhérent au périoste de la face interne de l'humérus.

La tumeur est bien délimitée, lisse à l'extérieur; à la coupe elle présente des loges composées de tissu fibreux, de capacité variable, et dans lesquelles est contenue une substance de nature colloïde. Cette tumeur était adhérente au périoste de la face interne de l'humérus.

(Professeur Roux, 1853.)

N° 458 *i*. — Fibrome graisseux de l'omoplate.

Cette tumeur, qui est très-considérable, et dépasse le volume d'une tête d'adulte, était située au-dessous de la fosse sous-épineuse; elle adhérait à l'angle inférieur de l'omoplate.

(M. Maisonneuve, 1857.)

N° 459. — Humérus gauche; sarcome probable.

L'humérus est détruit dans sa presque totalité; les cartilages articulaires ont été respectés. L'os est remplacé par une énorme tumeur oblongue, ramollie à son centre, plus dense à la superficie, qui a été considérée par le donateur de la pièce comme étant de nature cancéreuse.

N° 460. — Humérus droit; cancer.

La tumeur qui a acquis un volume considérable est oblongue de haut en bas. Elle a envahi la totalité du corps de l'humérus, dont on ne retrouve que la surface cartilagineuse de la tête et de l'articulation radio-cubitale; les cartilages ont été respectés. La tumeur a été fendue verticalement, et l'on aperçoit dans son centre une cavité anfractueuse et irrégulière, tandis que sa coupe présente à l'extérieur un tissu blanchâtre d'aspect fibreux, homogène dans certains points, constitué dans d'autres par des lamelles horizontales, superposées et convergeant vers le centre.

N° 460 a. — Portion supérieure de l'humérus droit; enchondrome.

Cette pièce provient d'un jeune homme de 22 ans. Le malade ne s'est aperçu de sa lésion que cinq mois environ avant son opération. La tumeur qui faisait d'abord saillie en arrière devint bientôt sensible dans le creux axillaire, et se prolongea le long de la face interne de l'humérus. M. Nélaton ayant reconnu l'existence d'un enchondrome, pratiqua la résection du quart supérieur de l'humérus vers le mois de septembre 1856.

La tumeur, qui est évidemment de nature cartilagineuse, s'étend du bord inférieur et interne de la surface articulaire de l'humérus, jusqu'à la réunion du quart supérieur de l'os avec les trois quarts inférieurs. Elle présente une forme ovoïde, régulière; elle a à peu près le volume d'un œuf de dinde. Elle est composée de masses de cartilage hyalins, séparées par des éléments fibreux abondants.

Une perforation du tissu compacte de l'humérus fait communiquer la tumeur avec le tissu spongieux de la tête et de la partie supérieure du corps de l'os, qui présente en plusieurs points, du tissu cartilagineux, paraissant comme infiltré dans le tissu spongieux. La section de l'os a été faite à environ 2 centimètres au-dessous du tissu morbide, répandu dans le tissu spongieux.

(Professeur Nélaton, *Soc.. anat.*, 1857, p. 50.)

N° 460 *b*. — Dessin à l'aquarelle de la pièce précédente; enchondrome de la partie supérieure du fémur.

Ce dessin nous montre l'aspect de la pièce après dissection.

N° 460 *c*. — Second dessin à l'aquarelle de la pièce n° 460 *a*.

Ce dessin montre à l'état frais l'aspect d'une coupe verticale qui a été pratiquée sur cette pièce.
(Professeur Nélaton.)

N° 460 *d*. — Portion supérieure de l'humérus droit; encondrome.

La pièce, en assez mauvais état de conservation, a été divisée en deux moitiés verticalement; une seule moitié est conservée, et l'on constate que l'humérus est très-raréfié, atrophié dans sa substance compacte. A la face interne existe une tumeur du volume du poing qui paraissait pénétrer jusque dans le canal médullaire. Cette tumeur, constituée par des dépôts calcaires et osseux, a une forme assez irrégulière ; sa surface est grenue, criblée de petits tubercules arrondis. A son centre existent des excavations de dimensions variables, dans lesquelles étaient contenues des mases fibro-cartilagineuses. Il s'agit donc ici d'un enchondrome ossifiant.
(Professeur Nélaton.)

N° 460 e. — Portion supérieure de l'humérus gauche enchondrome muqueux.

La tumeur, qui est volumineuse, égale environ la tête d'un enfant; elle a été recueillie sur un homme de 34 ans, et a nécessité la désarticulation de l'épaule, avec résection du col de l'omoplate qui était envahi.

L'humérus, dans son tiers supérieur, est à peu près complétement détruit et remplacé par une masse composée d'îlots cartilagineux, séparés par des lamelles fibreuses qui circonscrivent des cavités kystiques de dimensions variables. Dans les parties ramollies cartilagineuses, on a constaté, comme dans les enchondromes lobulés, des cellules cartilagineuses ramifiées. Il existe aussi des traces de tissu osseux, formé par l'ossification du tissu embryonnaire développé autour des capsules de cartilage. Le stroma, très-embryonnaire, contient de la mucine. Il s'agit donc d'un enchondrome muqueux.

(Professeur Richet, *Soc. anat.* (1872), 2e série, t. XVII, p. 237.)

No 461. — Extrémité inférieure de l'humérus droit avec le cubitus correspondant; cancer du cubitus.

Cette pièce, qui est desséchée, a été donnée comme un exemple de cancer, et a nécessité l'amputation du bras à l'union du tiers supérieur avec les deux tiers inférieurs.

On constate à la partie antérieure et supérieure de l'avant-bras une tumeur aplatie d'avant en arrière, volumineuse, partagée en plusieurs lobes; elle semble naître des faces antérieure et externe du cubitus. Le radius n'existe pas. Cette masse morbide s'appuie en arrière et en dehors sur des végétations osseuses nées du cubitus, et contient elle-même dans son épaisseur plusieurs noyaux osseux. Autant que l'on en peut juger aujourd'hui, cette tumeur m'a paru devoir être rapportée aux enchondromes.

(Professeur Dupuytren.)

No 461 *a*. — Avant-bras gauche; chondro-fibrome.

Cette tumeur, qui est énorme, a été recueillie sur un homme qui en rapportait l'origine à une trentaine d'années. L'amputation a été pratiquée au quart inférieur du bras. La lésion avait débuté par le radius, auquel elle est restée limitée. On distingue dans cette masse morbide, qui est considérable, deux parties à peu près d'égal volume : l'une supérieure, l'autre inférieure.

La première est constituée par un tissu fibreux, la seconde par un mélange de tissu fibreux et de cartilages. Les grains cartilagineux sont petits et logés dans des alvéoles fibreuses; ils présentent tous à leur centre un petit point cupuliforme. Le radius, à l'exception de la partie articulaire supérieure, est absorbé dans la tumeur; le cubitus, qui est rejeté sur le côté, est sain, aplati; il a une largeur assez considérable. Au microscope, on a constaté que la partie enchondromateuse n'est pas composée de cartilage hyalin, mais de fibro-cartilage. Les cellules sont très-petites.

(Professeur Nélaton, *Soc. anat.*, 1866, 2e série, t. XI, p. 93.)

N° 461 *b.* — **Dessin à l'aquarelle de l'enchondrome précédent.**

Sur ce dessin, on distingue, sur la coupe représentée, l'aspect des deux tumeurs superposées, et la disposition ponctuée que présente la partie cartilagineuse.

(Professeur Nélaton.)

N° 462. — Squelette de la main gauche avec la partie inférieure de l'avant-bras ; enchondrome.

La tumeur a été indiquée comme étant un ostéo-sarcome, mais c'est probablement un chondrome ossifiant. La tumeur est située entre le troisième et le cinquième métacarpien, et formée en grande partie aujourd'hui de tissu osseux. Sa forme irrégulière est celle d'un huit de chiffre, dont la partie rétrécie correspond au métacarpe. L'un des renflements s'étend en arrière vers le dos de la main, et l'autre se prolonge en avant du côté de la paume. Chacun de ses renflements a le volume d'un gros œuf ; ils sont constitués par l'agglomération d'une grande quantité de petites granulations, de petites masses osseuses, unies par une substance interposée et désséchée, qui forme aujourd'hui des alvéoles qui contenaient probablement du cartilage. Le renflement postérieur présente une vaste cavité.

La tumeur, par son volume, a écarté les troisième et cinquième métacarpien ; ce dernier est surtout fortement porté en dedans. La masse morbide paraît avoir pris naissance dans le quatrième métacarpien qui est en grande partie détruit.

N° 462 *a.* — **Avant-bras et main gauche ; enchondromes multiples.**

Cette pièce provient d'un homme de 34 ans, qui, depuis vingt-trois ans, c'est-à-dire à l'âge de 11 ans, a vu se développer sur la main gauche, une série d'enchondromes qui n'ont cessé de s'accroître, et se développaient sous le périoste des phalanges et des métacarpiens.

L'apparition de ces tumeurs qui sont aujourd'hui nombreuses, et dont pour quelques-unes le volume est très-considérable, est rapportée à une cause traumatique. D'après M. Cazin, ces tumeurs auraient commencé à apparaître quelques mois après une contusion de la main, sur laquelle un cheval aurait marché. A l'âge de 16 ans, un petit enchondrome a apparu sur le cubitus, du même côté, et il existait au moment de l'amputation qui a été pratiquée au tiers inférieur de l'avant-bras, un petit enchondrome à côté de la coulisse bicipitale de l'humérus. La main avec les tumeurs pesait après l'amputation 2 kilog. 800 gr. Le malade avait complétement perdu l'usage de ses doigts.

(M. Cazin, 1871, *Soc. de chir.*, 2e série, t. XII, p. 286.)

No 463. — Doigt annulaire de la main gauche, sur lequel existe une tumeur volumineuse qui a été déposée dans le Musée comme étant de nature cancéreuse.

La tumeur, qui est ovoïde, a le volume d'un gros œuf; elle a été incisée sur un des côtés, et l'on peut constater que les os ont été entièrement détruits ; on retrouve seulement à l'une des extrémités, la partie antérieure du métacarpien, dont la surface articulaire est revêtue de cartilage; à l'autre extrémité existe la phalange unguéale.

Il est aujourd'hui impossible de déterminer d'une manière exacte la nature de la tumeur, mais elle me paraît se rapporter par son aspect aux enchondromes.

(Professeur Thillaye.)

No 463 *a*. — Modèle en cire de la pièce précédente.

La tumeur, par sa forme et son aspect, paraît plutôt appartenir aux enchondromes qu'aux tumeurs cancéreuses.

(Professeur Thillaye.)

No 463 *b*. — Main gauche; tumeur du médius.

Modèle en cire d'une tumeur qui a détruit en totalité le médius, l'annulaire et en partie l'index et le petit doigt.

No 463 *c*.— Métacarpiens des trois derniers doigts de la main droite avec les phalanges correspondantes ; enchondromes multiples.

Les métacarpiens des trois derniers doigts, mais surtout les phalanges, sont le siége de chondromes multiples qui, à leur niveau, ont détruit complétement le tissu osseux; il est remplacé par des masses cartilagineuses hyalines, séparées par des éléments fibreux qui les cloisonne. Ces tumeurs sont surtout volumineuses pour le petit doigt et l'annulaire, où elles ont acquis le volume

d'un gros œuf. Le petit doigt a été divisé parallèlement à son axe pour faire voir l'aspect du tissu cartilagineux hyalin.
(Professeur Denonvilliers, 1857.)

N° 463 *d*. — Modèle en plâtre de l'avant-bras droit et de la main correspondante de la pièce précédente.

Ce modèle est destiné à montrer l'aspect de ces tumeurs avant dissection.
(Professeur Denonvilliers, 1857.)

N° 463 *e*. — Modèle en plâtre de la main gauche du même individu que la pièce n° 463 *c*.

Sur ce modèle, on observe les reliefs produits par des enchondromes multiples, siégeant sur le premier et le second métacarpien, les phalanges du pouce et de l'indicateur.
(Professeur Denonvilliers, 1857.)

N° 463 *f*. — Dessin à l'aquarelle d'un métacarpien et d'un doigt atteints d'enchondrome.

Le dessin représente une coupe qui permet de voir le siége et la disposition du tissu morbide. La partie antérieure du métacarpien et postérieure de la phalange sont notablement gonflés, tuméfiés, et on trouve disséminés dans le tissu osseux des masses cartilagineuses diffuses, qui ont refoulé à l'extérieur le tissu de l'os qui est altéré dans sa structure.
(Professeur Nélaton, 1847, *Éléments de pathologie,* 2e édition, t. II, p. 517.)

N° 463 *g*. — Deux dessins à l'aquarelle représentants la coupe d'un enchondrome de la première phalange.

La tumeur est née dans le tissu spongieux de la première phalange, elle a acquis le volume d'un petit œuf, le tissu cartilagineux a débuté sous forme de noyaux disséminés dans l'intérieur du tissu spongieux.
(Professeur Nélaton, 1852, *Éléments de pathologie chirurgicale,* 2e édition, t. II, p. 516.)

N° 463 *h*. — Dessin à l'aquarelle représentant la coupe d'un enchondrome de la première plalange d'un doigt.

La tumeur est volumineuse, le tissu cartilagineux est profondément altéré dans la moitié postérieure de la tumeur; une ulcération s'est produite du côté de la paume de la main. Dans la moitié antérieure, la tumeur a un aspect cartilagineux plus franc.

(Professeur Nélaton, 1865, *Éléments de pathologie chirurgicale,* 2e édition, t. II, p. 324.)

N° 463 *i*. — Deux dessins à l'aquarelle d'un doigt atteint d'enchondrome.

La tumeur a pris naissance dans le périoste, au niveau de la partie antérieure de la première phalange et postérieure de la seconde; la tumeur qui est lobée est restée bornée au périchondre.

(Professeur Nélaton, 1858, *Éléments de pathologie chirurgicale,* 2e édition, t. II, p. 519.)

N° 463 *j*. — Deuxième métacarpien gauche avec le doigt correspondant, enlevé chez un couvreur; enchondrome.

La tumeur qui a un volume considérable, celui du poing environ, fait principalement saillie du côté de la face palmaire, le métacarpien est à peu près intact à la face dorsale. A sa surface externe, cette tumeur est bosselée, lobulée, chaque bosselure est lisse, arrondie, et présente un sillon profond. La production morbide s'insère à toute la face antérieure du deuxième métacarpien, dont elle a fait disparaître le tissu compacte. Une coupe permet de constater que la plus grande partie de cette masse est formée de tissu osseux à forme spongieuse, et les cellules du tissu spongieux de la tumeur se continuent sans ligne de démarcation avec celles du métacarpien. A la périphérie du tissu osseux spongieux, existe une mince couche de tissu cartilagineux.

(Professeur Nélaton, 1865.)

N° 463 *k*. — Deux dessins à l'aquarelle représentant la pièce précédente n° 463 *j*.

L'un de ces dessins montre la tumeur après son ablation, l'autre représente une coupe longitudinale qui permet d'étudier à l'état frais les détails de la tumeur que nous avons décrite précédemment.

(Professeur Nélaton, 1865.)

N° 463 *l*. — **Dessin à l'aquarelle d'un enchondrome de la première phalange d'un doigt.**

Cette tumeur volumineuse, ovoïde, occupe la face palmaire de la première phalange. Elle est lisse à sa surface et parfaitement régulière.

(Professeur Nélaton.)

N° 463 *m*. — **Dessin à l'aquarelle, représentant une coupe longitudinale de la pièce précédente.**

On constate sur cette coupe que le tissu compacte de la face antérieure de la première phalange a été détruit, et la tumeur paraît, dans sa totalité, formée de tissu cartilagineux hyalin, sans mélange de tissu osseux.

(Professeur Nélaton.)

N° 463 *n*. — **Tumeur du médius du volume d'une grosse noix; enchondrome.**

Cette tumeur avait pour siége la face interne du doigt médius; elle a été observée chez un cocher âgé de 40 ans. Au dire du malade, elle datait de l'âge de 12 ans; arrivée à la grosseur d'une noisette, elle resta longtemps stationnaire. Ce n'est que deux ans avant l'opération qu'elle fit de nouveau progrès, pour acquérir le volume d'une noix. Pendant l'opération, elle a paru n'adhérer qu'au périoste.

Cette tumeur a tout à fait la forme d'un petit cerveau, légèrement concave d'un côté, c'est sa face profonde; elle était convexe de l'autre. L'examen microscopique a été fait par M. Broca, qui a trouvé que cette petite masse était formée par du tissu cartilagineux à peu près pur; les parties calcaires sont des ossifications véritables.

(M. Voillemier, *Soc. de chir.*, t. VIII, p. 291.)

N° 463 *o*. — **Modèle en plâtre d'une main droite; enchondromes multiples.**

Sur cette main, le médius, l'annulaire, mais surtout le petit doigt, présentent sur leur trajet, des renflements assez volumineux, arrondis, qui, selon toute probabilité, doivent être des enchondromes multiples.

ARTICLE 4.

KYSTES, CANCERS ET TUMEURS DIVERSES DES OS DES MEMBRES INFÉRIEURS.

Le Musée renferme cinquante-deux pièces de tumeurs diverses des membres inférieurs, du n° 464 à 480 *c* inclusivement. Vingt-sept pièces sont relatives à des tumeurs du fémur, dix à des tumeurs du tibia, cinq à des tumeurs du péroné ; et sur une pièce, la lésion porte à la fois sur les deux os de la jambe, n° 475. Enfin neuf pièces sont relatives à des tumeurs des os du pied.

Les tumeurs principales du fémur sont les suivantes : les n°s 464 et 464 *a* sont des exemples de sarcome fibreux, le n° 467 *b* est un sarcome fasciculé. Les n°s 464 *b*, 465, 465 *a*, 466 sont des sarcomes fibreux avec végétations osseuses et ostéoïdes. Les pièces d'enchondrome sont assez nombreuses (n°s 467, 467 *a*) ; ce dernier est un modèle en cire de la pièce précédente. Les n°s 467*c*, 467*d*, 469*a*, sont des chondro-fibromes, et la pièce n° 469 *b* est un chondrome diffus probable. Les pièces de cancer sont également nombreuses et présentent la plupart des variétés de ces redoutables tumeurs. Les n°s 469, 469 *c*, 469 *d*, 469 *e*, 469 *g*, 469 *h* se rapportent à ce genre de tumeurs ; les n°s 468, 468 *b*, 468 *c*, 468 *d* sont des exemples de cancer médullaire, et les pièces n°s 469 *f*, 469 *i* sont des sarcomes nucléaires.

La pièce la plus intéressante et la plus curieuse des tumeurs du fémur est incontestablement celle n° 468 *e*. Il s'agit sur cette pièce, de kystes multiloculaires qui occupent toute l'étendue de la diaphyse du fémur. Cette pièce, qui est peut-être unique, a été donnée par le professeur Nélaton, qui l'a reproduite par le dessin dans ses *Eléments de pathologie chirurgicale*.

Les pièces les plus intéressantes de tumeurs du tibia sont : les n°s 470, 470 *a*, 471, qui sont des exemples d'enchondromes ; les n°s 470 *b* et 471 *a*, qui sont des sarcomes myeloïdes ; la pièce n° 477, qui est un cancer térébrant décrit par Gerdy ; enfin, la pièce n° 471 *d*, qui présente une tuméfaction générale et fusiforme de la diaphyse. Sur cette pièce d'origine inconnue, la diaphyse atrophiée par dilatation excentrique, est réduite à une véritable dentelle, et ne présente plus aucune résistance ; on a lieu de s'étonner que le tibia ne se soit point fracturé pendant la vie du malade. Le péroné a subi en grande partie la même altération.

Les tumeurs des os du pied sont au nombre de neuf, et présentent la plupart un grand intérêt. La pièce n° 474 *a* est un exemple de sarcome myeloïde du cuboïde. Celle n° 478 est un fibrome du calcanéum, qui occupe toute l'étendue de cet os. Celle n° 478 *a* est un sarcome fibro-plastique du calcanéum, qui, comme pour la pièce précédente, occupe toute l'étendue de cet os et s'est généralisé dans les poumons. La pièce n° 479 est un fibrome de la face postérieure du calcanéum qui est intact. La pièce n° 479 *a* est un exemple de cancer encéphaloïde limité au calcanéum ; celle n° 480 est un sarcome embryo-plastique de la plante du pied. Les pièces n°s 480 *a*, 480 *b*, 480 *c* sont des exemples d'enchondromes variés du premier métacarpien.

N° 464. — Portion supérieure du fémur droit ; sarcome fibreux probable.

La presque totalité du col du fémur et la partie voisine du corps, sont enveloppées par une tumeur du volume de la tête d'un enfant. La partie interne du col et la tête du fémur ne sont point comprises dans la masse morbide. La lésion paraît s'être étendue à l'os qui, dans certains points, est notablement altéré et érodé. Le grand trochanter est en grande partie détruit. (Professeur Blandin.)

N° 464 *a*. — Squelette de la cuisse et de la jambe droite d'un très-jeune enfant.

On observe à la partie antérieure du fémur et de la rotule

une tumeur très-volumineuse, aplatie d'avant en arrière. Cet pièce est sans renseignements, ce qui est regrettable.

(M. Bouteiller, 1868.)

N° 464 *b*. — Portion supérieure du fémur gauche; tumeur sarcomateuse avec des végétations ostéoïdes.

Cette tumeur, qui est considérable, est située à la partie inter du fémur, immédiatement au-dessous du petit trochanter; elle se prolonge plus haut en avant, où elle atteint la base du grand trochanter, qu'en arrière. Elle prend naissance sur le périoste. Une coupe pratiquée sur cette tumeur, permet de voir que le tissu compacte du fémur dans toute son étendue est normal. Il existe, dans cette masse morbide, un mélange à parties presque égales de tissu osseux et ostéoïde. A la périphérie, surtout en avant, le tissu osseux est plus abondant et forme une véritable exostose à surface irrégulière, inégale. Une injection a été tentée, mais elle n'a pénétré que dans les vaisseaux qui rampent à la surface, et qui sont volumineux.

(Professeur Vulpian, 1869.)

N° 464 *c*. — Moitié supérieure de l'os iliaque gauche, qui a appartenu au même individu que la pièce précédente; sarcome.

Cette pièce a été macérée, les tissus mous ont été détruits; on observe au bord antérieur de l'iliaque, entre l'épine supérieure et l'inférieure, de nombreuses végétations osseuses à forme très-irrégulière, peu dures, qui à l'état frais comme la tumeur du fémur, étaient entourées et pénétrés d'éléments fibreux. Ces végétations s'étendent sous forme de lames à la face interne de l'iliaque en avant, et sous forme de tubercules à l'externe.

(Professeur Vulpian, 1869.)

N° 465. — Fémur gauche ; sarcome.

La presque totalité de la diaphyse de ce fémur est rugueuse, inégale, parcourue par de nombreux sillons vasculaires. Dans certaines parties, ces végétations osseuses sont perpendiculaires à l'axe de cet os, elles siégent principalement à la face externe et le long de la ligne âpre où elles présentent une saillie de 2 à 3 centimètres. Dans le reste de son étendue, le fémur est érodé à sa surface. L'extrémité inférieure est détruite complétement ; les condyles, qui n'existent plus, semblent avoir été détachés au niveau de l'interligne épiphysaire.

Il est probable que le fémur était enseveli au centre d'une masse sarcomateuse, à laquelle les végétations osseuses seraient en quelque sorte de support.

(M. Ollivier d'Angers.)

N° 465 *a*. — Portion inférieure du fémur droit ; sarcome.

Le tiers inférieur du fémur est entouré de toutes parts, par des végétations, ostéoïdes considérables, faisant à la partie moyenne une saillie de 4 centimètres et demi à la surface de l'os. Ces végétations, insérées perpendiculairement à la surface du fémur, sont séparées par des espaces variables ; examinées à la surface extérieure, ces végétations semblent contournées en volutes à la manière des cornets, et circonscrivent des cavités évasées qui vont en diminuant dans la profondeur.

Une coupe pratiquée perpendiculairement à l'axe du fémur, permet de constater que ces végétations s'insèrent sur le périoste, qui a dû leur donner naissance. Le tissu compacte du fémur au niveau de la tumeur est conservé et raréfié, ce qui tient à une plus grande vascularité de cet os à ce niveau ; le canal médullaire est oblitéré par un tissu réticulaire. La vascularisation de la partie supérieure est aussi augmentée, mais à un moindre degré qu'au niveau de la tumeur. Les condyles sont normaux.

Il est probable qu'un tissu sarcomateux entourait le fémur à ce niveau et s'engageait dans les espaces libres, situés entre les végétations ostéoïdes dont la consistance est peu considérable.

(M. Houel.)

N° 466. — Les trois quarts supérieurs d'un fémur droit ; sarcome.

A la partie interne et supérieure du corps du fémur, immédiatement au-dessous du petit trochanter, existe une masse osseuse considérable, oblongue parallèlement à l'axe du fémur ; par sa base elle s'implante sur le corps de l'os. La hauteur de cette espèce d'exostose est de 8 centimètres, son diamètre antéro-postérieur de 6. La surface libre est très-irrégulière, parsemée d'éminences angulaires, séparées par des sillons, des gouttières et même des trous infundibuliformes. Le tissu osseux qui forme cette masse est spongieux, les parois des cellules sont denses, éburnées, et cette tumeur est parcourue par un grand nombre de canaux ou de lacunes, obliques de haut en bas et d'arrière en avant. Il est probable que ces canaux logeaient l'artère fémorale profonde et ses divisions. La tête du fémur et une grande partie du col manquent.

Cette exostose devait être englobée par un tissu sarcomateux qui s'insinuait dans les anfractuosités qu'elle présente.

N° 467. — Portion inférieure du fémur gauche ; enchondrome périostique, cloisonné par de nombreuses végétations ostéoïdes.

Cette pièce, qui est très-intéressante, a été publiée à tort par Boyer dans son *Traité des maladies chirurgicales* (édition de 1822, t. III, p. 600) comme un exemple d'osteo-sarcome.

Cette pièce provient d'une femme de 30 ans, nommé Marie Pellerin. Dès l'âge le plus tendre, elle vit apparaître vers le milieu de la cuisse gauche des douleurs obtuses, auxquelles succédèrent une tumeur, qui resta longtemps stationnaire, puis, à l'âge de 28 ans, la malade la vit tout à coup augmenter assez rapidement de volume. Il existait aussi des tumeurs osseuses à la partie supérieure de la face antérieure de l'humérus gauche, et à la face interne du tibia droit. Mais elles sont toute la vie restées stationnaires, même après l'amputation qui a été pratiquée pour la tumeur de la cuisse gauche.

Cette tumeur, qui est très-volumineuse, occupe la moitié inférieure du fémur, elle a une hauteur de 20 centimètres; son diamètre antéro-postérieur est également de 25 centimètres. Dans sa partie moyenne, les muscles de la cuisse avaient été refoulés en dehors, l'artère était soulevée et le nerf aplati. Fraîche, cette tumeur, dit Boyer, avait une couleur de perle, elle était élastique demi-transparente mais point diffluente.

Le périoste épaissi qui l'enveloppait, s'enfonçait dans le fond des lobules, car la surface de la tumeur était mamelonnée. L'enveloppe fibreuse enlevée, Boyer ajoute que la tumeur offrait une structure et une consistance analogue à celle d'un cartilage mou et granulé.

La tumeur ayant été divisée verticalement par un trait de scie, on constate sur la moitié conservée, qu'elle a pris naissance en dehors du fémur sur le périoste. Le fémur, au niveau de la partie moyenne de la masse morbide, présente un petit boursouflement, mais dans aucun point la lame de tissu compacte manque complétement. De la surface du fémur, partent perpendiculairement à l'axe de cet os, de nombreuses végétations ostéoïdes, qui circonscrivent des cavités qui, au dire de Boyer, étaient remplies par de la matière cartilagineuse; une couche de cartilage existait aussi à la périphérie de la tumeur. Dans lusieurs points, elle était ramollie, on y trouvait des foyers contenant un liquide sanguinolent.

(Professeur Boyer, *Maladies chir.*, édition de 1822, t. III, p. 600.)

Nº 467 *a*. — Modèle en cire de la pièce précédente.

Ce modèle représente la pièce précédente nº 467, avec l'aspect que nous avons décrit dans l'observation.

(Professeur Boyer.)

Nº 467 *b*. — Portion inférieure du fémur gauche; sarcome fasciculé.

Cette pièce provient d'un jeune homme de 16 ans, qui a été amputé de la cuisse. La tumeur a environ le volume des deux poings; elle occupe la partie inférieure du fémur, laissant intacte l'articulation fémoro-tibiale; elle a une étendue verticale de 15 centimètres, et 13 dans son diamètre transversal. Une coupe verticale du fémur permet de constater sur la moitié conservée, qu'un premier amas de tissu morbide se rencontre dans le canal médullaire; le tissu compacte de l'os est assez bien conservé sans altération; à sa surface existe une masse considérable qui s'insinuait jusque entre les muscles et les aponévroses.

L'examen microscopique, fait par M. Verneuil, a montré qu'il *n'existait point de tissu cancéreux,* mais qu'il s'agissait ici d'une tumeur fibro-plastique, assez vasculaire, disposée par masses irrégulières, de consistance variable, contenant quelques kystes dont quelques-uns étaient remplis de sang. Des ossifications formées de végétations ostéoïdes perpendiculaires à l'axe de l'os traversent la tumeur.

(Professeur Verneuil, *Soc. anat.*, 1854, p. 262).

Nº 467 *c*. — Fémur gauche; énorme enchondrome du périoste qui a nécessité la désarticulation de la cuisse.

La tumeur, qui a un volume considérable, environ 1 mètre de circonférence, occupe les deux tiers supérieurs du fémur; le membre entier pesait 49 kilogrammes et il dut être soutenu à l'aide de moufles pendant l'opération.

La tumeur à sa surface est lobée, irrégulière, et des sillons profonds séparent chacun des lobes. Une coupe pratiquée parallèlement à l'axe du fémur, montre que la masse de cette tumeur est composée de tissu cartilagineux, qui semble bien avoir eu pour point de départ le périoste. On constate çà et là quelques jetées osseuses peu nombreuses, perpendiculaires à l'axe de l'os, qui aboutissent au périoste. La lame compacte du fémur, conservée dans toute sa hauteur, est cependant raréfiée sur quelques points de sa surface. Un bouchon de substance chondroïde hyaline occupe le canal médullaire, et remonte assez haut vers la tête du fémur; cette disposition milite en faveur de la désarticulation faite par M. Gamgeé. L'amputation de la cuisse pratiquée aussi haut que possible, aurait pu laisser une partie de la tumeur dans le canal médullaire et permettre la récidive.

(M. Gamgeé, *Soc. de chir.*, 1864, 2e série, t. V, p. 204.)

N° 467 *d*. — Portion inférieure du fémur; ostéo-chondrome.

Cette tumeur, qui est considérable, enveloppe de toutes parts le quart inférieur du fémur. Une coupe verticale a été pratiquée sur cet os, et la masse morbide a un diamètre transversal de 16 à 17 centimètres; les cartilages d'encroûtement ont été conservés.

On manque complétement de renseignements sur cette pièce, mais on peut constater sur la coupe, que le tissu spongieux du fémur, ainsi que le tissu compacte ne font plus qu'un; ces tissus sont beaucoup plus denses qu'à l'état normal, comme éburnés. Du périoste naît la tumeur qui en est séparée daus certains points, tandis que dans d'autres elle se confond même avec le tissu de l'os. Cette énorme masse est composée de végétations ostéoïdes considérables, laissant entre elles des excavations qui étaient remplies par du cartilage, une couche mince en recouvrait aussi la surface qui était lobulée, irrégulière.

N° 468. — Moitié inférieure du fémur gauche; sarcome probable.

Cette portion osseuse vient d'un jeune homme, car l'épiphyse inférieure n'est point soudée. La surface externe de cet os, excepté dans le triangle, circonscrit entre les deux bifurcations inférieures de la ligne âpre, est recouverte de nouvelles sécrétions disposées en forme de petits mamelons. Les rugosités que l'on observe dans l'espace triangulaire signalé plus haut, tiennent à de la nécrose. Cet os est, en outre, traversé d'avant en arrière dans la partie inférieure de sa diaphyse, au niveau du point épiphysaire, par une ouverture de 2 centimètres de hauteur, sur 15 millimètres de large. Les parois de cette excavation sont anfractueuses, irrégulières. Au-dessus, le canal médullaire est rempli par un tissu réticulaire abondant, au centre duquel on aperçoit de petites cavernes. La paroi du cylindre osseux est décomposée en lamelles un peu raréfiées ; il est à présumer, d'après M. le professeur Denonvilliers, que cet os était enveloppé d'un produit morbide, probablement un sarcome.

N° 468 *a*. — **Fémur gauche; cancer médullaire probable.**

Cette pièce a été trouvée sur une femme de 26 ans. Quatre ans avant sa mort, cette femme avait éprouvé dans la cuisse gauche des douleurs sourdes, profondes, auxquelles succéda un gonflement de la cuisse. La tumeur s'accrut rapidement, au bout d'un an elle avait le volume de la tête d'un enfant, et occasionnait des douleurs continuelles. Elle resta deux ans stationnaire, après quoi, elle se ramollit et acquit un volume considérable.

A l'autopsie, on trouva que la tumeur était formée par deux couches, une extérieure corticale plus consistante, l'autre profonde, cancer encéphaloïde ramolli. Une injection poussée dans cette tumeur, permit de constater une grande vascularisation artérielle et veineuse. Le fémur ayant macéré, on constate qu'il a été détruit par la tumeur, dans une étendue d'environ 6 centimètres; les deux bouts des fragments qui sont rugueux, amincis, percés à jour, étaient plongés au sein de la substance cancéreuse ramollie.

(Professeur Broca, *Soc. anat.* 1848.)

N° 468 *b*. — **Moitié d'un fémur gauche; carcinome médullaire probable.**

Cette pièce provient d'un jeune homme de 13 ans qui, en février 1849, éprouva des douleurs dans la marche. Le 8 mars, sans cause connue, en marchant il se fractura la cuisse. Un appareil fut appliqué, et deux mois après il n'existait aucune trace de consolidation. On reconnut alors que la cuisse était tuméfiée à sa partie supérieure ; le gonflement continua à s'accroître, et le 19 septembre M. Nélaton pratiqua la désarticulation de la cuisse. Le malade mourut trente-huit jours après.

On peut constater sur la pièce que la tumeur est ovoïde ; son grand axe, parallèle à celui de l'os, est de 18 centimètres ; son petit axe de 12; la circonférence, au niveau de la partie moyenne, était de 37 centimètres. La tumeur commence en haut, à la partie moyenne du col du fémur ; en bas elle descend jusqu'au milieu à peu près de la longueur de l'os. La masse morbide a été injectée avec soin par M. Broca, qui a constaté que la surface était parcourue par un grand nombre de vaisseaux artériels et veineux. Ces vaisseaux pénétraient la tumeur; il a pu les suivre jusque dans son intérieur; l'injection veineuse y était plus abondante que l'injection artérielle.

Sur la coupe de cette moitié de pièce, on constate que la continuité de l'os est interrompue aux deux limites de la tumeur. Les extrémités osseuses libres plongeaient dans la masse cancéreuse, mais il n'existe aucune prolongation de la tumeur dans le canal médullaire de la diaphyse, ni dans les cellules du tissu spongieux du col. La continuité de l'os est interrompue dans un intervalle de 15 centimètres, et, dans la coque fibreuse qui entoure la tumeur, on trouve de loin en loin des plaques osseuses larges, minces, irrégulières. Cette coque osseuse à chaque extrémité se continue avec le périoste.

Tous les tissus morbides qui étaient contenus dans cette coque ayant été éliminés, on voit à son intérieur un plan membraneux horizontal qui divise cette cavité en deux loges à peu près égales, correspondant l'une au fragment supérieur, l'autre à l'inférieur. Cette cloison, examinée à sa partie moyenne, paraît résulter d'un seul feuillet, mais à sa périphérie elle se dédouble manifestement en deux feuillets qui s'écartent en sens opposé. En réalité, il existe deux kystes : l'un supérieur, l'autre inférieur, qui se sont développés isolément, et sont venus au contact par la fusion de leur partie moyenne. Cette disposition ferait supposer que le fémur était déjà cancéreux lorsque le membre a été fracturé, et chacune des extrémités osseuses est devenue isolément le siége d'une tumeur cancéreuse qui s'est enkystée séparément. Par suite de leur développement, ces deux tumeurs marchant à la rencontre l'une de l'autre ont fini par se confondre.

(Professeur Nélaton et M. Notta, *Union médicale*, 1849.)

N° 468 *c*. — Seconde moitié du fémur précédent n° 468 *b*; carcinome médullaire.

Sur cette seconde moitié du fémur, on rencontre la même disposition que sur la pièce précédente. Seulement, les deux loges fibreuses sur cette moitié sont remplies d'un tissu mou, qui dans certains points était même diffluent, d'un aspect rosé. Des foyers sanguins de volume et de consistance variable, se rencontrent en divers points. L'examen microscopique a montré à M. Broca qu'il existait dans cette tumeur beaucoup de larges celluleuses cancéreuses.

(Professeur Nélaton et M. Notta.)

N° 468 *d*. — Fémur gauche ; cancer.

La moitié supérieure de cet os est profondément altérée. Elle forme avec la moitié inférieure un angle droit ouvert en dedans et en arrière. Cette partie ainsi inclinée est réduite à quelques débris osseux minces très-raréfiés; l'os dans sa moitié supérieure a l'aspect d'une véritable dentelle. De plus, le tissu osseux paraît avoir été refoulé de dedans en dehors, et cela d'une façon irrégulière. On distingue trois cavités principales : une supérieure, une inférieure, une antérieure. Il est probable qu'une production morbide, un sarcome médullaire, a déterminé ces altérations. La tête du fémur et la moitié supérieure du col sont à peu près intactes.

La moitié inférieure du fémur a conservé sa forme et sa direction normale, mais le tissu osseux est raréfié et vascularisé. A sa partie inférieure, la diaphyse est creusée d'une assez vaste cavité qui communique à l'extérieur par plusieurs orifices distincts; cette cavité devait aussi renfermer un produit morbide probablement cancéreux.

((Professeur Malgaigne.)

N° 468 *e*. — Fémur gauche; kystes multiloculaires.

Cette tumeur kystique du corps du fémur est des plus intéressantes en même temps qu'elle est très-rare, elle a un volume considérable. Cette tumeur est oblongue, s'étend depuis la base du grand trochanter jusqu'à 2 centimètres au-dessus des condyles fémoraux. Une coupe verticale a été pratiquée sur cet os, et on constate que, dans toute cette étendue, la masse morbide est formée de l'agglomération d'une mulitude de kystes, de dimensions variables, dont la plupart pourraient contenir une noix. Un grand nombre de cloisons sont incomplètes, ce qui fait qu'un certain nombre de kystes communiquent entre eux. L'intérieur de ces kystes était tapissé par une membrane lisse polie; ils contenaient de la sérosité sanguinolente.

(Professeur Nélaton, *Éléments de pathologie chirurgicale*, 1re édition, t. II, p. 40, et 2e édition, t. II, p. 602.)

N° 469. — Fémur; tumeur énorme, probablement cancéreuse.

Le fémur et la tumeur ont été divisés verticalement. On constate sur cette coupe que la continuité de l'os est interrompue vers la partie inférieure, et la production morbide s'insinue dans le canal médullaire. L'articulation du genou est saine. Il est aujourd'hui difficile de déterminer exactement la nature de la production morbide qui est assez consistante à la périphérie, tandis que la partie centrale est creusée d'une vaste cavité; mais il est probable qu'il s'agit d'un sarcome encéphaloïde.

N° 469 *a*. — Portion inférieure du fémur gauche; chondro-fibrome hyalin lobulé.

Cette pièce provient d'une jeune fille de 9 ans, qui fut envoyée à l'hôpital pour une tumeur blanche du genou. L'amputation fut pratiquée et on reconnut que la membrane synoviale, ainsi que le reste de l'articulation, étaient à l'état normal.

Le fémur, dans son quart inférieur, est entouré d'une tumeur volumineuse, qui n'a pour limite inférieure que le cartilage d'incrustation. Cette tumeur fut considérée après son ablation comme étant de nature cancéreuse. Mais une coupe verticale, permet de constater qu'il s'agit d'une agglomération considérable de grains cartilagineux, ayant le volume d'un grain de chènevis et reliés les uns aux autres par du tissu fibreux. Cette masse de cartilage est, d'un côté, appliquée sur la diaphyse fémorale à laquelle elle adhère, diaphyse éburnée dans certains points, tandis que, dans d'autres, elle a été détruite. Le périoste soulevé par la tumeur, l'enveloppe de toutes parts et envoie des prolongements fibreux dans la masse morbide. On trouve disséminés dans le canal médullaire et dans le tissu spongieux de l'épiphyse des grains cartilagineux.

(M. Tavignot. *Soc. anat.*, 1841, t. XVI, p. 140.)

N° 469 *b*. — Portion moyenne du fémur gauche; chondrome diffus probable.

La portion supérieure de ce tronçon de fémur a subi une dilatation excentrique considérable, et la tumeur qui en résulte a 43 centimètres de circonférence. La surface extérieure est formée par une coque osseux assez régulière en avant; elle manque en arrière. On distingue à cette surface quelques dépôts périostiques de renforcement et des perforations de dimension variable.

A l'intérieur, cette poche est cloisonnée par de nombreux prolongements ossiformes qui constituent des cavités très-irrégulières, elles devaient très-probablement contenir du tissu fibro-cartilagineux; mais il ne peut, à cet égard, être fait que des suppositions. La portion inférieure du fémur a son tissu compacte criblé de trous nombreux.

N° 469 c. — Fémur gauche ; cancer encéphaloïde probable.

La pièce a été divisée verticalement en deux moitiés, l'une antérieure qui a été macérée, l'autre postérieure. C'est de cette dernière qu'il s'agit ici. La première porte le n° 469 *d*. On remarque sur ce fémur une tumeur volumineuse, qui a détruit la plus grande partie de la diaphyse. Les deux bouts de l'os usés, sont rugueux et plongent dans la tumeur, qui présente une assez grande quantité de tissu fibreux, avec des noyaux jaunâtres qui sont de la fibrine décolorée graisseuse.

(Professeur Velpeau, 1855.)

N° 469 d. — Seconde portion de la pièce précédente ; cancer encéphaloïde.

Sur cette seconde moitié de fémur, qui a macéré, on voit que l'os a été profondément altéré, usé, érodé au niveau de la tumeur ; on ne retrouve que des débris informes, qui sont rugueux à leur surface, et qui ont été collés sur une planche. A la partie inférieure, le périoste avait donné naissance à des végétations assez considérables.

(Professeur Velpeau, 1855.)

N° 469 e. — Fémur droit, divisé en deux moités latérales, l'une interne, l'autre externe ; la première est conservée dans l'alcool, la seconde a été macérée ; cancer encéphaloïde.

Ces deux moitiés du même fémur proviennent d'une femme de 46 ans, qui s'est fracturé la cuisse à la partie supérieure du tiers moyen, par la chute d'un tabouret qui tomba à peine d'un mètre de haut, ce qui donna au chirurgien quelques doutes sur l'état de santé de cet os. Il existait un raccourcissement de 8 centimètres, qui, malgré des tractions énergiques, ne put être réduit au-dessous de 4. Le membre fut placé dans un appareil de Scultet. Au bout de soixante jours la consolidation parut complète. Vers le soixante-dixième, apparut sur la face antérieure et externe du fémur une tumeur, qui prit un accroissement considérable, présenta la sensation de parchemin froissé et des battements. La consolidation se détruisit et le chevauchement augmenta à nouveau, d'une manière notable.

On constate sur la moitié conservée dans l'alcool, que les fragments se perdent au milieu d'un tissu mou très-vasculaire, que M. Robin a reconnu comme étant de nature encéphaloïde ; il était enveloppé par une membrane fibreuse assez résistante qui paraît être le périoste épaissi.

Sur la moitié d'os qui a macéré on voit, à l'extrémité des fragments fracturés, des bourgeonnements osseux qui doivent avoir été produits par le cal, et dans le point qui correspond à la tumeur, des masses osseuses qui étaient isolées dans le tissu morbide.

(Professeur Gosselin, *Soc. anat.*, 1857, p. 241.)

N° 469 f. — Portion inférieure du fémur gauche ; articulation du genou et partie supérieure des deux os de la jambe ; sarcome encéphaloïde.

Ce fémur provient d'un homme de 38 ans, qui, depuis quelque temps, ressentait dans la cuisse des douleurs lancinantes intermittentes, lorsque le 27 septembre 1863, il éprouva une douleur très-vive en marchant, et tomba sans pouvoir se relever. Il s'était fracturé la cuisse à la partie inférieure.

Un appareil fut appliqué et maintenu en placé pendant un mois, nulle consolidation. On remplace le premier appareil par un bandage inamovible qui reste appliqué pendant trois semaines, on put alors percevoir un travail de consolidation des plus manifestes. Quelques temps après, M. Richet remarqua que le cal semblait augmenter de volume et prenait une forme un peu irrégulière. Cette augmentation de volume s'accentua, des battements se montrèrent dans la production morbide, et la mobilité reparut entre les fragments.

La tumeur remonta jusqu'à 18 centimètres au-dessus du bord supérieur de la rotule, la circonférence du membre était de 46 centimètres. Le 13 janvier 1864, on pratiqua l'amputation de la cuisse.

Une coupe verticale ayant été faite sur la tumeur, on constate que la fracture s'est produite immédiatement au-dessus des condyles, dont il ne reste en quelque sorte que la coque, tout le tissu spongieux ayant été envahi par la tumeur, qui s'est développée en champignon à la surface extérieure des fragments et remonte sous le périoste, jusque près de la partie moyenne du fémur. La tumeur n'a point envahi l'articulation, elle a refoulé en bas le cul-de-sac supérieur de la synoviale, en soulevant la rotule.

La surface de la tumeur est mamelonnée et la coupe ressemblait à de la substance cérébrale, elle est partagée en lobules de dimensions variables. Les lobules superficiels étaient grisâtres, ceux du centre jaunâtres, un peu plus mous. La tumeur ne contenait point de suc cancéreux, et l'examen fait par M. Robin, a montré qu'elle était formée de corps fusiformes, dont les noyaux étaient très-volumineux, et de noyaux libres hypertrophiés ; l'altération remonte dans le canal médullaire dans une étendue de 3 centimètres.

(Professeur Richet, *Soc. anat.*, 1864, 2° série, t. IX, p. 12.)

N° 469 *g.* — **Moitié interne de la partie inférieure du fémur et supérieure du tibia droit; cancer encéphaloïde du fémur.**

Cette pièce a été divisée verticalement en deux moitiés : l'interne est conservée dans l'alcool, l'externe a été macérée et porte le n° 469 *h*.

Sur la moitié interne conservée dans l'alcool, on constate que la partie inférieure du fémur, dans une étendue d'environ 10 centimètres, a été détruite et remplacée par un tissu morbide qui en a conservé la forme et le volume, et qui paraît être un sarcome encéphaloïde. La partie postérieure du condyle a été conservée et la moitié antérieure du tibia a été altérée dans une hauteur d'environ 2 centimètres, la rotule paraît intacte; l'articulation a donc été altérée dans sa partie antérieure, ce qui est rare, le ligament croisé interne et postérieur a été conservé.

(Professeur Nélaton, 1868.)

N° 469 *h.* — **Moitié externe de la pièce précédente; cancer encéphaloïde du fémur.**

Sur cette seconde moitié du fémur précédent qui a été macérée, on constate que la partie inférieure du fémur a été détruite, à l'exception de quelques portions osseuses isolées qui étaient englobées dans la masse morbide. La portion inférieure du fémur est évasée en forme de cornet; ce qui résulte de nouvelles sécrétions périostiques qui s'étaient étalées pour embrasser la tumeur.

(Professeur Nélaton, 1868.)

N° 469 *i.* — **Portion supérieure du fémur gauche; sarcome vasculaire, désarticulation de la cuisse; guérison.**

Cette pièce provient d'un jeune homme de 21 ans, qui, depuis cinq mois seulement, avant la désarticulation de la cuisse, se plaignait de douleurs dans le membre inférieur gauche, au niveau du mollet et de l'articulation du genou. Un mois après le début des douleurs, on remarqua un gonflement insolite de la cuisse, qui s'est dessiné ensuite sous forme d'une tumeur qui siégeait à la partie externe et antérieure du fémur. Cette tumeur augmenta rapidement de volume, elle s'étendait depuis le tiers inférieur de la cuisse jusqu'un peu au-dessous du grand trochanter. M. Richard diagnostiqua un sarcome du périoste. La tumeur faisant des progrès très-rapides, et les douleurs étant devenues intolérables, la désarticulation de la cuisse fut pratiquée le 6 juin 1867 et le malade a guéri de son opération.

On constate sur la pièce que la tumeur, nettement délimitée, était située entre le périoste et les muscles; elle était bridée par le droit antérieur et le vaste externe. Les limites inférieures ne sont point nettes, mais en haut elle se termine franchement au niveau de l'attache du vaste externe à la base du grand trochanter.

L'adhérence au périoste est médiocre dans les deux tiers inférieurs, elle a lieu au moyen de longs filaments; dans le tiers supérieur, le périoste manque, la tumeur adhère à l'os, mais très-faiblement. Une coupe verticale du fémur montre qu'il est sain dans son intérieur.

L'examen fait par M. Ranvier montre que cette tumeur est en grande partie formée d'éléments fusiformes et nucléaires. On y trouve un grand nombre de kystes sanguins, qui ont pour point de départ la grande vascularisation de la masse morbide, vascularisation due à des vaisseaux nouveaux sans paroi propre. Cette absence de paroi permet de saisir leur disposition lacunaire, et par conséquent la formation de kystes de volume variable.

(M. Ad. Richard, *Soc. anat*, 1867, 2e série, t. XII, p. 416.)

N° 470. — Portion inférieure du fémur droit; avec la partie supérieure du tibia et du péroné correspondante; enchondrome du tibia.

La tumeur occupe les deux cinquièmes de la face postérieure du tibia, elle est conservée à l'état de dessication, le volume de cette production est énorme, elle fait à la face postérieure du tibia une saillie d'environ 17 centimètres; elle est irrégulière, bosselée, divisée en plusieurs lobes, et creusée d'excavations, dont quelques-unes sont profondes. Le tibia est sain, l'insertion de la masse morbide commence immédiatement au-dessous des surfaces articulaires, pour se prolonger à la face postérieure, dans une étendue verticale de 14 centimètres. Cette tumeur qui s'est principalement portée du côté externe, n'a point envahi le péroné; elle l'a repoussé en dehors, d'où résulte à ce niveau un agrandissement de l'espace interosseux; le péroné un peu applati est logé dans une gouttière que lui présente la masse morbide.

Une coupe verticale permet de constater que de la face postérieure du tibia, qui est profondément altérée au niveau de la lésion, partent des végétations osseuses perpendiculaires au plan de l'os, qui se portent dans toutes les directions et laissent entre elles des intervalles, dans lesquelles sont contenus le cartilage. Au sein même de la masse morbide, existent des cavités de dimensions variables, véritables kystes.

N° 470 a. — Portion supérieure du tibia ; enchondrome diffus.

Cette pièce provient d'une jeune femme de 25 ans. Cinq ans avant l'amputation, cette femme avait vu, sans cause connue, survenir des douleurs dans la partie supérieure du tibia, puis survint un gonflement de cette région qui ne cessa de s'accroître. Au moment de l'opération, il existait au niveau du condyle externe du tibia, une tuméfaction notable, la tumeur était bosselée, fluctuante dans certaines parties, dans d'autres existaient des points durs, noueux, autour desquels on sentait des bords osseux. Le diagnostic enchondrome fut porté.

On constate sur cette pièce, que le condyle externe du tibia est notablement augmenté de volume, ce qui tient à une tumeur qui est logée dans son intérieur ; dans certains points on retrouve encore à la périphérie une coque osseuse, dans d'autres elle manque. Une coupe verticale permet de voir que c'est dans le tissu spongieux de l'os qu'a pris naissance cette masse morbide, que le microscope a montré être du cartilage à divers degrés de densité, dans certains points il est très-ramolli. A la partie supérieure, l'enchondrome soulève les cartilages de l'articulation, dans laquelle il menaçait de pénétrer.

(Prof. Dolbeau, *Bul. Soc. anat.*, 1859, 2e série, t. IV, p. 296.)

N° 470 b. — Tibia et péroné droit ; sarcome myéloïde du tibia.

Cette pièce provient d'un vieillard de 82 ans qui portait à la partie antérieure et supérieure du tibia, au niveau de l'épine, une tumeur du volume d'un gros œuf; elle s'était développée à la suite d'un coup violent reçu quatre ans auparavant. Cette tumeur qui était le siége de douleurs violentes et continuelles que rien ne pouvait calmer, présentait des battements isochrones à ceux des artères. L'amputation a dû être pratiquée au-dessus du genou.

Une coupe antéro-postérieure interessant le tibia dans toute sa longueur, permet de voir le rapport intime du tissu pathologique avec le tissu osseux environnant. La tumeur paraît avoir pris naissance au sein du tissu compacte, qui forme la paroi antérieure du canal médullaire, ce tissu est détruit dans toute son épaisseur. En arrière la tumeur pénètre dans la cavité même du canal médullaire, et arrive au contact de la face interne de la paroi postérieure qui est saine. En avant le tissu morbide, après avoir pris la place du tissu osseux refoulé, a usé en partie le périoste, l'aponévrose jambière vient contracter des adhérences avec la face profonde du derme, qui est ulcéré par places. La section de la tumeur à l'état frais, ressemblait assez bien à la coupe d'une tranche d'ananas, tant sous le rapport de la consistance que sous ceux de la couleur et de la forme lobulée.

(M. Huguier, 1868.)

N° 471. — Portion supérieure du tibia droit, avec la partie inférieure du fémur; enchondrome probable.

Cette pièce, qui a été préparée desséchée, est en assez mauvais état de conservation. Le tiers supérieur du tibia présente une tumeur volumineuse qui l'englobe de toutes parts, et a fortement luxé en dehors l'extrémité supérieure du péroné. Cette tumeur très-irrégulière, bosselée, inégale, est profondément altérée.

Une coupe verticale et transversalement dirigée, permet de reconnaître que l'extrémité du tibia est profondément altérée; le canal médullaire et le tissu spongieux ont été envahis par le tissu morbide. De la surface de l'os, dont le tissu compacte a été érodé et altéré, partent des jetées osseuses qui se dirigent dans tous les sens, laissant entre elles des espaces plus ou moins larges, qui devaient être très-probablement remplis par du cartilage. Autant que l'on peut en juger par le mauvais état de conservation de cette pièce, il s'agit ici d'une tumeur moitié osseuse, moitié cartilagineuse, qui a respecté les surfaces articulaires supérieures du tibia.

N° 471 *a*. — Portion supérieure du tibia droit; sarcome myéloïde probable.

Le tiers supérieur environ du tibia, a été détruit par une tumeur qui paraît avoir pris naissance au centre de l'os; à sa partie supérieure elle a respecté l'articulation tibio-fémorale, mais la face postérieure du tibia a été perforée dans un diamètre d'environ 4 centimètres, et la masse morbide est venue soulever les muscles de la région.

Une coupe verticale ayant été pratiquée sur le tibia, on constate que le tissu morbide est composé d'un chevelu qui nage au milieu du liquide conservateur; il est produit par des éléments fibreux, au centre desquels existent de nombreux vaisseaux et des cellules à larges noyaux caractéristiques des myéloplaxes. Il existe en outre de nombreux kystes qui varient depuis le volume d'une noix à celui d'une orange.

(Professeur Nélaton.)

N° 471 *b*. — Extrémité supérieure du tibia droit; sarcome.

Cette portion du tibia est ensevelie sous une masse de végétations osseuses plus grosses que le poing, et qui font surtout saillie en arrière. Ces végétations, disposées en lamelles ou en filaments légèrement recourbés, les uns à côté des autres, s'insèrent perpendiculairement aux surfaces tibiales, d'où ils s'écartent en rayonnant dans toutes les directions. Les surfaces articulaires, cernées de tous côtés, sont saines. Les espaces libres entre les végétations devaient être remplis par des parties molles, que l'on ne peut déterminer aujourd'hui, et qui devaient être du sarcome ou du cartilage.

N° 471 *c*. — Portion supérieure du tibia d'un jeune enfant; sarcome.

L'extrémité supérieure épiphysaire du tibia, a été dilatée par une tumeur qu'il n'est plus possible de préciser aujourd'hui, et qui paraît avoir pris naissance au centre de l'os.

(M. Pamard, d'Avignon, 1853).

N° 471 *d*. — Squelette de la jambe gauche, ayant appartenu à un individu jeune encore; sarcome.

Les os sont peu développés. Le tibia, dans toute l'étendue de la diaphyse, a subi une dilatation considérable qui lui donne un aspect fusiforme; les parois du canal médullaire dilatées, sont usées par la masse morbide qui n'existe plus aujourd'hui. L'os étant conservé après macération, ressemble tout à fait à de la dentelle. La substance osseuse, très-raréfiée, est criblée de petits espaces assez réguliers, disposés avec symétrie. A l'intérieur de la cavité creusée au sein du canal médullaire, se trouve une cloison perpendiculaire à l'axe de l'os et qui est également percée à jour; il semble sur cette pièce que la lésion ait eu deux points de départ.

Le péroné, au niveau de sa partie moyenne, présente une altération analogue à celle du tibia; mais, outre que le tissu est moins raréfié, il présente une moins grande régularité dans la disposition des lamelles osseuses.

N° 471 *e*. — Péroné; tumeur de nature indéterminée.

Cette pièce provient d'un jeune homme de 24 ans, qui, vers le mois de mars 1860, ressentit des douleurs assez vives à la partie supérieure et externe de la jambe, puis il ne tarda point à se manifester une tuméfaction que la pression exaspérait. La tuméfaction marcha rapidement. Le 12 avril, M. Richet constata au tiers supérieur de la jambe, en dehors de la tête du péroné, une tumeur allongée selon la direction de l'os, de forme ovoïde, ayant déjà le volume d'un œuf de dinde; elle se prolongeait jusque dans le creux poplité. Cette tumeur présentait une certaine mollesse à sa partie moyenne, son pourtour est d'une assez grande dureté; sous le doigt, par la pression, on sentait la sensation parcheminée, propre à certaines formes de tumeur des os. Il n'existait aucuns battements. Sous l'influence de divers médicaments, la tumeur s'enflamma et le 23 juin, M. Richet se décida à pratiquer l'amputation de la cuisse.

On constate sur cette pièce, qui a été divisée verticalement, qu'elle est formée par la coque osseuse du péroné dilatée; cette lame d'enveloppe est mince papyracée. La tumeur est traversée en tous sens par des cloisons qui s'implantent directement dans cette coque, mais sont fibreuses. L'altération descend dans le canal médulaire, jusqu'au-dessous du tiers supérieur.

La matière qui remplit les aréoles kystiques est jaunâtre, demi-liquide, elle offre l'aspect du sang coagulé et décomposé. Cet aspect jaunâtre faisait ressembler cette masse aux tumeurs à méloplaxe, M. Richet présenta la pièce à M. Eug. Nélaton, qui après examen microscopique, a déclaré que cette tumeur n'appartenait point à cet ordre; tel fut aussi l'avis du professeur Nélaton. L'avis de la Société de chirurgie, à laquelle la pièce fut montrée, a été qu'il s'agissait d'une affection kystique des os.

(Professeur Richet, *Soc. de chir.*, 2e série, t. I, p. 367.)

N° 472. — Modèle en cire; tumeur cancéreuse du tibia.

Cette pièce, représentée avant dissection, montre une tumeur volumineuse de l'extrémité supérieure du tibia gauche, qui a nécessité l'amputation de la cuisse, tumeur probablement cancéreuse.

(Professeur Dupuytren.)

N° 472 a. — Modèle en cire de la pièce précédente après dissection.

Il a été pratiqué sur le tibia une section verticale de la tumeur, qui permet de voir que la lésion était limitée au tiers supérieur de cet os, laissant intacte l'articulation du genou. On constate dans la tumeur de vastes cavités kystiques, très probablement hémorragique.

(Professeur Dupuytren.)

N° 473. — Modèle en cire, représentant la partie inférieure du fémur et supérieure des deux os de la jambe du côté droit; sarcome fibreux.

Le tiers supérieur du péroné présente une tumeur du volume d'une tête d'enfant, qui l'entoure de toutes parts, s'engage dans la partie supérieure de l'espace interosseux élargi, et vient au contact des faces externes et postérieures du tibia. Il s'agit probablement ici d'un sarcome fibreux.

(Professeur J. Cloquet.)

N° 474. — Portion inférieure du tibia et du péroné gauche, avec les métatarsiens; sarcome fasciculé du péroné.

La tumeur, du volume du poing environ, occupe le quart inférieur du peroné, elle a envahi l'espace interosseux et est venue au contact du tibia. Une coupe verticale pratiquée dans son épaisseur, permet de constater qu'elle est composée en grande partie de tissu fibreux, d'un blanc jaunâtre d'une assez grande densité. A ce niveau, le péroné à été complétement détruit, à la partie supérieure, la tumeur se continue avec le périoste.

(Professeur Cruveilhier.)

N° 474 a. — Portion inférieure du tibia et du péroné droit, avec le pied; sarcome myéloïde et tumeur à myéloplaxe du cuboïde.

Le cuboïde, dans sa totalité, a été envahi par une production morbide à cellules caractérisques de ce genre de lésion; les cellules étaient larges, irrégulières, avec peu de tissu fibreux. La tumeur a pris naissance au centre de l'os qu'elle a refoulé en haut et en bas; dans ces deux directions on trouve en effet deux saillies; l'inférieure est cependant la plus considérable. Elle fait à la plante du pied un relief presque égal à un œuf de poule, recouvre la partie intérieure du cuboïde, et vient se mettre en contact avec la base du premier cunéiforme. La substance osseuse a été refoulée à l'extérieur, où elle forme une coque assez résistante à surface mamelonnée, irrégulière, tandis que le centre de l'os est occupé par la masse morbide.

Le calcanéum présente une légère déformation avec augmentation de volume, qui paraît résulter d'une ostéite de voisinage, les autres os sont normaux. Cette tumeur a nécessité l'amputation de la jambe.

(Professeur Nélaton, 1866.)

N° 475. — Modèle en cire représentant le squelette de la jambe et du pied droit ; cancer.

Sur cette pièce on a représenté une tumeur dont il nous est impossible de déterminer la nature, qui affecte à la fois dans une assez grande étendue la diaphyse du tibia et du péroné.

(M. Blancheton.)

N° 476. — Tibia et péroné droit; sarcome embryoplastique probable.

La moitié inférieure du tibia est remplacée par une tumeur considérable qui a plus que triplé le volume de cet os. La surface en est assez lisse, et entourée d'une membrane fibreuse.

Une coupe verticale a été pratiquée sur le tibia et la tumeur; cette coupe permet de constater que le tibia placé au centre de la masse morbide, va de haut en bas en s'effilant pour ne plus être réduit qu'à une mince lamelle. Le tissu fibreux paraît avoir pris naissance sous le périoste, si l'on en juge par le prolongement supérieur de la masse morbide, qui présente dans son épaisseur de petites cavités kystiques. Il est à regretter que le mauvais état de conservation de cette pièce ne permette point de l'examiner au microscope ; la disposition à l'œil me paraît faire supposer que cette masse doit renfermer du cartilage.

N° 477. — Portion du tibia et du péroné; cancer térébrant.

Cette pièce provient d'un homme qui a subi une amputation sus-malléolaire pour un cancer du pied, la plaie est bien cicatrisée sans lésion du moignon. Mais on constate dans la diaphyse du tibia, à sa face postérieure, 12 centimètres au-dessus de la section de l'os, une cavité creusée dans le tissu compacte, cavité oblongue, qui n'a déterminé à sa circonférence aucune trace inflammatoire évidente. Mais elle contient une petite masse encéphaloïde du volume d'un gros pois.

(M. Huguier, 1854.)

N° 478. — Pied gauche, avec la portion inférieure du tibia et du péroné; fibrome du calcanéum.

Cette pièce provient d'une femme de 73 ans, d'apparence assez chétive, qui, depuis dix-huit mois, était condamnée au repos presque absolu, à cause des douleurs qu'elle éprouvait dans les régions tarsiennes et métatarsiennes du pied gauche pendant la marche. Il y avait peu de douleurs spontanées.

Le pied était déformé dans ses deux tiers postérieurs, la voûte plantaire était effacée, la tumeur faisait surtout un relief à la région externe du calcanéum. Le coude-pied n'était point altéré dans sa forme, la pression avec le doigt donnait dans certains points la sensation parcheminée des lésions osseuses, tandis que dans d'autres il existait une certaine mollesse.

Une coupe verticale a été pratiquée sur la partie inférieure du tibia, et elle comprend le pied. Cette coupe permet de constater que la totalité du calcanéum est transformée en une masse blanche, dure, criant sous le scalpel, et que l'examen microscopique fait par M. Follin, a montré être du tissu fibreux, dans lequel à l'état frais on constatait quelques épanchements sanguins. Cette masse fibreuse occupe la totalité du calcanéum qui est un peu augmenté de volume. Au niveau de l'articulation du calcanéum avec les os voisins, on retrouve encore les cartilages d'encroûtement normaux.

(Professeur Velpeau, 1849.)

N° 478 a. — Pied gauche; sarcome mélangé d'éléments embryonnaires.

Cette pièce provient d'un homme de 38 ans, d'une constitution assez chétive, et qui faisait remonter l'origine de sa tumeur à une époque très-éloignée. Il n'avait jamais éprouvé de douleurs vives, il avait seulement une sensation de chaleur, qui s'exagérait après la marche et qu'il faisait cesser par l'immersion du pied dans l'eau froide. Au moment où M. Robert a examiné le malade et qu'il s'est décidé à pratiquer l'amputation sus-malléolaire, il existait une tuméfication considérable, et mal circonscrite de la région calcanéenne et surtout de la région plantaire. La tumeur était molle, élastique sur certains points, plus consistante dans d'autres, et avait aminci la peau qui menaçait de s'ulcérer.

La tumeur a été fendue d'avant en arrière dans sa partie moyenne, et l'on peut constater qu'elle occupe la totalité du calcanéum. Le tissu osseux a presque entièrement disparu, on n'en trouve plus que quelques minces lamelles éparses à la surface de la tumeur. Dans la presque totalité de son étendue, cette tumeur est constituée par un tissu ferme, blanc, non ramolli, qui ressemble beaucoup à celui des corps fibreux de l'utérus. L'examen microscopique fait par MM. Verneuil et Houel a montré que ce tissu était formé par l'élément fibroïde, mélangé de quelques rares cellules fusiformes embryo-plastiques. L'individu étant mort quelques jours après l'amputation, l'autopsie a révelé qu'il existait dans les deux poumons, surtout au sommet, une quantité considérable de petites tumeurs semblables à celle qui occupaient le calcanéum. Elles étaient au nombre de quarante à cinquante environ, dont le volume variait d'un grain de chénevis à celui d'une aveline.

(M. Robert, *Soc. de chir.*, t. IX, p. 194, et *Clinique chirurgicale*, 1860, p. 507.)

N° 479. — Portion postérieure du pied gauche; fibrome de la face postérieure du calcanéum.

Une coupe médiane antéro-postérieure, divise verticalement le calcanéum et les autres os du tarse. On constate sur cette pièce que le calcanéum présente à sa face postérieure une tumeur de forme semi-lunaire, qui embrasse dans sa concavité la face postérieure de cet os.

Cette tumeur est limitée supérieurement au niveau du point où le tendon d'Achille se détache du calcanéum; sa limite inférieure est l'insertion de l'aponévrose plantaire; latéralement elle déborde en dehors et en dedans les faces externe et interne du calcanéum, tout en laissant cependant libres les tendons et les nerfs qui se rencontrent dans ces régions.

Cette tumeur faisait pendant la vie, à la face postérieure du pied, un relief assez sensible, et dans ce point, elle avait déterminé à la peau, une ulcération large à travers laquelle elle faisait saillie; la portion ainsi ulcérée avait été le siége de plusieurs hémorragies.

Cette tumeur qui n'est qu'appliquée à la face postérieure du calcanéum qui est intact, est constituée par un tissu dense et serré, à limites bien accusées, et qui paraît avoir eu pour point de départ le tissu fibreux normal qui recouvre la saillie que fait en arrière le calcanéum. Dans tous les points, le tissu fibreux de la tumeur se continue sans ligne de démarcation avec celui que présente le périoste.

(M. Huguier, *Soc. de chir.*, 1852, t. II, p. 608.)

N° 479 *a*. — Pied droit; cancer encéphaloïde.

Cette pièce provient d'une jeune fille de 29 ans, qui présentait dans la région calcanéenne une tumeur très-douloureuse qui l'empêchait de marcher. J'ai dû lui faire l'amputation sus-malléolaire.

Une coupe transversale a été pratiquée sur la partie postérieure du calcanéum, et l'on peut constater que cet os, dans sa totalité, a été envahi par une masse morbide que le microscope a montré être constituée par des alvéoles de tissu fibreux, mélangé d'une grande quantité de tissu embryonnaire. Ce tissu était très-vasculaire ; il existait un grand nombre de points hémorragiques à divers degrés de regression. Le calcanéum seul était altéré, et le tissu morbide qui le remplace présente un volume un peu plus considérable que l'os normal. Cette jeune femme a bien guéri de son opération, mais elle a succombé rapidement à une récidive occupant plusieurs organes.

(M. Houel.)

N° 480. — Pied gauche; sarcome embryo-plastique probable.

Cette pièce provient d'une femme de 35 ans, qui présentait une tuméfaction considérable de la région calcanéenne et tibio-tarsienne, datant d'environ six ans. La palpation de cette tumeur, qui n'était point très-douloureuse, donnait une fausse fluctuation analogue à celle de certains lipomes, ce qui avait fait penser à plusieurs chirurgiens et en particulier à Blandin qu'il existait un abcès péri-articulaire, qui avait probablement pour source une tumeur blanche de l'articulation tibio-tarsienne. C'est dans cette supposition qu'a été pratiquée l'amputation sus-malléolaire.

Sur cette pièce, on constate à la partie inférieure du talon gauche, une tumeur qui s'étend à la face plantaire jusqu'au niveau de la région métatarsienne. De chaque côté, elle remonte sur le bord correspondant du pied, pour venir gagner la région malléolaire. La saillie du bord externe est plus prononcée que l'interne. Cette tumeur, du volume d'une tête de fœtus à terme, est bosselée, inégale ; la peau qui la recouvrait était amincie, prête à s'ulcérer au niveau des bosselures.

Cette tumeur adhère intimement dans un point assez restreint, à la partie moyenne de la face inférieure du calcanéum. Dans ce point la lame de tissu compacte est détruite, et la masse morbide semble envahir les cellules du tissu spongieux. Elle a ensuite soulevé les parties molles de la plante du pied, et elle est circonscrite par une lamelle fibreuse qui s'insère en arrière à la face postérieure du calcanéum, et au bord externe du pied.

Une coupe verticale a été pratiquée sur la masse morbide, on constate qu'elle est composée d'un tissu solide qui, à l'état frais, renfermait un grand nombre de lacunes ou kystes à parois lisses. M. Robin, qui a examiné cette production au microscope, lorsque la pièce avait déjà été macéré depuis longtemps, a pensé qu'elle devait être rapportée au sarcome embryonnaire. La malade a été vue six ans après son opération et la tumeur n'avait point récidivé.

(M. Ferdinand-Martin, 1853.)

N° 480 *a*. — Dessin à l'aquarelle d'un pied droit; enchondrome diffus du premier métatarsien.

Sur ce dessin, on a représenté la tumeur à l'état frais et l'os après macération. La tumeur est volumineuse ; elle occupe toute l'étendue du métatarsien au centre duquel elle paraît avoir pris naissance ; elle forme une saillie presque égale à celle d'une tête de fœtus à terme, et la saillie est surtout accusée à la face inférieure du pied. Dans ce point, on constate qu'il s'est produit plusieurs foyers hémorragiques ; il existe aussi de nombreux kystes, tandis que dans sa partie supérieure, la tumeur présente l'aspect cartilagineux dont on retrouve encore sur le dessin quelques parties isolées dans la moitié inférieure.

L'os macéré placé au-dessus du pied, montre qu'il a notablement augmenté de volume, et il s'est produit à sa partie moyenne et interne une large perforation, par laquelle s'est étendue à l'extérieur la production morbide.

(Professeur Nélaton, 1864.)

N° 480 *b*. — Dessin à l'aquarelle d'un gros orteil, avec le premier métatarsien; enchondrome.

Il existe deux dessins : l'un représente la lésion dans son ensemble, l'autre la coupe du métatarsien. Le premier montre que le premier os du métatarse est enseveli, entouré de toutes parts par des productions cartilagineuses, disposées en masses conglomérées et qui font une saillie assez considérable. Ces masses isolées se confondent au niveau de leur pédicule; ce qui leur donne un aspect lobulé.

Le second dessin permet, à l'aide de la coupe, de reconnaître que le métatarsien est hypertrophié mais non altéré. C'est à la surface, dans le périoste, qu'a pris naissance le tissu morbide. Il s'agit donc ici d'un périchondrome.

(Professeur Nélaton, 1859.)

N° 480 *c*. — Pied gauche; enchondrome.

La tumeur est bornée au premier métatarsien, qu'elle a envahi en totalité. L'os a acquis un volume considérable ; au niveau de sa partie postérieure, il a un diamètre antéro-postérieur d'environ 11 centimètres, et 3 au niveau de sa tête. La surface de cette tumeur est lobulée, et les lobules sont lisses, arrondis.

Une coupe pratiquée sur cet os, permet de constater que le métatarsien est infiltré de masses isolées de tissu cartilagineux qui se présente sous des états divers, de cartilage pur hyalin, ou mélangé de tissu fibreux. A la périphérie de la masse morbide, à sa partie inférieure et postérieure, existe une plaque assez étendue de cartilage hyalin et épaisse de près de 1 centimètre. La base du métatarsien à la face dorsale dépasse en arrière, le tissu morbide est venu se mettre au contact de la partie supérieure du scaphoïde, avec lequel elle se confond, et la partie supérieure de cet os est envahie par la dégénérescence cartilagineuse.

(Professeur Nélaton, 1866.)

CHAPITRE XIII

Des déformations des os et du rachitisme.

Ce chapitre comprend un très-grand nombre d'altérations osseuses, qui sont loin d'avoir toutes la même origine, mais que j'ai cru devoir rapprocher les unes des autres, afin de ne point trop changer la classification première qui a été faite des pièces du Musée. Dans un premier article, je décrirai les déformations du bassin; dans un second, les altérations de certains os détachés atteints de lésions rachitiques; dans un troisième, certaines altérarions osseuses des jeunes enfants à la naissance, dont la nature est encore aujourd'hui mal déterminée, et qui ont été considérés comme les suites ou les conséquences d'un rachitisme congénital; dans un qnatrième article, se trouvent réunies les colonnes vertébrales et les squelettes atteints de déviations et de rachitisme à diverses périodes.

Article premier.

DÉFORMATIONS DU BASSIN.

Les déformations du bassin constituent les vices de conformation de cet organe; ils avaient d'abord été tous attribués au rachitisme. Mais le bassin peut se déformer dans des cas où il n'y a pas eu de rachitisme, et on peut distinguer deux types principaux, à savoir : 1° les déviations suite de ramollissement des os, soit par rachitisme ou ostéomolacie ; 2° les déformations consécutives à la déviation préalable d'une partie du squelette.

Dans cet article je ne décrirai que les bassins isolés qui font une collection à part. Ils sont au nombre de trente-six, du n° 481 au n° 498 *c* inclusivement. A l'occasion du rachitisme et des luxations coxo-fémorales, traumatiques on congénitales, on trouvera encore un grand nombre de bassins, dont les mensurations seront indiquées.

Dans le rachitisme, comme l'a très-bien fait observer M. Dubois, les déviations seules ne concourent pas à rétrécir le bassin, l'étroitesse résulte encore d'un arrêt de développement. C'est ce qui a fait dire à M. J. Guérin que la somme de réduction des bassins rachitiques, se compose de deux résultats additionnés : 1° de la déviation; 2° d'un arrêt de développement postérieur à la maladie. Tantôt l'arrêt de développement porte sur la totalité du bassin n°s 485, 486, 491 et 494 *a*. D'autres fois, il porte exclusivement sur la portion pubienne n°s 492 et 492 *a*. Dans tous ces cas, les cavités cotyloïdes peu profondes sont dirigées en avant, et ne peuvent contenir les têtes fémorales, qui se trouvent dans une demi-luxation en bas et en dedans. Les bassins simplement étroits, sans déviation, sont les n°s 482, 483 et 484.

Les bassins rétrécis présentent trois variétés, par aplatissement d'avant en arrière, du n° 485 au n° 494 ; 2° par compression d'un côté à l'autre n°s 494 *b*, 494 *c*; 3° par enfoncement des parties laterales n°s 495, 495 *a*, 495 *b*, 496, 496 *a*, 496 *b*, 497, 497 *a*, 497 *b*, 498.

Le bassin n° 496 *c* est un exemple rare de double bassin oblique ovalaire avec ankylose des deux symphyses sacro-iliaques.

N° 481. — Bassin d'adulte vicié par excès d'amplitude.

Ce bassin ne porte, dans aucun point de son étendue, de traces d'affection osseuse ancienne. Sa forme est régulière, il est vicié par *excès d'amplitude*.

Diamètres du grand bassin.—Epines iliaques antéro-supérieures, 25 centimètres; épines iliaques antéro-inférieures 20 centimètres; milieu des crêtes iliaques 27 centimètres.

Diamètres du petit bassin. — 1° Détroit supérieur sacro-pubien, 12 centimètres 1/2 ; transverses, 15 centimètres 1/2 ; obliques, 15 centimètres ; 2° détroit inférieur, coccy-pubien, 9 centimètres ; bi-ischiatique et oblique, 11 centimètres.

Diamètre de l'excavation pelvienne. — 13 centimètres 1/2.

Distance sacro-pubienne, 13 centimètres 1/2.

N° 482. — Bassin vicié par étroitesse absolue.

Bassin dont la moitié inférieure du sacrum a été brisée et manque. Les symphyses sacro-iliaque et pubienne sont ankylosées, les os sont volumineux et pesants. Dans certains points même, on trouve à leur surface des exostoses ; mais c'est principalement à la face antérieure de la symphyse pubienne et à la branche descendante gauche que ces exostoses sont prononcées. Il s'agit donc ici d'un bassin atteint d'hypérostose générale, avec exostoses partielles et ankyloses.

Diamètres du grand bassin : Epines iliaques antéro-supérieures, 25 centimètres ; antéro-inférieures, 19 centimètres ; milieu des crêtes iliaques, 24 centimètres.

Diamètres du petit bassin. — 1° Détroit supérieur, sacro-pubien, 6 centimètres 1/2 ; transverses, 12 centimètres 1/2 ; obliques, 11 centimètres; 2° détroit inférieur bi-ischiatique, 10 centimètres.

Distance sacro-pubienne. — 10 centimètres.

N° 483. — Bassin; diminution de tous les diamètres.

Ce bassin, qui porte la trace évidente d'un rachitisme ancien, et dont tous les diamètres sont diminués, mais principalement le sacro-pubien, qui est réduit à 7 centimètres 1/2, à cause de la saillie que fait en avant l'angle sacro-vertébral. Il n'existe point de déformation bien notable, les fosses iliaques internes, principalement la gauche, sont plus profondes, ce qui tient à ce que les épines iliaques regardent un peu en avant. Il existe un léger aplatissement d'avant en arrière.

Diamètres du grand bassin : épines iliaques antéro-supérieures, 24 centimètres ; antéro-inférieures, 20 centimètres ; milieu des crêtes iliaques, 24 centimètres 1/2.

Diamètres du petit bassin ; 1° détroit supérieur sacro-pubien, 7 centimètres 1/2 ; transverses et obliques, 11 centimètres 1/2;

2° détroit inférieur, coccy-pubien, 10 centimètres; bi-ischiatique, 10 centimètres; oblique, 10 centimètres.

Diamètre de l'excavation pelvienne : 11 centimètres.

Distance sacro-sous-pubienne, 9 centimètres 1/2.

N° 484. — Bassin, dont tous les diamètres, à l'exception de l'excavation pelvienne, sont diminués.

Diamètres du grand bassin : épines iliaques antéro-supérieures, 21 centimètres; antéro-inférieures, 17 centimètres 1/2; milieu des crêtes iliaques, 23 centimètres.

Diamètres du petit bassin : 1° détroit supérieur sacro-pubien, 12 centimètres; transverses, 11 centimètres; obliques, 11 centimètres 1/2; 2° détroit inférieur bi-ischiatique, 10 centimètres.

Diamètre de l'excavation pelvienne, 12 centimètres 1/2.

(M. Baudelocque.)

N° 485. — Bassin; rétrécissement du grand bassin, et agrandissement des diamètres du détroit inférieur du petit bassin.

Ce bassin, qui a appartenu à une femme adulte, a une conformation assez régulière, les deux parties supérieures de l'os iliaque sont plus élevées et plus rapprochées que dans l'état normal. Il en résulte un rétrécissement notable du grand bassin, et antéro-postérieur du détroit supérieur du petit bassin, tandis que tous les diamètres du détroit inférieur présentent un agrandissement d'un centimètre.

Diamètres du grand bassin. — Épines iliaques antéro-supérieures, 22 centimètres; antéro-inférieures, 16 centimètres 1/2; milieu des crêtes iliaques, 22 centimètres 1/2.

Diamètres du petit bassin. — 1° détroit supérieur sacro-pubien, 9 centimètres; transverses et obliques, 12 centimètres; 2° détroit inférieur : les trois diamètres sont chacun de 12 centimètres.

Diamètre de l'excavation pelvienne, 12 centimètres.

Distance sacro-sous-pubienne, 10 centimètres.

N° 486. — Bassin, rétrécissement des diamètres des deux détroits et agrandissement des diamètres obliques et transverses du détroit supérieur.

Ce bassin est aplati d'avant en arrière, avec un rétrécissement des diamètres antéro-postérieurs des deux détroits, ainsi que de l'excavation et agrandissement des diamètres obliques et transverses du détroit supérieur; les os iliaques ont leur développement normal, mais ils ne sont pas sur le même plan. L'os iliaque gauche est plus élevé que le droit, de sorte qu'il existe une inclinaison latérale du bassin. Le sacrum, convexe à la face antérieure, fait en avant une saillie notable.

Diamètres du grand bassin. — Épines iliaques antéro-supérieures, 26 centimètres; antéro-inférieures, 20 centimètres; milieu des crêtes iliaques, 26 centimètres.

Diamètres du petit bassin. — 1° détroit supérieur sacro-pubien, 10 centimètres; transverses, 13 centimètres 1/2; obliques sacro-cotyloïde gauche, 13 centimètres 1/2; sacro-cotyloïde droit, 12 centimètres 1/2; 2° détroit inférieur, coccy-pubien, 7 centimètres 1/2; bi-ischiatique et oblique, 11 centimètres.

Diamètre de l'excavation pelvienne, 9 centimètres 1/2.

Distance sacro-sous-pubienne, 12 centimètres.

N° 487. — Bassin, dans son ensemble, atteint de développement incomplet, avec agrandissement des diamètres du détroit inférieur.

Bassin de femme rachitique, affectée d'une scoliose à convexité lombaire gauche. Ce bassin dans son ensemble est un peu moins développé qu'à l'état normal, les fosses iliaques sont un peu excavées. Le sacrum se dirige de haut en bas et d'avant en arrière, ce qui donne au petit bassin une forme conoïde dont le sommet est au détroit supérieur, et la base à l'inférieur, qui se trouve considérablement agrandi dans tous ses diamètres.

Diamètres du grand bassin. — Epines iliaques antéro-supérieures, 22 centimètres; antéro-inférieures, 17 centimètres 1/2; milieu des crêtes iliaques, 23 centimètres.

Diamètres du petit bassin. — 1° détroit supérieur sacro-pubien, 7 centimètres 1/2; transverses et obliques, 11 centimètres; 2° détroit inférieur coccy-pubien, 12 centimètres 1/2; bi-ischiatique, 13 centimètres 1/2.

Diamètre de l'excavation pelvienne, 11 centimètres.

Distance sacro-sous-pubienne, 9 centimètres 1/2.

N° 488. — Bassin rachitique; le détroit supérieur du petit bassin est déformé, triangulaire.

Ce bassin provient d'une femme adulte rachitique; il existait une scoliose dorso-lombaire, la courbure lombaire à convexité gauche. Les os du bassin sont hypertrophiés, la symphyse-pubienne est un peu aplatie d'avant en arrière, et le sacrum, au lieu de présenter sa courbure normale, est vertical. La forme du détroit supérieur du petit bassin est assez régulièrement triangulaire.

Diamètres du grand bassin. — Epines iliaques antéro-supérieures, 26 centimètres ; antéro-inférieures, 19 centimètres; milieu des crêtes iliaques, 26 centimètres.

Diamètres du petit bassin. — 1° détroit supérieur sacro-pubien, 8 centimètres 1/2 ; transverses, 13 centimètres ; obliques, 12 centimètres ; 2° détroit inférieur, coccy-pubien, 10 centimètres ; bi-ischiatiques, 12 centimètres.

Diamètre de l'excavation pelvienne, 9 centimètres 1/2.

Distance sacro-sous-pubienne, 10 centimètres.

N° 489. — Bassin; diminution des diamètres du grand bassin, ceux du petit étant normaux.

Bassin dont les fosses iliaques sont fortement relevées et portées en dedans, les diamètres du grand bassin sont notablement réduits, tandis que le petit bassin n'a subi ni déformation ni rétrécissement, à l'exception cependant du diamètre antéro-supérieur, qui est diminué par la saillie de l'angle sacro-vertébral. Les diamètres obliques et transverses du petit bassin sont agrandis d'un centimètre.

Diamètres du grand bassin : épines iliaques antéro-supérieures, 18 centimètres ; antéro-inférieures, 17 centimètres ; milieu des crêtes iliaques, 23 centimètres.

Diamètres du petit bassin : 1° détroit supérieur, sacro-pubien, 10 centimètres; transverses, 12 centimètres 1/2 ; obliques, 12 centimètres ; 2° détroit inférieur coccy-pubien, 9 centimètres 1/2; bi-ischiatique et obliques, 12 centimètres.

Diamètre de l'excavation pelvienne, 12 centimètres.

Distance sacro-sous-pubienne, 11 centimètres.

(M. Baudelocque.)

N° 489 *a*. — Bassin; rétrécissement du diamètre antéro-postérieur des deux détroits.

Bassin de femme, dont les os ont un développement normal, et ne présentent aucune trace de lésion : tous les diamètres ont leur étendue ordinaire à l'exception de l'antéro-postérieur, qui, pour les deux détroits, présente un rétrécissement notable dû à la saillie du sacrum.

Diamètres du grand bassin : épines iliaques antéro-supérieures, 27 centimètres ; antéro-inférieures, 20 centimètres ; milieu des crêtes iliaques, 26 cent. 1/2.

Diamètres du petit bassin : 1° détroit supérieur sacro-pubien, 9 centimètres 1/2; transverses, 13 centimètres 1/2 ; obliques, 12 centimètres ; 2° détroit inférieur coccy-pubien, 9 cent. 1/2 ; bi-ischiatique et oblique, 11 centimètres.

Diamètre de l'excavation pelvienne, 12 centimètres.

Distance sacro-sous-pubienne, 11 centimètres.

N° 490. — Bassin atteint d'ostéomalacie; rétrécissement du diamètre antéro-postérieur.

Bassin dont les os très-légers, fragiles, ont un aspect parcheminé ; il est probable que cette femme avait été affectée d'ostéomalacie, mais à un degré peu avancé, car le détroit supérieur du petit bassin n'est point déformé. Les diamètres sont normaux, à l'exception de l'antéro-postérieur qui est rétréci par la saillie considérable que fait en avant le sacrum.

Diamètres du grand bassin : épines iliaques antéro-supérieures, 25 centimètres ; antéro-inférieures, 20 centimètres ; milieu des crêtes iliaques, 27 centimètres.

Diamètres du petit bassin : 1° détroit supérieur sacro-pubien, 8 centimètres 1/2 ; transverses, 13 centimètres ; obliques, 12 centimètres; 2° détroit inférieur coccy-pubien, 10 centimètres; bi-ischiatique et oblique 11 centimètres.

Diamètre de l'excavation pelvienne, 12 centimètres.

Distance sacro-sous-pubienne, 9 centimètres.

(M. Baudelocque.)

N° 490 *a* — Bassin ; rétrécissement antéro-postérieur des deux détroits.

Assez régulièrement développés, les os ne présentent aucun des caractères de l'ostéomalacie ni du rachitisme, le sacrum a sa concavité ordinaire, mais le promontoire forme une saillie en avant assez accusée. Les diamètres antéro-postérieurs des deux détroits sont diminués, tandis que les diamètres tranverses et obliques du détroit inférieur sont augmentés.

Diamètres du petit bassin : 1° détroit supérieur sacro pubien, 8 centimètres ; transverses, 12 centimètres 1/2 ; obliques, 11 centimètres ; 2° détroit inférieur coccy-pubien, 7 centimètres; bi-ischiatique, 13 centimètres ; obliques, 12 centimètres 1/2.

Diamètre de l'excavation pelvienne, 9 centimètres 1/2.

Distance sacro-sous-pubienne, 10 centimètres.

(M. Baudelocque.)

N° 491. — Bassin rachitique ; rétrécissement du diamètre antéro-postérieur.

Bassin de femme adulte, rachitique ; les deux dernières vertèbres lombaires qui sont restées articulées avec le sacrum, sont obliquement dirigées de haut en bas, de gauche à droite, ce qui indique qu'il existait une déviation de la colonne vertébrale.

Le bassin dans sa totalité est affecté d'un arrêt de développement notable, qui porte principalement sur la portion pubienne. Les deux cavités cotyloïdes peu profondes, regardent presque directement en avant, la courbure normale de l'os iliaque est donc exagérée. Il résulte de cette disposition que la configuration du diamètre supérieur du petit bassin, a pris la forme d'un cœur de carte à jouer, et que le bassin est considérablement rétréci dans son diamètre antéro-postérieur.

Diamètres du grand bassin : épines iliaques antéro-supérieures, 23 centimètres 1/2 ; antéro-inférieures, 20 centimètres ; milieu des crêtes iliaques, 22 centimètres.

Diamètres du petit bassin : 1° détroit supérieur sacro-pubien, 8 centimètres ; transverses et obliques, 12 centimètres ; 2° détroit inférieur, coccy-pubien, 9 centimètres ; bi-ischiatiques et obliques, 12 centimètres.

Diamètre de l'excavation pelvienne, 11 centimètres.

Diamètres sacro-sous-pubien, 8 centimètres. 1/2.

(Professeur P. Dubois.)

N° 492. — Bassin ; rétrécissement des diamètres supérieurs du petit bassin, augmentation des inférieurs.

Bassin de femme adulte dont tous les diamètres supérieurs du petit bassin sont diminués, en même temps que sa forme est changée, tandis que les inférieurs sont augmentés. Ces os ont été frappés d'arrêt de développement, principalement dans la portion pubienne. La torsion ordinaire de l'os coxal est exagérée, les cavités cotyloïdes dirigées en avant sont peu profondes, et ne peuvent contenir la tête du fémur. Il est probable que ces déformations sont consécutives à une affection rachitique guérie.

Diamètres du grand bassin : épines iliaques antéro-supérieures, 24 centimètres ; antéro-inférieures, 19 centimètres ; milieu des crêtes iliaques, 22 centimètres 1/2.

Diamètres du petit bassin : 1° détroit supérieur sacro-pubien, 8 centimètres ; transverses, 11 centimètres ; obliques, 11 centimètres 1/2 ; 2° détroit inférieur coccy-pubien, 9 centimètres ; bi-ischiatiques et obliques, 13 centimètres.

Diamètres de l'excavation pelvienne, 10 centimètres.

Distance sacro-sous-pubienne, 9 centimètres.

N° 492 *a*. — Bassin ; diminution du diamètre sacro-pubien et de celui de l'excavation pelvienne.

Bassin de femme rachitique. Les os du bassin sont frappés dans la portion pubienne d'un arrêt de développement manifeste ; ils sont très-minces, tandis qu'en arrière ils ont leur épaisseur normale. Le bassin est aplati d'avant en arrière, son détroit supérieur a la forme d'un ovale dirigé transversalement et le diamètre sacro-pubien, ainsi que celui de l'excavation pelvienne se trouvent à peu près les seuls diminués, par la saillie en avant que fait la base du sacrum.

Diamètres du grand bassin : épines iliaques antéro-supérieures, 25 centimètres; antéro-inférieures, 20 centimètres; milieu des crêtes iliaques, 24 centimètres.

Diamètres du petit bassin : 1° détroit supérieur sacro-pubien, 7 centimètres; transverses, 12 centimètres; obliques, 12 centimètres 1/2; 2° détroit inférieur coccy-pubien, 11 centimètres; bi-ischatique et obliques, 11 centimètres 1/2.

Diamètre de l'excavation pelvienne, 9 centimètres.

Distance sacro sous-pubienne, 8 cent. 2 millim.

N° 492 *b*. — Bassin rachitique ; rétrécissement du diamètre antéro-postérieur du détroit supérieur.

Bassin de femme rachitique. Le rétrécissement porte principalement sur le détroit supérieur et sur le diamètre antéro-postérieur; ce qui résulte de la saillie considérable du sacrum à sa base, et aussi de ce que les branches du pubis, au lieu de se porter en avant, ont une direction horizontale. Le bassin est aplati d'avant en arrière. La configuration du détroit supérieur du petit bassin, est celle d'un ovale dont le grand diamètre est transversal.

Diamètres du grand bassin : épines iliaques antéro-supérieures, 24 centimètres; antéro-inférieures, 18 centimètres 1/2; milieu des crêtes iliaques, 24 centimètres.

Diamètres du petit bassin : 1° détroit supérieur sacro-pubien, 6 centimètres; transverses, 13 centimètres; obliques, 12 centimètres; 2° détroit inférieur coccy-pubien, 9 centimètres; bi-ischatique, 12 centimètres.

Diamètre de l'excavation pelvienne, 9 centimètres 1/2.

Distance sacro-sous-pubienne, 8 centimètres.

N° 492 *c*. — Bassin de femme rachitique.

Bassin de femme rachitique, dont le détroit supérieur du petit bassin a pris une forme assez régulièrement triangulaire, les os coxaux de chaque côté au niveau de la cavité cotyloïde sont déprimés, et les tubérosités de l'ischion sont rejetées en dehors. Les vertèbres sacrées sont convexes à leur face antérieure, la base du sacrum fait une saillie assez considérable au niveau du détroit supérieur.

Diamètres du grand bassin : épines iliaques antéro-supérieures, 25 cent. 1/2; antéro-inférieures, 20 centimètres; milieu des crêtes iliaques, 24 cent. 1/2.

Diamètres du petit bassin : 1° détroit supérieur sacro-pubien, 6 centimètres; transverses, 12 centimètres; obliques, 11 cent. 1/2; 2° détroit inférieur coccy-pubien, 9 centimètres; bi-ischatiques, 12 centimètres.

Diamètre de l'excavation pelvienne, 10 centimètres.

Distance sacro sous-pubienne, 7 centimètres 1/2.

(M. Baudelocque.)

N° 493. — Bassin rachitique; rétrécissement du diamètre antéro-postérieur des deux détroits et de l'excavation pelvienne.

Bassin de femme rachitique. Les os iliaques sont très-déjetés en dehors, et les diamètres du grand bassin agrandis. La courbe décrite par le détroit supérieur, tout en étant régulière, est augmentée : la face antérieure du sacrum est convexe dans sa partie supérieure au lieu d'être concave. Il resulte de cette disposition un rétrécissement des diamètres antéro-postérieurs des deux détroits, ainsi que de l'excavation pelvienne et un agrandissement d'un centimètre des diamètres transverses.

Diamètres du grand bassin : épines iliaques antéro-supérieures, 27 centimètres; antéro-inférieures, 21 centimètres; milieu des crêtes iliaques, 28 centimètres.

Diamètres du petit bassin : 1° détroit supérieur sacro-pubien, 8 centimètres; transverses, 14 centimètres; obliques, 12 centimètres; 2° détroit inférieur coccy-pubien, 8 centimètres; bi-ishciatique, 12 centimètres.

Diamètre de l'excavation pelvienne, 10 centimètres.

Distance sacro-sous-pubienne, 10 centimètres 1/2.

(M. Baudelocque.)

N° 494. — Bassin rachitique; rétrécissement des diamètres du détroit inférieur et de l'excavation pelvienne.

Bassin en carton-pierre d'une femme rachitique, dont le sacrum, au lieu d'être concave à sa face antérieure, est plane et oblique de haut en bas et d'arrière en avant. Les diamètres supérieurs du petit bassin sont normaux, mais ceux du détroit inférieur et de l'excavation pelvienne sont rétrécis.

Diamètres du grand bassin : épines iliaques antéro-supérieures, 22 centimètres; antéro-inférieures, 19 centimètres; milieu des crêtes iliaques, 21 centimètres.

Diamètres du petit bassin : 1° détroit supérieur sacro-pubien,

8 centimètres; transverses, 12 centimètres 1/2; obliques, 12 centimètres; 2° détroit inférieur coccy-pubien, 6 centimètres; bi-ischiatique et obliques, 10 centimètres.

Diamètre de l'excavation pelvienne, 9 centimètres.

Distance sacro-sous-pubienne, 9 centimètres.

N° 494 *a*. — **Bassin d'une étroitesse remarquable et absolue.**

Ce bassin provient de la fille Moselle, d'Épinas, qui a subi l'opération césarienne. Ce bassin, dans toutes ses parties, est d'une petitesse remarquable. Cette femme, éminemment rachitique, était affectée d'une scoliose dorso-lombaire, la courbure lombaire à convexité gauche. Les fémurs qui sont restés unis au bassin, sont aplatis latéralement et courbés à convexité antérieure et externe.

Le bassin est irrégulièrement cordiforme, tous les diamètres sont très-rétrécis, le transverse des deux détroits l'emporte sur tous les autres. Les os coxaux sont dans les lignes des contours du détroit supérieur, pliés sur eux-mêmes, à peu de distance de la ligne sacro-iliaque; les deux fosses iliaques internes sont plus profondes que dans l'état normal. Cette disposition résulte du redressement de ces os. Le pubis, ainsi que ses branches, est atrophié, les branches sont réduites à de minces lamelles de substance compacte, très-fragiles. Les deux cavités cotyloïdes peu profondes regardent en avant, elles ne peuvent loger les têtes fémorales qui se trouvent à demi-luxées en dedans, la gauche correspond même au trou obturateur. Le fond de la cavité cotyloïde est perforé par usure. Le sacrum aplati, au lieu d'être concave dans sa face antérieure, a exécuté un léger mouvement de rotation sur son axe, qui a déterminé une différence dans les deux diamètres obliques.

Diamètres du grand bassin. — Épines iliaques antéro-supérieures, 21 centimètres; antéro-inférieures, 18 centimètres; milieu des crêtes iliaques, 19 centimètres.

Diamètres du petit bassin. — 1° Détroit supérieur sacro-pubien, 4 centimètres 1/2; transverses, 12 centimètres 1/2; obliques sacro-cotyloïdien droit, 10 centimètres; gauche, 11 centimètres 1/2; 2° détroit inférieur coccy-pubien, 5 centimètres; bi-ischiatique, 13 centimètres.

Diamètre de l'excavation pelvienne, 4 centimètres.

Distance sacro-sous-pubienne, 10 centimètres.

(M. Thirial.)

N° 494 *b*. — **Bassin; rétrécissement oblique et transversal du petit bassin, avec agrandissement du diamètre antéro-postérieur.**

Bassin de femme dont les os ont leur développement normal,

sans trace de lésion. Le grand bassin est un peu comprimé latéralement, les épines iliaques antéro-supérieures regardent en avant comme chez l'homme. La face antérieure du sacrum est plane et perpendiculaire dans toute sa hauteur, sa base et son sommet seulement s'inclinent en avant. Les tubérosités de l'ischion, comprimées latéralement, sont rapprochées; les cavités cotyloïdes regardent directement en dehors. Le détroit inférieur est agrandi dans son diamètre antéro-postérieur, et rétréci dans ses diamètres obliques et transverses.

Diamètres du grand bassin. — Épines iliaques antéro-supérieures, 23 centimètres; antéro-inférieures, 19 centimètres; milieu des crêtes iliaques, 24 centimètres.

Diamètres du petit bassin. — 1° Détroit supérieur sacro-pubien, 11 centimètres; transverses, 12 centimètres; obliques, 11 centimètres 1/2; 2° détroit inférieur coccy-pubien, 12 centimètres 1/2, bi-ischiatique, 7 centimètres 1/2; obliques, 9 centimètres.

Diamètre de l'excavation pelvienne, 9 centimètres.

Distance sacro-sous-pubienne, 13 centimètres 1/2.

(M. Baudelocque.)

N° 494 c. — Bassin, dont les diamètres antéro-postérieurs des deux détroits sont agrandis, ainsi que ceux de l'excavation pelvienne.

Bassin, dont les diamètres antéro-postérieurs des deux détroits, et surtout celui de l'excavation pelvienne, sont notablement agrandis. Cette disposition est due à un léger aplatissement latéral de tout le bassin. Les crêtes iliaques sont un peu relevées, et le sacrum, dans sa partie moyenne, présente une exagération de sa courbure normale. Tous ces os sont légers quoiqu'ils ne portent pas les marques du rachitisme.

Diamètres du grand bassin. — Epines iliaques antéro-supérieures, 21 centimètres; antéro-inférieures, 16 centimètres; milieu des crêtes iliaques, 23 centimètres.

Diamètres du petit bassin. — 1° Détroit supérieur sacro-pubien, 12 centimètres; transverses, 11 centimètres 1/2; obliques, 12 centimètres; 2° détroit inférieur, coccy-pubien, 8 centimètres; bi-ischiatique et obliques, 10 centimètres.

Diamètre de l'excavation pelvienne, 13 centimètres 1/2.

Distance sacro-sous-pubienne, 13 centimètres.

N° 495. — Bassin; déviation du pubis, différences dans les diamètres obliques.

Bassin de femme qui porte les traces d'une grande vascularisation, qui est probablement consécutive au ramollissement de ces os, qui ont aujourd'hui la consistance, la texture et le volume normal. Le détroit supérieur, par suite d'un léger affaissement de l'os iliaque gauche, est dévié, le pubis est porté du côté droit, et il en résulte une différence dans les diamètres obliques.

Diamètres du grand bassin. — Epines iliaques antéro-supérieures, 21 centimètres; antéro-inférieures, 17 centimètres; milieu des crêtes iliaques, 21 centimètres 1/2.

Diamètres du petit bassin. — 1° Détroit supérieur sacro-pubien, 10 centimètres; transverses, 13 centimètres; obliques sacro-cotyloïdien droit, 11 centimètres; gauche, 12 centimètres; 2° détroit inférieur coccy-pubien, 8 centimètres; bi-ischiatique, 10 centimètres 1/2; obliques, 11 centimètres.

Diamètre de l'excavation pelvienne, 12 centimètres.

Distance sacro-sous-pubienne, 11 centimètres.

(M. Baudelocque.)

N° 495 *a*. — Bassin rachitique; rétrécissement des diamètres des deux détroits du petit bassin et de l'excavation.

Bassin de femme adulte rachitique. Les deux détroits du petit bassin ainsi que l'excavation, sont notablement rétrécis, principalement dans leur diamètre antéro-postérieur. Cette disposition dépend, en grande partie, du sacrum, dont la face antérieure moins concave que dans l'état ordinaire, est plane et fait saillie dans l'excavation pelvienne, surtout dans sa partie supérieure. Cet os présente, en outre, une rotation sur son axe qui porte à droite sa face antérieure, d'où résulte une inégalité dans l'étendue des diamètres obliques du détroit supérieur. Les pubis sont peu développés, les cavités cotyloïdes peu profondes ne peuvent loger les têtes fémorales, dont le col est court et étroit.

Diamètres du grand bassin. — Epines iliaques antéro-supérieures, 22 centimètres; antéro-inférieures, 18 centimètres; milieu des crêtes iliaques, 21 centimètres 1/2.

Diamètres du petit bassin. — 1° Détroit supérieur sacro-pubien, 7 centimètres 1/2; transverses, 12 centimètres; obliques sacro-cotyloïdien droit, 10 centimètres 1/2; gauche, 10 centimètres; 2° Détroit inférieur coccy-pubien, 7 centimètres; bi-ischiatique et obliques 10 centimètres.

Diamètre de l'excavation pelvienne, 8 centimètres.

Distance sacro-sous-pubienne, 9 centimètres 1/2.

N° 495 *b*. — Bassin; diminution des diamètres antéro-postérieurs des deux détroits et de l'excavation pelvienne.

Bassin de femme dont les diamètres antéro-postérieurs des deux détroits sont diminués, ainsi que ceux de l'excavation pelvienne. Cette disposition résulte de ce que les deux os iliaques, qui ont à peu près leur développement normal, sont pliés dans la ligne des contours du détroit supérieur, à peu de distance de l'articulation sacro-iliaque. La brisure des contours est plus prononcée à gauche qu'à droite, ce qui a porté le pubis de ce côté, et produit une inégalité dans l'étendue des deux diamètres obliques. Les cavités cotyloïdes se trouvent dirigées en avant, le sacrum est aussi moins concave.

Diamètres du grand bassin: Épines iliaques antéro-supérieures, 25 centimètres; antéro-inférieures, 18 centimètres; milieu des crêtes iliaques, 24 centimètres.

Diamètres du petit bassin : 1° détroit supérieur sacro-pubien, 7 centimètres ; transverses, 12 centimètres ; obliques, sacro-cotyloïdien droit, 10 cent. 1/2, gauche, 11 cent. 1/2 ; 2° détroit inférieur, coccy-pubien, 6 centimètres ; bi-ischiatique et obliques, 11 centimètres.

Diamètre de l'excavation pelvienne, 8 centimètres.

Distance sacro-sous-pubienne, 8 centimètres.

(M. Baudelocque.)

N° 496. — Rétrécissement du bassin dont les os ont acquis leur développement et ont l'aspect normal.

Le sacrum est moins concave à sa face antérieure et sa base est saillante en avant, ce qui rétrécit à la fois le diamètre antéro-postérieur du détroit supérieur et l'excavation pelvienne. L'arc de cercle décrit par l'os iliaque gauche est moins étendu que celui de droite, d'où résulte une légère différence dans l'étendue des diamètres obliques.

Diamètres du grand bassin : Épines iliaques antéro-supérieures, 25 centimètres; antéro-inférieures, 19 centimètres; milieu des crêtes iliaques, 24 cent. 1/2.

Diamètres du petit bassin : 1° détroit supérieur, sacro-pubien, 8 centimètres, transverses, 13 centimètres; obliques sacro-cotyloïdien droit, 11 cent. 1/2, gauche, 12 centimètres ; 2° détroit inférieur coccy-pubien, 8 centimètres ; bi-ischiatique, 12 centimètres; oblique, 11 cent. 1/2.

Diamètre de l'excavation pelvienne, 10 centimètres.

Distance sacro-sous-pubienne, 9 cent. 1/2.

(M. Baudelocque.)

N° 496 a. — Bassin de femme adulte, rachitique.

Il existait une scoliose assez prononcée. Le bassin qui est peu développé, est relevé à sa partie antérieure de bas en haut sur la colonne vertébrale, et le détroit supérieur du petit bassin est rétréci surtout dans son diamètre antéro-postérieur. Ce rétrécissement résulte aussi de la saillie que fait dans le bassin le sacrum, qui est, en outre oblique, de telle sorte que sa face antérieure regarde en avant et à droite. Les deux os iliaques sont relevés et pliés en dedans. L'obliquité du sacrum détermine une irrégularité dans la symétrie du détroit supérieur. Le diamètre oblique sacro-cotyloïdien droit, est de 1 centimètre plus étendu que le gauche.

Diamètres du grand bassin : Épines iliaques antéro-supérieures, 22 centimètres; antéro-inférieures, 19 centimètres; milieu des crêtes iliaques, 22 centimètres.

Diamètres du petit bassin : Sacro-pubien, 5 cent. 1/2; transverses, 11 centimètres; obliques, sacro-cotyloïdien droit, 11 centimètres; gauche, 10 centimètres; 2° détroit inférieur, coccy-pubien, 9 centimètres; bi-ischiatique, 10 centimètres; obliques, 12 centimètres.

Diamètre de l'excavation pelvienne, 9 centimètres.

Distance sacro-sous-pubienne, 7 centimètres.

N° 496 *b*. — Bassin de femme adulte, rachitique.

Le sacrum est surmonté des quatre dernières vertèbres lombaires, qui témoignent de l'existence d'une scoliose. Ce bassin, dans toutes ses parties, est frappé d'un arrêt de développement manifeste. Il existe un aplatissement de toute la moitié latérale gauche du bassin, il est plus prononcé au niveau de la cavité cotyloïde, dont le fond fait saillie à l'intérieur du détroit supérieur, et rétrécit le diamètre transverse. Les deux cavités cotyloïdes peu profondes, ne peuvent plus loger les têtes fémorales. Le détroit supérieur rétréci, est à la fois cordiforme et triangulaire. L'opération de la symphyséotomie a été pratiqué pour extraire le produit de la conception.

Diamètres du grand bassin : Épines iliaques antéro-supérieures, 23 centimètres; antéro-inférieures, 17 centimètres; milieu des crêtes iliaques, 22 cent. 1/2.

Diamètres du petit bassin : 1° détroit supérieur sacro-pubien, 7 centimètres; transverses, 9 centimètres; obliques, sacro-cotyloïdien droit, 10 centimètres, gauche, 12 centimètres; 2° détroit inférieur coccy-pubien, 10 cent. 1/2; bi-ischiatique et obliques, 11 centimètres.

Diamètre de l'excavation pelvienne, 10 centimètres.

Distance sacro-sous-pubienne, 9 centimètres.

(Professeur Lœnnec.)

N° 496 *c*. — Bassin de femme, double oblique ovalaire.

Sur ce bassin la symphyse est dans l'axe antéro-postérieur du sacrum. Il existe une ankylose des deux symphyses sacro-iliaques. Le sacrum, au lieu d'être concave, est oblique en bas et en arrière, et les deux os iliaques sont aplatis latéralement; les deux cavités cotyloïdes, de dimension normale, regardent directement en dehors.

Diamètres du grand bassin : Epines iliaques antéro-supérieures, 18 centimètres ; antéro-inférieures, 14 centimètres ; milieu des crêtes iliaques, 20 cent. 1/2.

Diamètres du petit bassin : 1° détroit supérieur sacro-pubien, 10 centimètres; transverses, 7 cent. 1/2 ; obliques, 9 centimètres ; 2° détroit inférieur coccy-pubien, 13 centimètres ; bi-ischiatique, 4 cent. 1/2.

Diamètre de l'excavation pelvienne antéro-postérieure, 10 centimètres.

Distance sacro-sous-pubienne, 10 centimètres.

(Professeur Paul Dubois.)

N° 497. — Bassin de femme rachitique.

Le détroit supérieur du petit bassin est fort irrégulier; il existe par suite du ploiement de l'os iliaque gauche, un aplatissement latéral de ce côté, qui détermine une brisure dans le contour de ce détroit. Il en résulte une différence sensible dans les deux diamètres obliques du détroit supérieur, la symphyse pubienne est projetée en avant et à droite, et correspond à la symphyse sacro-iliaque de ce côté. Les deux tubérosités ischiatiques sont renversées légèrement en dehors et écartées. Les deux premières pièces du sacrum fortement convexes à leur face antérieure, rétrécissent le diamètre sacro-pubien.

Diamètres du grand bassin. — Épines iliaques antéro-supérieures, 22 centimètres; antéro-inférieures, 16 centimètres 1/2; milieu des crêtes iliaques, 21 centimètres.

Diamètres du petit bassin. — 1° Détroit supérieur, sacro-pubien, 7 centimètres; transverses, 9 centimètres 1/2; obliques, sacro-cotyloïdien droit, 9 centimètres, gauche, 10 centimètres 1/2; 2° Détroit inférieur, coccy-pubien, 9 centimètres; transverse et oblique, 11 centimètres.

Diamètre de l'excavation pelvienne, 10 centimètres 1/2.

Distance sacro-sous-pubienne, 8 centimètres.

(M. Baudelocque.)

N° 497 *a*. — Bassin de femme rachitique.

Le détroit supérieur du petit bassin est fort irrégulier, la ligne courbe qu'il forme est brisée, par le ploiement des deux os iliaques ; sur celui de gauche, la brisure est plus prononcée, ce qui détermine une différence dans l'étendue des deux diamètres obliques ; la symphyse pubienne se trouve correspondre à la symphyse sacro-iliaque droite. Les deux tubérosités ischiatiques sont rejetées en dehors. Le sacrum à sa base, forme en avant une saillie, tandis que le coccyx est fortement projeté en arrière.

Il résulte de ces déviations que le petit bassin est considérablement rétréci dans son détroit supérieur, et qu'au contraire les diamètres du détroit inférieur sont presque normaux. Ce bassin paraît avoir été atteint d'ostéomalacie.

Diamètres du petit bassin. — 1° Détroit supérieur sacro-pubien, 4 centimètres ; transverses, 13 centimètres ; obliques, sacro-cotyloïdien droit, 9 centimètres; gauche, 11 centimètres; 2° Détroit inférieur coccy-pubien, 11 centimètres ; bi-ischiatique et oblique, 10 centimètres.

Diamètre de l'excavation pelvienne, 9 centimètres.

Distance sacro-sous-pubienne, 6 centimètres.

(M. Baudelocque.)

N° 497 *b*. — Bassin de femme, rachitique.

Sur ce bassin de femme la conformation est fort irrégulière, tous les diamètres des deux détroits du petit bassin, à l'exception de l'antérieure, qui est allongé, sont rétrécis. La cause première de cette affection, d'après l'aspect général des os, me paraît plutôt devoir être rapportée au rachitisme qu'à l'ostéomalacie. Ce qui pourrait peut-être cependant faire pencher vers cette dernière opinion, c'est que d'une part, l'altération paraît avoir été limitée au bassin, d'autre part, les os sont à peu près normalement développés. Il existe un aplatissement latéral des deux côtés du bassin, mais cet aplatissement est surtout prononcé au niveau des branches horizontales du pubis, qui circonscrivent entre elles un espace très-rétréci d'environ 2 centimètres. Les os iliaques sont très-relevés, les tubérosités ischiatiques sont rapprochées, l'angle que forment les deux branches descendantes du pubis est moins ouvert ; la portion de l'os coxal qui concourt à former le détroit supérieur du petit bassin, au lieu de présenter une courbe régulière, a pris la disposition d'une S.

Diamètres du grand bassin. — Épines iliaques antéro-supérieures, 16 centimètres ; antéro-inférieures, 12 centimètres; milieu des crêtes iliaques, 19 centimètres.

Diamètres du petit bassin. — 1° Détroit supérieur sacro-pubien, 12 centimètres ; transverse, 9 centimètres ; obliques, 9 centimètres 1/2. 2° Détroit inférieur coccy-pubien, 12 centimètres; bi-ischiatique, 6 centimètres.

Diamètre de l'excavation pelvienne, 16 centimètres.
Distance sacro-sous-pubienne, 13 centimètres 1/2.
(Professeur Breschet.)

N° 498. — **Modèle, d'après le procédé Thibert, de l'aplatissement latéral de la moitié antérieure du bassin, qui a été pris sur la pièce précédente n° 497 *a*.**

N° 498 *a*. — **Modèle, d'après le procédé Thibert, de l'aplatissement latéral de la moitié antérieure du bassin, et qui a beaucoup d'analogie avec le précédent.**

N° 498 *b*. — **Bassin de femme extrêmement déformé et rétréci.**

Cette lésion est certainement consécutive à l'ostéomalacie. Les os iliaques sont pliés dans leur partie postérieure, et à leur partie antérieure; le pubis et ses branches sont aplatis latéralement, au point de venir jusqu'au contact. La symphyse pubienne se présente comme un promontoire dirigé en avant. Le sacrum très-déformé présente une exagération de sa courbure normale, il est comme plié en deux à sa face antérieure. Il résulte de ces déformations que la cavité pelvienne, très-irrégulière et petite, est très-rétrécie ainsi que les détroits.

N° 498 *c*. — **Bassin de femme qui a beaucoup d'analogie avec le précédent, quoique moins déformé.**

La cavité pelvienne est aussi plus grande, quoique très-rétrécie Ce bassin, dont les déformations paraissent résulter de la suite d'une ostéomalacie, présente un ploiement de l'os iliaque et un aplatissement antérieur du pubis et de ses branches qui sont presque venus au contact. La face antérieure du sacrum présente une très-grande exagération de sa courbure normale; cet os est comme plié en deux. Une mensuration des diamètres de ces deux bassins me paraît inutile, tant la déformation osseuse est considérable.

Article 2.

ALTÉRATIONS D'OS DÉTACHÉS ATTEINTS DE DÉFORMATIONS ET DE LÉSIONS DIVERSES, EN PARTICULIER DU RACHITISME

Ces os sont au nombre de vingt-trois, du n° 499 au n° 512 inclusivement. Une seule pièce n° 499 se rapporte aux côtes, deux à l'humérus, n°s 500 et 500 *a*; un au radius, n° 501; huit au fémur, du n° 502 à 506 *c*; huit au tibia, du n° 507 au n° 509 *e*, et trois au péroné, n°s 510, 511 et 512.

N° 499.—Moitié latérale droite du thorax, composée des douze côtes, avec leurs cartilages et le sternum, la clavicule et l'omoplate; déformation du thorax.

Les cotes présentent un aplatissement latéral très-considérable, qui se remarque à l'union de leur tiers postérieur avec le moyen; elles font une saillie considérable du côté de la cavité thoracique. L'omoplate a suivi les côtes dans leur inflexion, et présente une convexité très-prononcée en dedans. Cette courbure a obligé la clavicule à s'incliner en bas, et, pour suivre ce mouvement, elle s'est fracturée à son tiers externe.

(M. Bouvier, 1861.)

N° 500. — Humérus gauche dont l'extrémité supérieure présente une courbure à convexité antérieure très-prononcée.

L'humérus à ce niveau est criblé de trous vasculaires assez larges, il est rugueux, couvert d'aspérités. La vascularisation, quoique moins prononcée, s'étend à l'os entier; il est difficile de préciser la cause première de cette courbure, qui semble avoir été provoquée cependant par les tractions du grand pectoral.

N° 500 *a*. — Deux humérus droits frappés d'arrêt de développement.

Ces deux humérus présentent des déformations notables, qui

portent surtout sur la moitié supérieure. Ces os ont une longueur de 20 centimètres ; il est difficile de préciser l'origine de ces déformations.

N° 501. — Radius droit; courbure notable.

Il existe sur ce radius, à la réunion du tiers supérieur avec le tiers moyen, au-dessous de la tubérosité bicipitale, une courbure à convexité postérieure. Le bord interne de cet os à ce niveau, présente une saillie osseuse arrondie, qui semble produite par une esquille, et je me demande, si à cet endroit, il n'a point existé une fracture. Cet os est long de 24 centimètres et pèse 46 grammes. L'extrémité inférieure est normale, son tissu compacte est seulement très-mince, dans certains points même, il a été brisé.

N° 502. — Fémur gauche, avec le tibia et le péroné atteints de rachitisme, avec arrêt de développement.

Le fémur qui est fortement arqué, à courbure à convexité antérieure et externe, présente une longueur en ligne droite de 17 centimètres ; en suivant la concavité de la courbe, il présente 22 centimètres ; la flèche de cette courbure est d'environ 55 millimètres. Les extrémités condyliennes sont renflées, noueuses.

Le tibia et le péroné en ligne droite ont 22 centimètres de long ; si l'on suit la courbe du tibia, on trouve 27 centimètres. Leur courbure est inverse à celle du fémur, elle est à convexité interne, ayant un arc dont la circonférence est de 180 millimètres, et 75 millimètres de flèche. Ces os sont aplatis d'avant en arrière, ils appartiennent ainsi que le fémur à la période de réossification, avec des colonnes de renforcement du côté de la concavité.

N° 503. — Fémur droit; déviation rachitique.

Ce fémur, dans les deux tiers supérieurs, est aplati de dehors en dedans, et présente dans le diamètre antéro-postérieur de sa partie la plus large 47 millimètres. Il a 33 centimètres de long, et son condyle interne descend beaucoup plus bas que l'externe ; la tête est rapprochée du grand trochanter, et le col a perdu de sa longueur en haut. Cet os appartient à la période de réossification, il présente une courbe à sa partie supérieure, à convexité antérieure et externe, et à la partie postérieure de cette courbe, existe une colonne de renforcement.

N° 504. — Portion supérieure d'un fémur gauche atteint de rachitisme.

Le fémur a été divisé verticalement, et une seule moitié existe, la postérieure. On constate que cet os a été fortement aplati d'avant en arrière ; il décrit une courbe assez régulière à convexité externe et antérieure. Le tissu compacte est très-dense, et le canal médullaire est oblitéré par un tissu spongieux à larges cellules.

N° 505. — Fémur droit, qui a été atteint de rachitisme.

La tête du fémur a été détruite dans sa moitié postérieure, le col est très-court, et forme un angle droit, de sorte que le grand trochanter dépasse la tête du fémur en haut.

Le corps décrit une courbure assez régulière et prononcée, à convexité antéro-externe, elle est plus prononcée à la partie inférieure; l'os est aplati de dehors en dedans. La hauteur de cet os, les deux extrémités appuyant sur un plan horizontal, est de 98 millimètres à partir du bord convexe et de 70 millimètres à partir du bord concave. Le corps a, en outre, éprouvé une torsion sur son axe dans sa moitié inférieure, qui a porté le condyle externe en avant. La longueur de la courbure est sur la convexité de 33 centimètres, à partir du sommet du grand trochanter, jusqu'au point où repose le condyle externe sur le plan horizontal, et de 23 centimètres sur le bord concave, à partir du centre de la tête de l'os, jusqu'au point le plus déclive du condyle interne. Cet os est dense, solide et appartient à la période de réossification.

N° 506. — Fémur droit, qui a été atteint de rachitisme.

Ce fémur a été divisé verticalement en deux moitiés latérales par un trait de scie. Cet os appartenait à un jeune homme de 17 ans, et sa longueur n'est point en rapport avec son volume. La tête assez bien conformée, supportée par un col court, est située au niveau du sommet du grand trochanter. Cette disposition résulte évidemment de la courbure assez régulière que présente la diaphyse, courbure qui est à convexité antéro-externe. La diaphyse est, en outre, aplatie de dedans en dehors surtout à sa partie inférieure, et sur la coupe qui a été pratiquée, on constate que le tissu compacte est dense, résistant, le canal médullaire dans ses deux tiers supérieurs est oblitéré par un tissu réticulaire assez serré. Les condyles sont volumineux, renflés, renversés légèrement en dehors, l'interne descend moins bas que l'externe.

N° 506 a. — Fémur droit d'un jeune enfant rachitique.

Ce fémur qui est ramolli, ne présente point encore de courbure évidente; cet os appartient à la première période du rachitisme.

N° 506 b. — Les deux tiers supérieurs environ d'un fémur gauche, qui a éte atteint de rachitisme.

Ce fémur est arrivé à la période de réossification complète. Il est aplati latéralement dans ses deux tiers supérieurs, et à ce niveau, il décrit une courbe à convexité antérieure assez marquée. Il a été divisé par un trait de scie vertical en deux moitiés latérales, on constate que le canal médullaire est oblitéré par un tissu réticulaire à larges cellules, et que du côté de la concavité, il existe un épaississement considérable du tissu compacte, qui constitue une colonne de renforcement.

(M. Bouvier, 1861.)

N° 506 c. — Fémur gauche, dont la diaphyse a été atteinte de ramollissement, et qui est aujourd'hui à une période de réossification complète.

Il n'existe point sur ce fémur de courbures anormales prononcés, mais toute la surface de l'os est recouverte de nouvelles sécrétions osseuses irrégulières d'une grande densité. Il existe en outre un grand nombre de trous vasculaires. Il est aujourd'hui difficile de préciser la nature de la lésion, qui a dû être rachitique, ou peut-être cet os a-t-il été atteint d'ostéomalacie.

(M. Bouvier.)

N° 507. — Tibia gauche, qui a été atteint de rachitisme.

Ce tibia est long de 33 centimètres, il présente une seule courbure très-prononcée à convexité interne ; son corps, de forme triangulaire, est plus grêle que dans l'état normal, mais il est constitué par un tissu résistant, tandis que les extrémités sont friables. Cet os pèse 125 grammes.

N° 508. — Tibia droit d'un jeune homme d'environ 17 ans ; courbure anormale.

Le corps du tibia qui est aplati d'avant en arrière dans sa moitié supérieure, et triangulaire dans l'inférieure, est fortement contourné. Il présente deux courbures, une latérale à convexité interne, la seconde qui est antérieure est double ; elle est dans sa partie supérieure à concavité antérieure, l'inverse existe pour la moitié inférieure. Les deux extrémités articulaires sont légèrement déformées. Ce tibia, long de 25 centimètres, pèse 120 grammes.

N° 509. — Tibia gauche d'un homme d'environ 23 ans; courbure anormale et aplatissement.

La diaphyse du tibia est fortement aplatie latéralement, son épaisseur dans la partie moyenne est de 9 millimètres. Il existe une courbure à convexité antérieure très-prononcée, située à l'union du tiers moyen avec le tiers inférieur ; cette extrémité portée en arrière a en outre éprouvé un mouvement de torsion de dehors en dedans, et d'avant en arrière, d'où résulte que la surface articulaire tibiale inférieure regarde en arrière et en dehors.

L'épiphyse supérieure est également déformée, le condyle externe est presque moitié moins volumineux, l'interne est normal. L'os a été verticalement divisé par un trait de scie, et on constate que la lésion est à la période de réossification ; le canal médullaire est oblitéré à partir de la courbure, c'est-à-dire dans son tiers inférieur. Le poids de ce tibia est de 150 grammes.

N° 509 *a*. — Tibia droit d'un jeune enfant, dont les deux épiphyses supérieures et inférieures manquent; rachitisme.

Ce tibia, qui appartient à la période de réossification, est fortement aplati latéralement, et présente une courbure assez régulière à convexité antérieure très-prononcée. Un trait de scie vertical permet de constater que le canal médullaire est oblitéré dans toute sa longueur.

(M. Bouvier, 1861.)

N° 509 *b*. — Tibia et péroné droit, qui paraissent avoir appartenu à un individu rachitique.

Le tibia seul est déformé, le péroné est à peu près normal. Le tibia, légèrement aplati latéralement, présente en outre une courbe à convexité antérieure assez régulière. Cet os a acquis un volume considérable, sa surface est bosselée inégale ; ces bosselures, qui ressemblent assez bien comme aspect à celles que l'on rencontre dans l'ostéo-malacie, sont dues à de nouvelles sécrétions périostiques. Ce renflement cesse assez brusquement au niveau des extrémités épiphysaires, qui tranchent sur le reste de l'os par leur petit volume relatif. Un trait vertical antéro-postérieur, pratiqué dans toute la longueur de cet os permet de constater qu'il appartient à la période de réossification. Le canal médullaire très-élargi s'étend en haut et en bas jusqu'au niveau des surfaces articulaires, dont il n'est séparé que par une lame osseuse d'environ 1 centimètre.

(M. Bouvier, 1861.)

N° 509 *c*. — Tibia gauche, avec le péroné; ces os paraissent avoir appartenu à un individu rachitique.

Le péroné est relativement peu déformé. Le tibia est aplati latéralement, et décrit une courbe à convexité antérieure assez régulière, sa surface est rugueuse mamelonnée, ce qui résulte de nouvelles sécrétions sous-périostiques qui ont acquis une grande densité. Cet os est à la période de réossification complète. Un trait de scie vertical antéro-postérieur, permet de constater que le canal médullaire est élargi, qu'il s'étend dans toute la longueur de l'os, et que le tissu compacte a une grande densité avec des colonnes de renforcement.

(M. Bouvier, 1861.)

N° 509 *d*. — Tibia gauche, qui a appartenu à un individu rachitique.

Ce tibia est aplati latéralement et présente une courbure à convexité antéro-postérieure assez régulière, plus prononcée à sa partie supérieure. Cet os appartient à la période de réossification qui ne paraît point encore cependant complète. Il s'est produit à toute l'étendue de la diaphyse, de nouvelles sécrétions osseuses qui ont augmenté le volume de l'os. Les épiphyses un peu déformées sont encore raréfiées; un trait de scie vertical antéro-postérieur permet de constater que, le canal médullaire élargi, se prolonge jusque dans les deux épiphyses.

(M. Bouvier, 1861.)

N° 509 *e*.— Deux tibias et deux péronés, l'un droit, l'autre gauche, ayant appartenu au même individu, qui était rachitique.

Ces deux os de chaque côté, présentent une déformation à peu près identique, ils sont aplatis latéralement, et décrivent une courbe à convexité antérieure. L'aplatissement latéral du péroné est relativement plus considérable que celui qu'on observe sur le tibia, et la courbe antéro-postérieure, très-accusée au niveau de l'union du tiers moyen avec le tiers inférieur, fait, qu'à ce niveau, les deux os se touchent, et que l'espace interosseux a disparu, tandis qu'il est augmenté à la partie supérieure. Un trait de scie vertical antéro-postérieur pratiqué sur les deux tibias, montre que ces os appartiennent à la période de réossification, avec des colonnes de renforcement du côté de la concavité de la courbure; le canal médullaire est, en outre, en grande partie oblitéré dans toute sa hauteur par un tissu réticulaire.

(M. Bouvier, 1861.)

N° 510. — Péroné gauche probablement rachitique.

Ce péroné, à sa partie moyenne, est aplati latéralement, et décrit une courbe à convexité antérieure et interne; son épaisseur dans le point le plus mince est de 5 millimètres et sa largeur la plus grande de 25 millimètres. La courbe devait faire disparaître dans un point l'espace interosseux, car on constate à ce niveau une facette lisse articulaire, qui indique que le péroné était venu au contact du tibia.

N° 511. — Péroné droit rachitique.

Ce péroné est fortement aplati latéralement, et il décrit dans sa moitié inférieure une courbure très-prononcée à convexité antérieure. Une coupe verticale antéro-postérieure, permet de constater que cet os appartient à la période de réossification, avec colonne de renforcement située du côté de la concavité. Le canal médullaire est oblitéré par un tissu réticulaire qui circonscrit de larges cellules.

N° 512. — Péroné droit, qui a appartenu à un individu rachitique.

Ce péroné, aplati latéralement, décrit une courbe assez régulière à convexité antérieure très-prononcée. Il appartient à la période de réossification avec colonne de renforcement, située du côté de la concavité.

ARTICLE 3.

ALTÉRATIONS OSSEUSES DES JEUNES ENFANTS A LA NAISSANCE

Cette lésion, aujourd'hui encore mal déterminée, a été considérée comme les suites ou les conséquences d'un rachitisme congénital.

Les pièces de cette section sont peu nombreuses, puisqu'il n'en existe que huit dans le Musée, du n° 513 au n° 514 *d*. Mais j'ai cru devoir décrire ces squelettes avec soin, et ils me paraissent se rapporter à deux types principaux : les pièces n°s 513, 513 *a*, sont des exemples de squelettes de fœtus rachitiques ; la pièce n° 513 *a*, est même très-curieuse au point de vue des fractures multiples qui existent chez ce fœtus. Ces deux fœtus, et en particulier le n° 513 *a*, ont donné lieu à de nombreuses discussions dans lesquelles, l'altération rachitique a été mise en doute, mais sans que l'on puisse assigner pour le moment un autre nom à cette altération.

Les autres pièces, n° 513 *b*, 514, 514 *b*, 514 *c*, 514 *d*, ont un intérêt encore plus spécial ; les os présentent bien, en grande partie, les déviations et les déformations analogues à celles que l'on constate chez les rachitiques, mais ces os présentent en même temps un degré d'ossification prématuré si avancé, que l'on a pu croire quelquefois sur des os isolés, à l'existence de cal dans les fractures, ce qui n'est point admissible.

Que s'est il passé ? Dans la supposition d'un rachitisme congénital, on pourrait admettre que ces os, très-hypérostosés, sont arrivés à un degré avancé de réossification ; des doutes seuls peuvent être admis pour le moment, l'histologie pourra peut-être nous éclairer. Mais je me demande si nous n'avons point sur ces pièces, l'explication de la théorie des nains ; cela me paraît probable, car les épiphyses étant la plupart soudées, le développement consécutif du squelette a dû être entravé. La pièce n° 514 *c*, nous montre, en même temps que l'altération particulière du squelette, que la pe est en excès, comme si elle eût grandi pendant que squelette était arrêté dans son évolution.

N° 513. — Squelette à peu près complet d'un fœtus de huit mois, né avec une déviation considérable des membres inférieurs, qui a été rapportée au rachitisme congénital.

Ce squelette a été assez mal préparé; sa hauteur totale est de 37 centimètres. Toutes les parties, à l'exception des membres inférieurs et de la tête, sont assez bien conformées; leur ossification est peut-être un peu plus prononcée qu'on ne l'observe généralement.

Les courbures déformantes sont, à peu de chose près, identiques pour les deux membres inférieurs. Les deux fémurs décrivent une courbe assez régulière, à convexité externe et postérieure, avec un léger degré de rotation sur leur axe de dehors en dedans, d'où résulte que le condyle externe regarde en avant. Les deux tibias sont infléchis dans le même sens que les fémurs; ils décrivent également une courbe à convexité externe et postérieure. Les os du crâne, outre leurs points normaux d'ossification, présentent un très-grand nombre de points osseux irréguliers, dont les dimensions varient depuis 1 millimètre jusqu'à 2 et 4 centimètres; ils remplissent l'espace réservé aux fontanelles. A quelle influence doit-on rapporter ce singulier trouble de l'ossification crânienne? Cela me paraît difficile à déterminer dans l'état actuel; elle a été rapportée par quelques auteurs au rachitisme.

(Professeur Thillaye.)

N° 513 *a*. — Portion de squelette d'un fœtus, composée de la tête et des membres inférieurs. Ce squelette a été considéré comme atteint de rachitisme congénital.

Les parents de cet enfant étaient bien portants; la mère, qui était de taille moyenne, avait les tibias arqués, et le père avait les jambes extrêmement déformées par le rachitisme.

A cause de l'importance de ce squelette, dont les déformations ont déjà donné lieu à de nombreuses interprétations, il me paraît intéressant de donner l'observation presque dans son entier.

Le tronc était assez bien développé; la poitrine était cependant déprimée de chaque côté, les membres thoraciques étaient moins développés qu'à l'état normal; on percevait, à la partie moyenne des deux bras, de la crépitation. Les membres pelviens étaient contournés sur eux-mêmes, et, par suite, ils se trouvaient raccourcis au niveau des courbures symétriques qu'ils présentaient.

La longueur du fœtus, du sinciput au pubis, était de 32 centimètres, et du sinciput à l'extrémité du talon, 42 centimètres.

Les viscères thoraciques et abdominaux ne présentaient rien de particulier, la vessie était contractée, revenue sur ellemême.

La partie antérieure et moyenne des lobes cérébraux était tapissée par une couche de sang très-mince, épanchée dans le tissu cellulaire sous-arachnoïdien, à travers lequel on voyait très-bien se dessiner les circonvolutions. En enlevant les membranes, on a trouvé cette partie du cerveau parfaitement saine. Au niveau de l'extrémité postérieure des deux lobes cérébraux et du cervelet, l'épanchement de sang était plus considérable, il occupait à la fois la cavité arachnoïdienne et le tissu cellulaire sous-arachnoïdien.

La voûte du crâne présente un aspect tout particulier, les pariétaux sont constitués : le gauche, par deux points osseux centraux isolés, de la grandeur d'une pièce de 1 franc chacun ; le droit par un seul point central qui commence à se diviser et à ressembler à ceux du côté gauche. La base seule de la portion écailleuse de l'occipital est ossifiée, ainsi que la partie inférieure de la portion frontale et presque toute la portion orbitaire de chaque moitié du coronal. Le reste des os précités est remplacé par une multitude de petites plaques osseuses de forme très-variable, ayant depuis 1 centimètre de diamètre jusqu'à la grosseur de la tête d'une épingle ; les unes sont de forme irrégulièrement circulaire, les autres oblongues ; d'autres, enfin, ont la forme de petites stries osseuses, ou de petits points arrondis. Ces derniers sont surtout très-abondants au pourtour de la fontanelle postérieure. Ces petites plaques sont extrêmement minces, les bords en sont dentelés pour la plupart ; elles sont séparées les unes des autres par des intervalles membraneux variables, mais qui ne vont pas au delà de 1 à 3 millimètres ; dans quelques points, elles se touchent presque. Leur disposition est très-irrégulière, mais, dans leur ensemble, ces plaques osseuses remplacent très-exactement les divers os qui constituent la voûte crânienne, et on les voit cesser brusquement là où, à l'état normal, les os sont remplacés par des membranes, de telle sorte que les sutures et les fontanelles sont parfaitement bien dessinées.

Les grandes ailes du sphénoïde et la circonférence de la portion écailleuse du temporal, présentent la même particularité. a base du crâne est peu développée, mais normalement ssifiée ; la face est peu développée et comprimée latéralement, mais normale dans son développement, à l'exception cependant de la voûte orbitaire, dont l'ossification est incomplète dans presque tous les points. La moitié gauche de la mâchoire inférieure étant plus développée que la droite, il en résulte une sorte de torsion de cet os, qui donnait au faciès un aspect particulier.

Les os des membres présentent des altérations profondes, les deux humérus sont fracturés : le droit, à sa partie moyenne; le gauche, en deux points, au-dessus du condyle et un peu au-dessous du col chirurgical.

Le cubitus droit présente une fracture ancienne consolidée, siégeant à l'extrémité supérieure; une autre fracture récente existe vers la partie inférieure. Le cubitus gauche est le siége d'une fracture consolidée, et située à la réunion du tiers inférieur avec le tiers moyen.

Les deux radius sont fracturés à leur partie moyenne, les extrémités de ces os sont renflées, et l'avant-bras, surtout le gauche, présente une courbure à convexité postérieure.

Les fémurs sont fortement arqués, à convexité antérieure et externe; les tibias sont aplatis latéralement à leur partie moyenne, et ont une courbure très-prononcée à convexité dirigée en avant et en dedans. Les pieds sont, dans l'extension forcée, inclinés en dedans. Le fémur droit a deux fractures : l'une, récente; l'autre, en voie de consolidation; le fémur gauche est fracturé en un seul point.

Les tibias et les péronés sont fracturés, à leur extrémité inférieure, à 1 centimètre environ au-dessus de l'articulation tibio-tarsienne.

En résumé, ce fœtus présente 15 fractures, dont 12 sont récentes, 2 consolidées et 1 en voie de consolidation. Au niveau des fractures récentes, il existait du sang épanché et coagulé dans l'épaisseur des muscles et des interstices musculaires.

(M. Notta, *Soc. anat.*, 1849, t. XXIV, p. 83.

N° 513 *b*. — Deux membres inférieurs d'un fœtus rachitique.

Ces membres fortement contournés sur eux-mêmes, avaient été pris pour des exemples de fractures intra-utérines. Mais on peut constater sur ces os que les deux fémurs à l'union de leur tiers supérieur avec le moyen, présentent un aplatissement latéral assez marqué avec une courbe à convexité antéro-externe; au sommet de la courbe, ils présentent une saillie qui avait été prise à tort pour un cal.

Les deux tibias avec leur péroné sont aussi aplatis latéralement, et décrivent une courbe à convexité antérieure et interne; le sommet de la courbe du tibia présente également un rebord saillant avec rugosités.

(Professeur Broca, *Soc. de chir.*, 1855, t. VI, p. 211.)

N° 514. — Squelette de fœtus à terme, rachitique, atteint d'hypertrophie.

La hauteur de ce squelette est de 36 centimètres. La tête très-volumineuse et dont l'ossification est régulière et très-avancée, représente le tiers de la hauteur de l'individu, car elle a 12 centimètres de haut sur 30 de circonférence. La colonne vertébrale est régulièrement développée, les cotes sont très-courtes et très-larges. Tous les os des membres sont hypertrophiés, arrêtés dans leur développement, ils ont pris une forme triangulaire, et sont infléchis dans le sens de la flexion et de l'adduction. L'incurvation de ces os et leur volume, pourrait faire supposer qu'il s'agit ici d'un rachitisme congénital arrivé à la période de réossification.

Le scapulum est hypertrophié, et a 3 millimètres d'épaisseur dans l'endroit où il est le plus épais.

L'humérus a 22 millimètres de longueur sur 13 de largeur au niveau des épiphyses et 9 dans le milieu de la diaphyse.

Le cubitus a 25 millimètres de longueur et le radius 15. Les os du métacarpe et des phalanges sont ossifiés, et leur largeur égale la moitié de leur longueur.

Le fémur a 28 millimètres de longueur, et dans certains points 15 de largeur. Le tibia présente 18 millimètres de hauteur et le péroné 16, les os du métatarse sont aussi hypertrophiés. En examinant cette ossification précoce, exagérée, qui va dans certains points jusqu'à l'éburnation, je me demande si cette singulière altération des os, encore mal définie, n'est point un obstacle à la croissance du squelette et ne produit point les nains; je serais tenté de l'admettre.

N° 514 a. — Moule en plâtre de la pièce précédente.

On constate sur ce moule pour les membres supérieurs et inférieurs, qu'il existe de nombreux et profonds plis de la peau qui semblent témoigner que cette membrane a acquis un développement en longueur plus considérable que les os. Ce développement exagéré en apparence du tégument, résulte probablement de ce que l'ossification éburnée n'a point permis aux os de s'accroître. Si cet enfant eût vécu, avec cette altération osseuse, il aurait probablement pris peu de développement en hauteur, il aurait été un nain.

N° 514 *b*. — Squelette de fœtus, dont tous les os présentent un degré d'ossification très-avancé.

Ces os sont volumineux, très-arqués pour les membres inférieurs, les fémurs à convexité postérieure et externe et les tibias à convexité antérieure. L'ossification précoce est analogue à celle du squelette précédent; c'est pourquoi je me dispense d'une description plus minutieuse.

(M. Gibert, 1858.)

N° 514 *c*. — Enfant à terme, qui présente un développement considérable de la tête et du tronc, tandis que les membres supérieurs et inférieurs, contournés sur eux-mêmes, sont frappés d'arrêt de développement.

Ces os sont volumineux, mais leur longueur n'est point en rapport avec le développement du tronc. Les membres supérieurs ont, du sommet de l'épaule à l'extrémité des doigts, 11 centimètres, et les inférieurs 13 centimètres. La peau qui les recouvre présente de nombreux plis longitudinaux et transversaux, qui témoignent d'un tégument exagéré surtout en longueur.

Le membre inférieur droit a été disséqué tout en conservant les parties molles, et l'on peut constater que les os sont déformés, triangulaires et arqués. Le fémur présente une convexité postérieure et externe, le tibia une convexité antérieure; ces os ont acquis aussi un volume considérable et leur tissu est très-dense, compacte; il semble qu'ils soient à une période de réossification.

Ce fœtus a la plus grande analogie avec les précédents; cette lésion est aujourd'hui incomplétement décrite, surtout si on la rejette du cadre du rachitisme congénital. Ces pièces me paraissent démontrer comment cette singulière lésion osseuse, arrêtant les os dans leur développement, l'accroissement devra être limité, ce qui peut expliquer l'origine des nains.

(M. Houel.)

N° 514 *d*. — Squelette de fœtus, dont tous les os, même ceux du crâne, présentent une ossification prématurée et très-avancée.

Ce fœtus a une hauteur de 31 centimètres. Le tronc paraît assez bien conformé, mais les membres, très-courts, sont contournés, les inférieurs surtout.

La tête présente une ossification beaucoup plus complète qu'on ne la rencontre à cette époque; la fontanelle postérieure est très-réduite ; elle a à peine 1 centimètre. Les côtes, peu développées en longueur, ont une largeur relativement considérable et leur tissu est très-dense.

Les clavicules sont longues et ossifiées ainsi que les omoplates. La diaphyse des deux humérus est triangulaire, à concavité interne et antérieure, et l'ossification en est très-avancée ainsi que pour le radius et le cubitus ; les métacarpiens et les phalanges sont volumineux et aussi larges que longs.

Les mêmes caractères se remarquent aux membres inférieurs ; les deux fémurs volumineux, triangulaires, présentent une courbure à convexité externe et antérieure. Le tibia et le péroné sont aussi contournés et volumineux, les métatarsiens et les phalanges très-hypertrophiés. Ce fœtus appartient au même ordre de lésion que les précédents, et mérite comme eux d'attirer spécialement l'attention.

Article 4.

COLONNES VERTÉBRALES ET SQUELETTES ATTEINTS DE RACHITISME OU DE DÉVIATIONS DE LA COLONNE VERTÉBRALE

Le nombre des pièces relatives au rachitisme ou aux déviations simples de la colonne vertébrale est considérable. Tant que pièces naturelles et moulages en plâtre, il en existe cent soixante-quatorze, du n° 515 au n° 537 *a* inclusivement.

La pièce n° 516 est un exemple de scoliose-lombaire unique ; celle n° 516 *b*, d'une scoliose dorsale, à convexité droite, courbure unique, suite de pleurésie. Quelquefois, n°s 517 et 517 *b*, les déviations sont bornées aux membres inférieurs, la colonne vertébrale étant normale. Sur le n° 517 *b*, la colonne est à peine déviée, tandis que les déformations sont très-prononcées sur les membres inférieurs. Sur la pièce n° 517 *a*, les membres supérieurs et inférieurs sont déviés, tandis que la colonne vertébrale est normale.

Lorsque les courbures siégent à la colonne vertébrale, elles peuvent être limitées à une région, à la région dorsale n°s 518, 518 *d*, 518 *e* et être à trois courbures. Sur les pièces n°s 518 *a*,

518 *b*, la scoliose est à deux courbures, elles occupent la région dorsale seule; mais, le plus souvent, les courbures occupent plusieurs régions. Elles peuvent être bornées à la région dorso-lombaire, et la courbure dorsale dominante être à convexité droite, nos 518 *c*, 518 *g*, 518 *h*, 518 *i*, 519, 520, 520 *a*, 520 *c*, 521, 521 *a*, 522 et 523. Les pièces suivantes sont des moulages de cette variété de déviation du n° 519 au 519 *q*, de 520 *e* à 520 *z*, du n° 525 *d* au n° 525 *m*, du n° 528 *e* au n° 528 *p*. Cette dernière série comprend les moulages faits avant et après traitement, ce qui permet de constater le résultat obtenu.

La pièce n° 518 *f* est un exemple de scoliose à trois courbures, occupant la région dorso-lombaire; la moyenne dorsale dominante est à convexité droite. Les quatre pièces suivantes, nos 518 *j*, 518 *k*, 518 *l*, 518 *m*, sont des scolioses de la colonne vertébrale avec injection de l'artère aorte.

La pièce n° 520 *b* est un exemple de scoliose anguleuse de la région dorsale et ressemblant à un mal de Pott. Les pièces nos 524 et 524 *a* sont des scolioses dorso-lombaires; la courbure lombaire dominante est à convexité gauche.

Un certain nombre de pièces nos 525, 525 *a*, 525 *b*, 526, 526 *a*, 526 *b*, 526 *c* sont des exemples de scolioses à trois courbures, la moyenne dorsale étant dominante et à convexité à droite, d'autre fois, nos 525 *c*, 532, 535, 535 *a*, 535 *b*, la scoliose est encore à trois courbures, mais c'est l'inférieure, la courbure lombaire, qui est dominante. Lorsque la scoliose est à trois courbures, la courbure moyenne ou dorsale, ce qui est plus rare, en même temps qu'elle est dominante peut être à convexité gauche, nos 527 *a*, 528, 528 *a*, 529, 529 *c*, 529 *d*, 530, 530 *c*, 531, 531 *a*, 531 *b*. Les pièces du n° 535 *f* au n° 535 *q* sont des moulages qui se rapportent à cette variété. Les pièces suivantes du n° 529 *e* au n° 529 *r* sont des moulages, et des exemples de scolioses dorso-lombaires, la dorsale dominante à convexité gauche.

Je citerai encore comme exemple de cyphose les pièces nos 532 *a*, 532 *b*, 533, 533 *b*, 533 *c*, 536 *a*, desquelles peuvent être rapprochées la colonne vertébrale de séraphin n° 652 *a* qui est un exemple de cyphose. Sur les pièces nos 534 et 534 *a*, la cyphose se complique de scoliose.

La pièce n° 539 est un exemple rare de l'ordose dorsale.

N° 515. — Tableau recouvert d'un verre et contenant les divers os séparés d'un squelette atteint de rachitisme.

Ce squelette provient d'une jeune fille de 7 ans et 2 mois, atteinte de rachitisme arrivé à la période de consomption. Le père et la mère étaient bien portants ; sur treize enfants, il y en a eu cinq de rachitiques.

Aucune pièce du squelette n'est restée à l'état normal ; sur tous les os il existe des altérations de texture, de forme ou des fractures. Le rachitisme étant à la période de consomption, tous les os sont atteints d'ostéite raréfiante, dans beaucoup le tissu spongieux a remplacé le tissu compacte, ou du moins ce dernier est réduit à une mince lamelle extrêmement fragile. Dans les os longs les couches concentriques, intimement soudées dans l'état sain, sont séparées les unes des autres par des intervalles d'un tissu aréolaire, et représentent une série de tubes emboîtés ; les extrémités de ces mêmes os sont gonflées, raréfiés, et ont la légèreté spécifique d'une éponge.

Tête. — Les os du crâne ont pris leur accroissement normal ; l'occipital et les pariétaux seuls présentent quelques infractions aux lois de l'ostéogenie, relativement aux os Wormiens.

Tronc. — Les corps des vertèbres sont très-raréfiés, légers et friables, les masses latérales et les apophyses épineuses ont été en grande partie détruites par une macération trop prolongée. L'atlas se compose de quatre pièces distinctes ; l'arc antérieur est tout à fait séparé des masses latérales, l'arc postérieur est divisé sur la ligne médiane. L'arc postérieur de l'axis est entier, mais il est séparé des deux masses apophysaires, le corps de la vertèbre se compose de deux pièces contiguës. De leur face supérieure s'élève un tubercule qui en s'adossant à son congenère, représente l'apophyse odontoïde bifurquée et très-courte.

Le sternum est à peine ossifié. Les côtes ont été tellement altérées soit par la maladie, soit par la macération, qu'il n'a pas été possible de les préparer sans les briser ; il est pourtant facile de constater qu'il existe un certain nombre de fractures en rave, produites pendant la vie. A leur niveau l'os est renflé, il n'existe point de cal, et les fragments sont ajustés bout à bout. Des clavicules, il ne reste que les deux moitiés externes. Les os du bassin sont méconnaissables ; ils sont vermoulus et tombent en parcelles.

Membres. — Les os des membres dépourvus de leurs épiphyses sont profondément altérés; ils sont arrêtés dans leur développement, et présentent un certain nombre de courbures. Leur densité est faible, et leur texture spongieuse. Tous présentent des traces de fractures plus ou moins anciennes, transversales ou en rave.

Le fémur droit présente une incurvation postérieure excessive, cette courbure dépend d'une série d'angles obtus, et le sommet correspond à trois fractures dont cet os est le siége, si bien qu'il représente non plus une ligne courbe, mais une ligne brisée. La diaphyse est séparée en quatre fragments inégaux.

Le fémur gauche ne présente qu'une courbure à convexité antérieure dont le sommet correspond à la partie moyenne, où existe une fracture en voie de consolidation.

Le tibia et le péroné droits sont affectés d'une fracture complète; elle siége au même niveau pour les deux os, et dans un point beaucoup plus rapproché de l'extrémité supérieure que de l'inférieure, où se trouve un angle de courbure ouvert en dehors et que l'on peut évaluer à 130 degrés. Sur le tibia et le péroné, il existe également une fracture qui siége à l'union du tiers inférieur avec le tiers moyen, au niveau d'une courbure dont la convexité est dirigée en dedans. Ces os sont complétement brisés dans le sens de la convexité, mais la fracture est incomplète du côté de la concavité.

Membres supérieurs. — L'humérus droit est le siége d'une double fracture ancienne, la fracture la plus élevée siége à l'union des deux cinquièmes inférieures avec les trois cinquièmes supérieurs de l'os. La fracture inférieure est située à peu près à égale distance de la précédente et de l'extrémité articulaire. L'humérus gauche fortement courbé en dedans, présente à sa partie inférieure une courbure plus brusque, qui résulte de deux fractures incomplètes, séparées l'une de l'autre par un intervalle de 15 millimètres. A leur niveau le canal médullaire est interrompu par deux cloisons transversales.

Le cubitus droit est le siége d'une fracture ancienne qui le partage en deux moitiés égales. Le cubitus gauche présente ainsi que le radius à sa partie moyenne une fracture en voie de consolidation.

(Professeur Trousseau, thèse de M. Beylard, 1852, p. 118.)

N° 515 *a*. Moule en plâtre représentant, avant dissection, les déformations du squelette précédent.

(Professeur Trousseau.)

N° 516. — Squelette d'un enfant rachitique.

Ce squelette a été recueilli sur un enfant âgé de 6 ans environ, atteint de scoliose lombaire unique. La hauteur totale de ce squelette est de 79 centimètres.

La scoliose étant lombaire unique, à convexité droite, la convexité lombaire et l'inclinaison du bassin sont dirigées dans le même sens. La moitié droite du bassin est fortement aplatie, et le fond de la cavité cotyloïde se trouve ramené à 1 centimètre en avant du sacrum, l'os iliaque est fortement plié en dedans. Les quatre dernières vertèbres lombaires décrivent un arc à convexité droite, dont le sommet se trouve situé entre le troisième et le quatrième corps, la flèche à 5 millimètres en avant, le reste de la colonne vertébrale est sensiblement rectiligne. Les vertèbres paraissent à peine avoir moins de hauteur du côté concave. En arrière la courbure est plus longue qu'en avant, le sommet correspond à la première vertèbre lombaire, la flèche a 7 millimètres, elle est un peu plus longue que celle de l'arc antérieur.

Les côtes sont beaucoup plus rapprochées du côté courbé, et en avant elles sont concaves à leur face externe. Les clavicules sont profondément déformées dans leur tiers interne, où elles présentent une courbure assez brusque à convexité anterieure. Tous les os de ce squelette présentent les traces d'une grande vascularisation; les extrémités articulaires sont à peine plus renflées qu'à l'état normal, mais la diaphyse, au lieu d'être lisse, est rugueuse; dans certains points même le tissu compacte est tellement raréfié qu'il manque. La diaphyse du tibia droit, du fémur gauche, et la partie supérieure des deux cubitus, présentent une rainure transversale saillante, et n'occupant sur les deux premiers os qu'une partie de leur circonférence. Ces saillies sont évidemment le résultat de fractures consolidées. La fracture pour le tibia et le fémur, comme cela s'observe fréquemment, paraît avoir été incomplète, tandis qu'elle était complète pour les deux cubitus.

Les membres supérieurs ne présentent que des déviations peu importantes. Les deux cubitus sont légèrement convexes en dehors. Les membres inférieurs sont beaucoup plus déviés; les deux fémurs sont convexes en avant et en dehors, d'où résulte que les genoux sont portés en dedans. Les deux tibias avec le péroné sont convexes en avant et en dedans et aplatis latéralement. L'espace interosseux dans sa moitié inférieure est très-rétréci; dans certains points les os se touchent.

N° 516 a. — Squelette de jeune enfant rachitique.

Ce squelette est atteint d'une scoliose à deux courbures peu prononcées, la supérieure dorsale à convexité gauche à peine sensible, s'étend de la quatrième à la onzième dorsale; la seconde courbure à convexité droite, de la première lombaire à la cinquième, c'est la courbure dominante. Les côtes n'ont point subi de déformation bien sensible. Le bassin, très-déformé, a pris la configuration caractéristique de cet ordre de lésion; il a la forme d'un cœur de carte à jouer; il est aplati latéralement, et le pubis fait une assez forte saillie en avant.

Les membres supérieurs et inférieurs sont le siége de déformations très-considérables, surtout relativement à la colonne vertébrale. Les deux clavicules sont très-courbes, celle de droite présente au sommet de la courbure une crête qui me paraît résulter d'une fracture. Les deux humérus présentent une courbe à peu près identique, à convexité externe et postérieure. Celui de gauche au sommet de la courbe, présente une fracture oblique avec un léger chevauchement du fragment. Les deux os de l'avant-bras présentent une courbe assez régulière, à convexité postérieure. Par suite de leur rapprochement, l'espace interosseux a disparu; le radius droit a été fracturé au sommet de la courbe qui correspond à sa partie moyenne.

Les deux fémurs sont peu déformés, leur courbure normale est seulement un peu exagérée, surtout du côté gauche. La déformation des deux jambes par opposition est très-marquée; le tibia et le péroné présentent une courbe à convexité antérieure et interne. Au sommet de la courbe, le péroné touche le tibia et l'espace interosseux est très-retréci; il n'existe même plus à ce niveau. Les deux tibias présentent aussi, dans ce point, les traces pour chacun, d'une fracture incomplète.

(M. Bouvier, 1861.)

N° 516 *b*. — Colonne vertébrale, avec le sacrum et la moitié postérieure des côtes; scoliose à courbure unique à convexité droite, occupant toute la région dorsale.

Cette pièce provient d'une jeune fille de 15 ans, qui portait, depuis trois ans, une fistule de la plèvre gauche; il existe sur la colonne vertébrale une scoliose à courbure unique, à convexité droite, occupant toute la région dorsale.

La flèche de la courbure a 25 millimètres en avant, le sommet correspond au cinquième ligament intervertébral. Les fibro-cartilages sont très-amincis du côté gauche; les corps vertébraux paraissent sensiblement déprimés. Le cou est incliné à gauche, presque suivant le prolongement de l'extrémité supérieure de la courbure. La région lombaire est à peu près rectiligne; on aperçoit à peine une légère inflexion à convexité gauche, rudiment d'une courbure secondaire. La torsion est très-manifeste, la face antérieure de six corps vertébraux, du quatrième au neuvième, se dirige sensiblement à droite. En arrière, il existe aussi une courbure qui a une flèche de 14 millimètres, et dont le sommet correspond à la sixième apophyse épineuse dorsale. La moitié gauche de tous les axes dorsaux est moins développée que la droite. Les côtes de droite forment en arrière une gibbosité postéro-latérale allongée. Les côtes gauches rapprochées, resserrées, sont étroites et minces.

(M. Bouvier, *Bull. acad. de méd.*, t. I, p. 872, 1836.)

N° 517. — Squelette d'une jeune fille adulte, dont la hauteur totale est de 1 mètre 11 millimètres; les membres sont seuls déviés, la colonne vertébrale est droite.

Le bassin est un peu relevé de bas en haut et d'arrière en avant sur la colonne vertébrale, il est aussi un peu incliné latéralement, il est plus bas du côté droit que du côté gauche. Le détroit supérieur du bassin présente les diamètres suivants : le sacro-pubien, 7 centimètres; le transversal 13 cent. 3 millim.; le sacro-iliaque droit ainsi que le gauche 12 centimètres. Les diamètres du petit bassin sont les suivants : l'antéro-postérieur, 7 centimètres 1/2; le bi-ischiatique, 8 centimètres 1/2. La fosse iliaque interne est un peu plus profonde à gauche qu'à droite.

Les membres supérieurs paraissent considérablement allongés, ils ont 55 centimètres, leur longueur égale celle des membres inférieurs. C'est à peine s'ils sont déviés, les os de l'avant-bras, radius et cubitus sont les seuls qui présentent de légères courbures.

Les déformations des membres inférieurs sont assez prononcées, et elles existent à peu près au même degré des deux côtés, les os de la jambe sont beaucoup plus contournés que les fémurs. Les deux fémurs sont inégaux, le droit a 27 centimètres de long et le gauche 22, ils sont aplatis latéralement et présentent une courbe à convexité antérieure et externe. Les extrémités articulaires sont renflées, surtout l'inférieure gauche. Par suite de la courbure, le grand trochanter qui est volumineux, est plus élevé que la tête fémorale qui paraît abaissée.

Les deux jambes sont aussi inégales, la droite a 26 centimètres et la gauche 24 seulement, le tibia et le péroné au niveau de leur partie moyenne sont aplatis latéralement, et assez fortement courbés à convexité antérieure et interne. L'espace interosseux élargi supérieurement, existe à peine à la partie inférieure. Le pied droit à peu près normal, est légèrement valgus, tandis que du côté gauche qui est la jambe raccourcie, le tarse et le métatarse forment une voûte très-marquée ; de sorte qu'il présente la disposition du pied équin.

N° 517 *a*. — Squelette d'adulte, dont la colonne vertébrale est droite, les côtes normales. Les membres supérieurs et inférieurs présentent seuls des déviations rachitiques, qui sont surtout très-prononcées pour les inférieures.

La tête est petite mais normale.

Membres supérieurs. — Les deux clavicules très-grêles, sont arquées à convexité antérieure. La courbure est plus régulière et plus prononcée à gauche. La diaphyse des deux humérus est un peu déformée, mais les courbures sont peu accusées, ces deux os sont égaux en longueur et ont 25 centimètres. Des deux avant-bras, le gauche est assez régulier, le droit est dans la pronation forcée, et les deux os sont infléchis en avant et en dedans dans leur moitié supérieure.

Bassin et membres inférieurs. — Le bassin est assez déformé, et présente la disposition caractéristique du bassin rachitique, c'est-à-dire la figure d'un cœur de carte à jouer. Les diamètres supérieurs du petit sont les suivants : le sacro-pubien, 7 centimètres; le transversal, 13 centimètres 1/2; les deux obliques, 12 centimètres. Ceux du détroit inférieur sont, l'ischio-pubien, 8 centimètres 1/2; le bi-ischiatique, 9 centimètres. Les fosses iliaques internes sont profondes, et le pubis et ses branches sont un peu atrophiés.

Les deux fémurs sont aplatis latéralement et courbés à convexité antérieure et externe; la courbure de celui de droite est plus considérable qu'à gauche. L'extrémité inférieure est déformée, renflée, la supérieure présente en haut une saillie du trochanter, le col est très-court et les deux têtes fémorales volumineuses, font saillie à la partie interne de l'articulation et proéminent du côté du trou obturateur. Les deux jambes sont très-fortement contournées, le tibia et le péroné sont aplatis latéralement et courbés à convexité antérieure et interne, les pieds sont renversés en dehors. Au niveau du sommet de la courbe, l'espace interosseux n'existe plus, dans la partie supérieure il est élargi, au-dessous il est très-rétréci.

N° 517 *b*. — Squelette de vieille femme, dont les membres inférieurs ont été beaucoup plus profondément atteints par le rachitisme que les autres os.

La colonne vertébrale et les côtes ont une direction à peu près normale; la colonne vertébrale, examinée avec soin, présente cependant une scoliose à trois courbures, l'inférieure est une dorso-lombaire convexe à gauche.

Les clavicules longues et grêles sont courbes, à convexité antérieure.

Les membres supérieurs à droite comme à gauche, présentent pour l'humérus une légère déviation latérale qui fait incliner les coudes en dedans; cette disposition est plus marquée pour le membre gauche. Les deux avant-bras sont légèrement fléchis en avant et en dedans, à leur partie moyenne.

Les membres inférieurs offrent les altérations suivantes: les deux fémurs sont aplatis latéralement dans leur corps, et présentent une courbe à convexité antéro-externe. Celui de droite n'a que 21 centimètres de longueur, tandis que du côté gauche on en trouve 30; il y a donc une différence de 9 centimètres. Les têtes fémorales, qui par leur pression, ont déformé le détroit supérieur du petit bassin, qui a pris la figure d'un cœur de carte à jouer, ont leur col court et sont comme demi-luxés dans le trou ovalaire. Les deux os de la jambe, aplatis d'avant en arrière, présentent une courbe à convexité parallèle à leur bord interne; la courbe décrite par les os du côté gauche, est plus considérable que celle de droite, et le pied est comme luxé dans son articulation tibio-tarsienne.

N° 518. — Tronçon de colonne vertébrale composé de dix-huit vertèbres, des deux dernières cervicales, des douze dorsales et des quatre premières lombaires; scoliose à trois courbures qui occupent la région dorsale.

Sur cette pièce c'est la courbure moyenne qui domine, et elle est à convexité droite, elle s'étend de la troisième à la huitième dorsale. Tous les corps vertébraux sont assez notablement affaissés du côté de la concavité, et l'altération est à son maximum au niveau des cinquièmes et sixièmes vertèbres dorsales. La courbure supérieure et inférieure est peu prononcée; il existe sur les partie latérales des corps vertébraux, quelques stalactites osseuses.

(Professeur Breschet.)

N° 518 a. — Colonne vertébrale d'un jeune enfant, avec le bassin et la partie supérieure des deux fémurs; scoliose à deux courbures occupant la région dorsale.

La première courbure à convexité gauche s'étend de la seconde dorsale à la septième, la seconde plus courte à convexité droite, s'étend de la huitième dorsale à la onzième, la partie inférieure de la colonne vertébrale est droite. Les apophyses épineuses ne présentent qu'une courbure. Le bassin, profondément déformé, est aplati latéralement et d'avant en arrière, il présente la forme

d'un cœur de carte à jouer. Les os iliaques sont pliés en dedans et en avant, au niveau de leur tiers postérieur.
(M. Bouvier, 1861.)

N° 518 *b*. — Colonne vertébrale d'adulte complète; scoliose à deux courbures, occupant la région dorsale.

La courbure supérieure à convexité droite est très-allongée à sa partie supérieure, elle commence au niveau de la première dorsale et se termine à la septième, son sommet est à la cinquième. La seconde courbure commence à la huitième dorsale, elle est à convexité gauche et se termine à la douzième, elle est beaucoup plus courte, et le mouvement de rotation des vertèbres accusé. Du côté de la concavité de chacune de ces courbures, les corps vertébraux sont déprimés, amincis, ils présentent à leur face supérieure et inférieure, des crêtes osseuses qui font saillie du côté de la concavité. Les régions cervicale et lombaire sont droites. Du côté des apophyses épineuses, la courbure supérieure est seule accusée, l'inférieure est à peine visible.
(M. Bouvier, 1861.)

N° 518 *c*. — Colonne vertébrale d'adulte, composée des quatre dernières vertèbres cervicales, des douze dorsales et des cinq lombaires; scoliose à deux courbures dorso-lombaires, avec un certain degré de cyphoose de la région dorsale à sa partie supérieure, qui devait porter la tête un peu en avant.

La courbure dorsale, latérale, dominante, à convexité droite, commence au niveau de la quatrième dorsale, elle a son maximum à la sixième et se termine à la neuvième dorsale. La seconde courbure, beaucoup moins prononcée, commence à la dernière dorsale, a son maximum à l'union de la seconde avec la troisième lombaire, elle est à convexité gauche. Les corps vertébraux sont un peu affaissés du côté de la concavité. En arrière, il n'existe qu'une courbure, la supérieure dorsale, l'inférieure est à peine accusée.
(M. Bouvier, 1861.)

N° 518 *d*. — Colonne vertébrale, avec la partie supérieure du sacrum; scoliose à trois courbures.

Ces courbures occupent toutes les trois, la région dorsale, la moyenne est dominante. La courbure moyenne dominante est à convexité droite, elle s'étend de la seconde dorsale à la septième, le sommet de la courbe est au niveau du sixième disque intervertébral. Toutes les vertèbres qui appartiennent à cette courbure sont affaissées du côté de la concavité, la déformation est plus prononcée sur la cinquième et la sixième. Les deux autres courbures sont à peu près égales, et dirigées en sens inverse de la dorsale moyenne, la courbure inférieure est à peine sensible. La portion inférieure de la colonne vertébrale est droite.

L'inflexion supérieure est insuffisante pour ramener la tête dans la verticale, elle se trouve portée à gauche, en dehors de la ligne médiane. En arrière, la ligne épineuse ne présente que deux inflexions, le sommet de la principale, correspond à l'apophyse épineuse de la cinquième vertèbre dorsale.

(M. Bouvier, 1861.)

N° 518 e. — Colonne vertébrale d'un individu adulte, avec les côtes et le bassin; scoliose à trois courbures, qui occupent la région dorsale.

La courbure moyenne principale dominante est à convexité droite, elle s'étend de la troisième à la neuvième dorsale, le sommet est au niveau de la sixième. Les corps vertébraux sont légèrement affaissés du côté de la concavité. Les deux autres courbures sont à peu près égales, très-courtes, et dirigées en sens inverse de la dorsale moyenne, la tête est dans la verticale. En arrière la ligne des apophyses épineuses ne présente que deux inflexions, et le sommet de la supérieure correspond à la sixième dorsale.

Le bassin est aplati latéralement, principalement en avant; aussi le pubis fait-il une saillie notable dans cette direction. Les deux os iliaques sont très-minces et relevés; les fosses iliaques internes sont assez profondes.

(M. Bouvier, 1861.)

N° 518 f. — Colonne vertébrale, avec le sacrum; scoliose dorso-lombaire à trois courbures.

La courbure dorsale et moyenne est à convexité droite et dominante, elle s'étend de la cinquième dorsale à la douzième, elle a son sommet entre la neuvième et la dixième. Les corps vertébraux qui forment cette courbure, ont éprouvé un mouvement de rotation à droite. Cette première courbure est surmontée d'une courbure assez courte, quoique très-prononcée, qui occupe le corps des cinq premières dorsales; elle est à convexité gauche, et son sommet est entre la troisième et la quatrième. Les vertèbres lombaires décrivent une courbe peu prononcée à convexité gauche, et les deux premières lombaires ont éprouvé un mouvement de rotation en sens inverse ; la première lombaire qui termine la courbure dorsale moyenne se porte de gauche à droite, et la seconde qui commence la courbure lombaire, se porte de droite à gauche.

En arrière, il n'existe qu'une courbure étendue, qui correspond à la courbure dorsale dominante, et le mouvement de rotation des vertèbres y paraît très-accusé. La tête qui n'est point dans la verticale est portée à gauche.

(M. Bouvier, 1861.)

No 518 *g*. — Colonne vertébrale avec le sacrum; scoliose dorso-lombaire.

La courbure dorsale très-prononcée dominante est à convexité droite; cette courbure s'étend de la première dorsale à la seconde lombaire, elle a son sommet entre la septième et la huitième dorsale. Les corps vertébraux qui occupent le milieu de la courbe, ont éprouvé un fort mouvement de torsion de gauche à droite et d'arrière en avant.

Les corps vertébraux au niveau du milieu de la concavité sont très-affaissés, taillés en biseau, et les côtes qui correspondent à ce point, sont dans leur partie postérieure très-rapprochées, elles se touchent au niveau de leur tête et ont pris une forme triangulaire. Une seconde courbe à convexité gauche et antérieure, occupe les trois dernières lombaires. Cette dernière courbe, avec l'allongement considérable que présente la branche inférieure de la courbe dorso-lombaire, a ramené la tête dans l'axe vertical de la colonne vertébrale.

En arrière, on constate le mouvement de torsion très-prononcé que présentent les corps vertébraux, avec l'affaissement du côté de la concavité des apophyses transverses et articulaires.

(M. Bouvier, 1861.)

No 518 *h*. — Colonne vertébrale, avec quelques rudiments de la partie postérieure des côtes; scoliose dorso-lombaire; la courbure dorsale est dominante.

La courbure dorsale à convexité droite, s'étend de la troisième vertèbre dorsale à la première lombaire, elle a son sommet entre la neuvième et la dixième dorsale. La courbure lombaire peu prononcée, occupe les quatre dernières vertèbres et est à convexité gauche. Les deux premières vertèbres lombaires, ont éprouvé un mouvement de torsion en sens inverse, le corps de la première s'est porté de gauche à droite, celui de la seconde de droite à gauche. Les corps vertébraux de certaines vertèbres dorsales ont commencé à s'ankyloser. Les côtes du côté de la convexité sont inclinées de haut en bas, celles de la concavité sont horizontales, très-rapprochées au niveau de leur tête et de leur col, où elles se touchent; elles ont aussi pris à ce niveau une forme triangulaire.

En arrière, la courbe des apophyses épineuses est à peu près unique, et la tête était dans l'axe vertical de la colonne vertébrale.

(M. Bouvier, 1861.)

N° 518 *i*. — Colonne vertébrale, avec les côtes et le bassin; scoliose dorso-lombaire.

La courbure dorsale dominante, très-prononcée et à convexité droite, s'étend de la quatrième vertèbre dorsale à la première lombaire, et elle a son sommet à la neuvième vertèbre, dont le corps est fortement taillé en coin du côté gauche ou de la concavité. Les corps des sixième, septième, huitième, neuvième et dixième dorsales, sont fortement portés dans la rotation de gauche à droite et d'avant en arrière. Les côtes du côté de la convexité sont un peu abaissées, tandis que celles de la concavité sont horizontales et beaucoup plus déformées. Une petite courbure de compensation à convexité gauche, existe au niveau des quatre dernières vertèbres lombaires. Le bassin est bien conformé.

(M. Bouvier, 1861.)

N° 518 *j*. — Tronçon de colonne vertébrale, composé de la septième cervicale, des douze dorsales, des cinq lombaires et du bassin; scoliose à deux courbures.

Les deux courbures sont à peu près égales. L'aorte a été injectée, et comme l'artère est dilatée, elle présente une inflexion exagérée au niveau de la courbure supérieure aortique; en bas sa direction ne paraît point avoir été influencée par la courbure lombaire.

(Professeur Verneuil.)

N° 518 *k*. — Portion de colonne vertébrale, composée des douze vertèbres dorsales et des cinq lombaires; scoliose dorso-lombaire.

Les deux courbures sont à peu près égales et peu accusées. L'aorte a été injectée, et elle suit dans leur direction les deux courbures, sans présenter de dépression anormale.

(M. Houel.)

N° 518 *l.* — **Portion de colonne vertébrale composée des onze dernières vertèbres dorsales et des cinq lombaires; scoliose dorso-lombaire.**

La courbure lombaire très-prononcée est dominante, avec torsion des corps vertébraux. L'artère aorte a été injectée ; elle suit incomplétement dans sa déviation la courbure lombaire ; seulement, comme par le fait de la courbure qui est très-considérable, la hauteur de la colonne vertébrale est diminuée, l'aorte présente au niveau de la onzième vertèbre dorsale, une inflexion assez accusée.

(M. Houel.)

N° 518 *m.* — **Colonne vertébrale et bassin d'une femme qui était très-âgée; scoliose dorso-lombaire, la courbure lombaire à convexité gauche dominante.**

La courbure dorsale est peu prononcée et inférieure; il existe en même temps un certain degré de cyphose.

La moitié gauche du corps de la dixième et de la onzième vertèbre dorsale a une hauteur moins considérable que la moitié droite. Dans le premier sens, c'est-à-dire à gauche, la face latérale du corps est creusée d'une forte dépression.

Pour la douzième vertèbre dorsale, c'est le contraire. La moitié gauche du corps de la vertèbre a un peu plus de hauteur que la moitié droite. Déjà cette vertèbre semble avoir subi une légère déviation, qui a porté son apophyse transverse gauche un peu en arrière, et son apophyse transverse droite légèrement en avant.

Pour les trois premières vertèbres lombaires, cette disposition est on ne peut plus marquée. La moitié droite du corps est certainement moins élevée en hauteur que la moitié gauche, et creusée d'une gouttière profonde. Ces vertèbres semblent avoir éprouvé un mouvement de rotation, qui a eu pour effet de porter les apophyses transverses gauches en arrière, et les apophyses transverses droites en avant.

La quatrième et la cinquième vertèbres lombaires ont la moitié gauche de leur corps moins élevée que la moitié droite. Leur déviation est moins marquée que pour les vertèbres précédentes.

Les trous de conjugaison sont inégalement agrandis des deux côtés. A droite, ce sont les trous de conjugaison lombaire inférieurs qui sont agrandis ; à gauche, ce sont les trous de conjugaison supérieurs.

Les diamètres du bassin sont les suivants :

Diamètre sacro pubien	. . . . . .	0m,10
— sacro-iliaque	. . . . . .	0 13,5.
— coccy-pubien	. . . . . .	0 09
— bi-sciatique	. . . . . .	0 16

L'aorte suit exactement la courbure de la région lombaire de la colonne vertébrale ; elle est placée sur la ligne médiane des vertèbres lombaires.

L'artère sacrée moyenne est légèrement déviée à gauche.

La carotide primitive droite, décrit quelques flexuosités à son origine. La vertébrale gauche est plus volumineuse que la droite.

(M. Fano, *Bul. Soc. de chir.*, t. VI, p. 80.)

N° 519. — Colonne vertébrale avec quelques rudiments des côtes et le bassin ; scoliose dorso-lombaire.

La courbure dorsale dominante est à convexité droite, elle s'étend de la troisième dorsale à la seconde lombaire ; son sommet est au niveau de la neuvième dorsale, dont le corps est fortement taillé en coin du côté de la concavité. Les corps des sixième, septième, huitième, neuvième, dixième et onzième vertèbres, ont exécuté un mouvement de rotation très-accusé de gauche à droite et d'avant en arrière. Les côtes situées du côté de la concavité sont redressées, déformées ; leur corps est triangulaire. Les trois dernières vertèbres lombaires présentent une légère courbure à convexité gauche. La tête était dans l'axe vertical de la colonne vertébrale.

(M. Bouvier, 1861.)

Nos 519 *a*, **519** *b*, **519** *c*, **519** *d*, **519** *e*, **519** *f*, **519** *g*, **519** *h*, **519** *i*, **519** *j*, **519** *k*, **519** *l*, **519** *m*, **519** *n*, **519** *o*, **519** *p*, **519** *q*. — **Dix-sept moules en plâtre, représentant des exemples de scoliose dorso-lombaire.**

La courbure dorsale est dominante et à convexité droite. Sur le moule n° 519 *k*, la courbure dorsale est peu élevée, mais très-prononcée.

(M. Bouvier, 1861.)

N° 520. — Colonne vertébrale, composée des deux dernières cervicales, des douze dorsales et des cinq lombaires, avec le bassin et les côtes ; scoliose dorso-lombaire.

La courbure supérieure ou dorsale dominante à convexité droite, est très-élevée et très-prononcée ; elle commence à la première dorsale et a son sommet entre la sixième et la septième. Ces deux vertèbres sont fortement taillées en coin du côté de la concavité ; la courbure inférieure est beaucoup plus courte. Les apophyses épineuses ne présentent qu'une courbure postérieure assez prononcée ; les côtes du côté de la concavité se touchent au niveau de leur partie postérieure ; la plupart sont même ankylosées entre elles, déformées et triangulaires.

(M. Bouvier, 1861.)

N° 520 *a*. — Colonne vertébrale, avec la partie postérieure des côtes ; scoliose dorso-lombaire.

Sur cette pièce, la courbure dorsale est très-élevée et dominante, à convexité droite, avec une torsion considérable des corps vertébraux, le sommet de la courbe est au niveau de la septième dorsale, dont le corps est fortement taillé en coin du côté de la concavité. L'axe du rachis est très-oblique, la colonne se trouve en grande partie portée à droite de la ligne médiane. Les côtes du côté de la concavité et au centre, sont profondément déformées, relevées et triangulaires, quelques-unes sont même ankylosées. La courbure des apophyses épineuses est plus régulière que celle des corps vertébraux.

(M. Bouvier, 1861.)

N° 520 *b*. — Colonne vertébrale, avec le thorax et le bassin ; scoliose anguleuse de la région dorsale.

Sur cette pièce, au premier examen, on pourrait croire qu'il s'agit d'un mal vertébral de Pott, avec destruction partielle de plusieurs vertèbres. La sixième vertèbre dorsale réduite à un mince biseau en avant et à gauche, n'offre aucune trace de lésion organique, elle est seulement déformée par l'affaissement cunéiforme porté au plus haut degré. La cinquième et la septième, en contact au delà de la sixième, sont coupées un peu obliquement ; le corps des autres vertèbres est presque normal.

Il résulte de cette disposition, une courbure ou flexion anguleuse du rachis à convexité postero-droite, comprenant presque toute la colonne dorsale. Les deux côtés de cette courbe sont si rapprochés que leurs prolongements en ligne droite, se rencontreraient sous un angle de 18 degrés, et qu'il n'existe qu'un intervalle de 27 millimètres entre la première et la dixième dorsale.

La petite courbe en retour ramène incomplétement la région cervicale dans sa situation naturelle, et une lordose dorso-lombaire accompagnée d'une légère concavité droite, replace les vertèbres inférieures dans leur direction normale.

La gibbosité de la partie postérieure droite du thorax, située très-haut et près de la ligne médiane, est courte et très-proéminente. Le sternum est fortement convexe en avant. La poitrine est très-allongée dans le sens autero-postérieur, comme dans la cyphose. Les troisième, quatrième, cinquième, sixième, septième et huitième côtes gauches, ont perdu en arrière la plus grande partie de leur courbure et les deux tiers de leur largeur, elles se touchent presque et même sont imbriquées par leurs bords voisins. Le bassin est bien conformé.

(M. Bouvier, *Atlas sur les maladies de l'appareil locomoteur*, p. 4, fig. 3.)

N° 520 *c*. — **Thorax, colonne vertébrale incomplète et bassin d'un rachitique ; scoliose dorso-lombaire.**

La courbure dorsale qui est dominante, est à convexité droite, il existe en outre une torsion considérable des corps vertébraux de gauche à droite et d'avant en arrière. La courbure lombaire est peu marquée et à convexité gauche, le bassin bien conformé présente des diamètres normaux.

Au côté droit il n'y a plus que huit côtes, elles sont couchées obliquement par rapport à l'apophyse transverse. Cette direction est d'autant plus marquée que les côtes sont plus inférieures. La cinquième et la sixième sont appliquées sur la convexité de la colonne vertébrale. Les côtes gauches dans leur ensemble forment, d'avant en arrière et en haut, d'abord un plan convexe, puis concave, et enfin convexe. Les septième, huitième et neuvième côtes qui correspondent au centre de la cavité, sont placées les unes au devant des autres, sur le même plan, de manière que la plus inférieure est aussi la plus antérieure; le sternum est bombé en avant et oblique de gauche à droite.

N° 520 *d*. — **Cette pièce manque.**

N°s 520 *e*, **520** *f*. — **Moules en plâtre d'une scoliose dorso-lombaire.**

Sur ces deux plâtres la dorsale dominante est très-élevée et à convexité droite.

(M. Bouvier, 1861.)

N° 520 *g*. — **Moule en plâtre d'une scoliose dorso-lombaire.**

Sur ce modèle en plâtre les deux courbures sont très-prononcées; la dorsale est cependant dominante, très-élevée, et à convexité droite.

(M. Bouvier, 1861.)

N° 520 *h*. — Moule en plâtre d'une scoliose dorso-lombaire.

Sur ce modèle en plâtre la courbure dorsale à convexité droite est très-élevée et dominante; aussi la difformité est considérable.

(M. Bouvier, 1861.)

N°s 520 *i*, 520 *j*. — Moules en plâtre d'une scoliose dorso-lombaire.

Sur ces deux modèles en plâtre la courbure dorsale est dominante, à convexité droite, assez régulière et allongée.

(M. Bouvier, 1861.)

N°s 520 *k*, 520 *l*, 520 *m*. — Moules en plâtre d'une scoliose dorso-lombaire.

Sur ces trois modèles en plâtre la courbure dorsale est à convexité droite et dominante, la courbure est prononcée et allongée, la déformation est considérable.

(M. Bouvier, 1861.)

N°s 520 *n*, 520 *o*, 520 *p*. — Moules en plâtre d'une scoliose dorso-lombaire.

Sur ces trois modèles en plâtre la courbure dorsale à convexité droite est assez régulière, allongée et dominante.

(M. Bouvier, 1861.)

N° 520 *q*. — Moule en plâtre d'une scoliose dorso-lombaire.

Sur ce modèle en plâtre les deux courbures sont à peu près égales, la supérieure dorsale est cependant légèrement dominante et à convexité droite.

(M. Bouvier, 1861.)

N° 520 *r*. — Moule en plâtre d'une scoliose dorso-lombaire.

Sur ce moule qui a été pris sur un jeune garçon de 14 ans, les courbures sont peu accusées.

(M. Bouvier, 1861.)

N° 520 *s*. — **Moule en plâtre d'une scoliose dorso-lombaire.**

Ce moule a été pris sur un jeune homme de 16 ans; il existe une scoliose dorso-lombaire légère, la dorsale supérieure est à convexité droite.
(M. Bouvier, 1861.)

N° 520 *t*. — **Moule en plâtre d'une scoliose dorso-lombaire.**

Ce moule a été pris sur une jeune fille de 12 ans; il existe une scoliose dorso-lombaire, les deux courbures sont à peu près égales, la supérieure dorsale est à convexité droite, et légèrement dominante.
(M. Bouvier, 1861.)

N° 520 *u*, **520** *v*. — **Moules en plâtre d'une scoliose dorso-lombaire.**

Sur ces modèles en plâtre la courbure dorsale est à convexité droite et dominante.
(M. Bouvier, 1861.)

N° 520 *x*. — **Moule en plâtre d'une scoliose dorso-lombaire.**

Sur ce modèle en plâtre la scoliose dorso-lombaire est peu prononcée, et à convexité droite.
(M. Bouvier, 1861.)

N° 520 *y*. — **Moule en plâtre d'une scoliose dorso-lombaire.**

Sur ce modèle en plâtre la courbure dorsale est très-longue et à convexité droite.
(M. Bouvier, 1861.)

N° 520 *z*. — **Moule en plâtre d'une scoliose dorso-lombaire.**

Cette pièce a été moulée sur un individu de 21 ans, la scoliose dorso-lombaire est peu prononcée, la courbure dorsale à convexité droite est très-allongée.
(M. Bouvier, 1861.)

N° 521. — Squelette d'adulte, ayant appartenu très-probablement à une femme qui était rachitique à un haut degré ; scoliose dorso-lombaire, courbure sigmoïde en S verticale très-régulière.

Sur ce squelette tous les os sont légers, d'une grande fragilité, le tissu compacte est en grande partie raréfié, et les mailles du tissu spongieux dilatées. Ce squelette appartient à la période dite de *consomption rachitique*. La hauteur de ce squelette dont les os sont contournés en divers sens, est de 85 centimètres.

La courbure dorsale à convexité droite, s'étend de la première dorsale à la dixième ; cinq de ces vertèbres, de la troisième à la septième, ont perdu plus du tiers de leur hauteur du côté gauche. La courbure inférieure qui est la plus prononcée est constituée par sept vertèbres, les deux dernières dorsales, les cinq lombaires et le sacrum qui en continue la direction. Les corps des deux premières lombaires sont fortement taillés en biseau à droite ; le cou est incliné en sens inverse de la courbure dorsale, et la tête est ainsi replacée dans la direction de l'axe normal. La ligne des apophyses épineuses présente trois courbures. C'est une exception assez rare.

Le bassin est vicié dans sa position, sa forme et ses diamètres ; il est incliné à gauche, relevé à droite et aplati latéralement. Le diamètre antéro-postérieur du détroit supérieur du petit bassin est de 7 centimètres ; le diamètre transverse, de 11 centimètres ; le diamètre oblique droit et oblique gauche, de 9 centimètres ; le diamètre bi-ischiatique, de 8 centimètres 1/2.

Cette pièce est un type de rachitisme, les membres sont tous déformés. Les cavités cotyloïdes sont peu profondes ; la tête fémorale paraît seulement leur être juxtaposée ; elle a déterminé une voussure à l'intérieur du bassin, qui rétrécit le détroit supérieur.

La poitrine est aplatie du côté droit et saillante à gauche, les côtes, au niveau de chaque courbure, présentent les caractères qui leur sont propres ; du côté de la concavité, elles n'ont pas d'angle de torsion, elles sont rapprochées presque au contact en arrière, tandis qu'en avant, les espaces intercostaux sont agrandis. Le sternum est oblique, l'appendice xyphoïde correspond à l'articulation sterno-claviculaire gauche.

Les membres supérieurs et inférieurs sont courbés dans leur longueur, l'humérus droit, plus courbe et plus court que le gauche, a sa convexité en avant et en dehors ; les deux os de l'avant-bras sont grêles et pliés à concavités en dedans et en avant.

Les fémurs ont une direction telle que leur tête et les condyles regardent tous deux en dedans ; ils décrivent donc une courbe à convexité antérieure et externe. Cette courbe n'est pas régulièrement symétrique, elle est plus étendue du côté gauche. Ces os sont, en outre, aplatis de dedans en dehors, d'où résulte que la tête fémorale a une grande tendance à s'échapper; du côté du trou obturateur, il y a une espèce de demi-luxation. Les condyles fémoraux présentent un agrandissement notable de leur diamètre transversal.

Le tibia et le péroné sont encore plus déformés que les fémurs; ils sont, dans leur partie moyenne, fortement aplatis d'avant en arrière et offrent une courbe à convexité interne et légèrement antérieure; ils arrivent presque au contact dans leur partie moyenne, et s'écartent au contraire inférieurement. Ils sont, en outre, plus longs proportionnellement que les fémurs. L'espace interosseux existe à peine dans le tiers inférieur, et le pied est renversé sur son bord interne, le calcanéum est porté en haut et en dehors.

N° 521 a. — Squelette rachitique; scoliose à deux courbures.

Ce squelette a très-probablement appartenu à une femme qui est morte à un âge assez avancé; il a une hauteur de 111 centimètres, et les os sont à la période de réossification. Il existe une scoliose de la colonne vertébrale à deux courbures.

La courbure supérieure dorsale est à convexité droite, elle est légèrement dominante, elle s'étend de la deuxième dorsale à la douzième, et son sommet est au niveau de la huitième dorsale; les corps vertébraux ont éprouvé un mouvement de rotation de gauche à droite et d'avant en arrière. La courbure lombaire, quoique plus courte, est aussi très-prononcée et égale presque celle de la région dorsale. Les apophyses transverses de la concavité dorsale sont atrophiées, les articulaires ont, dans certains points, disparu, les trous de conjugaison sont diminués de capacité; l'inverse s'observe du côté de la convexité. Les côtes présentent la disposition commune à ce genre de déviation; les droites sont plus larges et plus courtes; à gauche, elles sont plus longues et plus minces. De cette disposition, résulte un aplatissement général du côté droit. Le sternum est grêle, son appendice xyphoïde correspond à l'articulation sterno-claviculaire droite.

Le bassin est légèrement oblique; ses diamètres ne sont point sensiblement viciés, ni pour le détroit supérieur, ni pour l'inférieur. Les tubérosités de l'ischion sont sur un plan plus antérieur que dans l'état normal, d'où résulte que les cavités cotyloïdes regardent plus directement en avant. La symphyse pubienne et ses branches sont atrophiées.

Les membres supérieurs sont peu déviés, les clavicules sont

seulement un peu plus longues, plus droites et grêles. Les membres inférieurs sont, proportionnellement aux supérieurs, raccourcis, leur hauteur totale est de 56 centimètres, celui du côté droit est de 27 millimètres plus court que le gauche. Cette différence de longueur des deux membres porte sur le fémur et le tibia; le fémur droit n'a que 22 centimètres, tandis que le gauche en a 25. Ils sont aplatis latéralement, mais cette déformation est encore beaucoup plus sensible à droite, où l'altération fémorale paraît avoir été plus intense; ces os sont peu volumineux. Les deux os de la jambe, à droite et à gauche, sont aplatis d'avant en arrière; la trace des trois plans dont se compose ordinairement le tibia, ne se retrouve qu'à la partie supérieure et inférieure de ces os; ils offrent une courbe à convexité interne et un peu antérieure. Les pieds n'ont rien de particulier.

(Professeur Dupuytren.)

N° 522. — Squelette d'homme adulte rachitique, scoliose dorso-lombaire.

Ce squelette provient d'un homme de 30 ans, qui avait 135 centimètres de hauteur; tous les os ont acquis un assez grand développement et sont à la période de réossification complète. Il existe une scoliose dorso-lombaire.

La hauteur de la colonne vertébrale est de 44 centimètres 7 millimètres. La courbe dorsale, qui est très-dominante, commence à la septième cervicale, se termine à la douzième dorsale, et son sommet est au niveau de la sixième. Il existe en même temps une torsion des vertèbres telle, que la partie moyenne du corps de la septième et huitième vertèbre est dirigée à droite, et son apophyse épineuse à gauche; la courbure lombaire occupe toutes les vertèbres de cette région.

Le thorax est fortement aplati du côté gauche, dans le lieu qui correspond à la concavité de la courbure dorsale; les côtes, dans ce point , sont beaucoup moins volumineuses que les droites, elles sont sans angle de torsion et disposées en éventail; elles chevauchent fortement en arrière les unes sur les autres. Les vertèbres, avec lesquelles elles s'articulent, ont leurs lames imbriquées et les apophyses articulaires et transverses moins développées.

Les membres supérieurs sont peu déformés, le gauche est plus long que le droit de 12 millimètres.

Les membres inférieurs présentent des déviations assez prononcées. La diaphyse du fémur est aplatie de dedans en dehors à sa partie supérieure, et légèrement d'avant en arrière à l'inférieure. L'aplatissement supérieur de la diaphyse, s'étend jusqu'au col fémoral; ces os présentent une courbe assez prononcée à convexité antérieure et externe. Le tibia et le péroné sont aplatis au contraire dans la partie moyenne de leur diaphysé d'avant en arrière, et offrent une courbe à convexité antérieure et interne, d'où résulte que les genoux de ce squelette se touchent presque, tandis que les pieds sont fortement déviés en dehors. Le tibia et le péroné droit sont beaucoup plus courts que le gauche.

N° 523. — Squelette d'une femme rachitique; scoliose dorso-lombaire.

Ce squelette provient d'une femme déjà avancée en âge, qui était atteinte de scoliose dorso-lombaire. Les os, qui ont été profondément altérés par le rachitisme, sont arrivés à la troisième période, période de réossification. Ils ont une consistance considérable et l'on constate sur les os longs du côté de la concavité des courbures, des colonnes de renfoncement. La colonne vertébrale présente aussi des stalactites osseuses, qui ont dû s'opposer à une déviation plus considérable. La hauteur totale de ce squelette est de 1 mètre 197 millimètres.

La colonne vertébrale présente deux courbures, la supérieure dorsale dominante, à convexité droite. Elle s'étend de la troisième dorsale à la douzième; son sommet est à la huitième ; les corps vertébraux sont affaissés du côté de la concavité. La courbure lombaire, à convexité gauche, est, relativement à sa longueur, très-prononcé, ce qui résulte de la torsion à gauche et en arrière des corps de la deuxième et troisièmé lombaire. Les corps de ces vertèbres sont très-affaissés du côté de la concavité, et présentent de nombreuses stalactites osseuses, qui ont soudé ces vertèbres et ont dû s'opposer au déplacement. En arrière, les apophyses épineuses présentent deux courbes assez régulières, qui répondent à la déviation des corps vertébraux.

Les côtes gauches projetées en avant, refoulent les cartilages costaux qui ont fléchi, entraînant l'extrémité antérieure des côtes à laquelle ils adhèrent. Cette extrémité antérieure des côtes, poussée en avant et en dehors, figure une sorte de gibbosité antéro-gauche. Le sternum, bombé en avant, s'est maintenu dans le plan médian, mais il n'est plus en face du rachis qui s'est dévié.

La courbe régulière du thorax à l'état normal forme un ellipsoïde, dont le grand diamètre est transversal. Sous l'influence de la déviation dorsale, ce diamètre, sur cette pièce, est devenu oblique d'avant en arrière et de gauche à droite. Les vertèbres moyennes, en se portant à droite, ont retréci la moitié postérieure du demi-thorax de ce côté ; la convexité des côtes s'est exagérée en arrière des apophyses transverses où elles forment une sorte de cul-de-sac; en avant leur courbure a diminué, ce qui a déterminé un aplatissement de la poitrine. Enfin l'obliquité des côtes concourt aussi au rétrécissement de la moitié du thorax.

A gauche, la poitrine s'est élargie en arrière, tandis qu'elle s'allonge en avant pour former la gibbosité antéro-gauche.

Le bassin est vicié dans sa position, sa forme et ses diamètres; il est un peu incliné de haut en bas et d'arrière en avant; le grand bassin a des dimensions considérables : d'une épine iliaque à l'autre, on trouve 25 centimètres, le détroit supérieur a, dans son diamètre antéro-postérieur, 10 centimètres; dans son diamètre transverse, 14 et l'oblique 12. Les diamètres inférieurs sont plus réguliers et normaux.

Les os des membres supérieurs, qui ne sont que légèrement affectés de rachitisme, ont conservé leur volume et leurs dimensions normales.

Les os des membres inférieurs qui sont déformés, sont diminués dans leur longueur et augmentés dans leur volume. Les deux fémurs sont aplatis inférieurement de dedans en dehors et d'avant en arrière ; ils présentent à leur partie inférieure une courbe à convexité antérieure, d'où résulte que les deux genoux ne sont pas rapprochés. La courbe n'est donc qu'une exagération de celle qui s'observe normalement sur ces os. Les têtes fémorales et le col qui est court, forment, avec le corps de l'os, un angle droit; elles se trouvent situées au-dessous du niveau du sommet du grand trochanter, d'où résulte pour la tête une demi-luxation ovalaire. Les condyles du fémur et du tibia sont volumineux. Leur grand diamètre est transversal, et le pourtour des surfaces articulaires, est limité par des végétations osseuses volumineuses, surtout pour les condyles fémoraux.

Les deux tibias ainsi que le péroné corrrespondant ont leur volume ordinaire, mais ils offrent une courbe à convexité interne et postérieure au niveau de la partie moyenne de leur corps; les pieds n'offrent pas de déviations sensibles.

Nº 524. — Squelette de femme adulte rachitique, dont la colonne vertébrale et les membres supérieurs sont déviés; scoliose dorso-lombaire, la lombaire à convexité gauche dominante.

Les os sont atrophiés, et la hauteur totale de ce squelette est de 98 centimètres. La colonne vertébrale présente deux courbures principales : la supérieure dorsale à convexité droite, s'étend de la deuxième vertèbre dorsale à la dixième; son sommet est entre la sixième et la septième. La seconde courbure, à convexité gauche, comprend les deux dernières dorsales, les vertèbres lombaires et les deux premières pièces du sacrum qui sont obliques. Les corps vertébraux du côté de la concavité de la région dorsale sont très-affaissés. La tête est dans le plan médian. En arrière la ligne épineuse ne présente que deux courbures.

La poitrine est aplatie du côté droit qui correspond à la convexité dorsale. A gauche, les côtes sont plus grêles, elles n'ont plus d'angle de torsion, elles sont plus rapprochées en arrière et écartées en avant où elles font saillie, gibbosité antérieure.

Le bassin est assez notablement déformé; il est incliné d'un ou de 2 degrés à gauche. L'ouverture supérieure du petit bassin est cordiforme. Cette disposition est principalement due à ce que la pression qu'ont exercée les têtes fémorales sur le fond des cavités cotyloïdes, ont exagéré l'angle de torsion de l'os iliaque, et le pubis se trouve proéminer en avant. Il résulte de ce fait que le diamètre antéro-supérieur du bassin se trouve rétréci et le diamètre transverse agrandi principalement en arrière. Les diamètres du détroit inférieur sont normaux.

Les os des membres supérieurs sont grêles comme tous les os du squelette, mais ils ne sont pas notablement déviés. Sur les membres inférieurs, la déviation est au contraire considérable; les fémurs aplatis latéralement, sont convexes en avant et en dehors; leur extrémité inférieure volumineuse se trouve dirigée en dedans, ils se touchent presque; ils ont leur grand diamètre transversal. Du côté droit l'incurvation du fémur est plus considérable que du côté gauche, le col a sa direction normale. Le tibia et le péroné de chaque côté, sont aplatis, et présentent une courbe très-prononcée à convexité antérieure et interne. A l'inverse du fémur, elle est plus considérable à gauche qu'à droite. Le pied présente la déviation ordinaire à cette déformation, le calcanéum est déjeté en dehors; tandis que la pointe du pied est dirigée en dedans.

(M. Devilliers.)

N° 524 *a*. — Squelette d'une femme rachitique; scoliose à deux courbures.

Ce squelette provient d'une femme d'environ 40 ans. Tous les os du squelette sont atteints de rachitisme dont ils portent des traces évidentes, mais c'est principalement à la colonne vertébrale et aux côtes que sont limitées les déformations. Les membres sont peu deviés, les inférieurs un peu plus cependant que les supérieurs. Les fémurs sont aplatis d'avant en arrière à leur partie supérieure et légèrement courbes à convexité antérieure. Les tibias sont un peu incurvés à convexité interne, d'où résulte à ce niveau un agrandissement de l'espace interosseux, les péronés, quoique grêles, sont parfaitement rectilignes.

La colonne vertébrale, dans sa région cervicale, présente une légère déviation à convexité antérieure, mais qui paraît être le résultat d'une mauvaise dessiccation plutôt que d'une déformation réelle. Dans sa région dorsale et lombaire, elle est affectée d'une scoliole à deux courbures. La première dorsale à convexité gauche est peu prononcée; elle s'étend de la cinquième cervicale à la quatrième dorsale. La seconde courbure, beaucoup plus considérable, à convexité droite dorso-lombaire, est constituée par les huit dernières dorsales et les trois premières lombaires. Elle est avec un degré de torsion assez accusé; la tête est portée en avant et à gauche. Du côté de la concavité, le corps des vertèbres est moins élevé, il est creusé en gouttière, et il s'est fait un dépôt de matière osseuse.

Le bassin ne présente que peu d'altération dans sa position, ses diamètres sont un peu augmentés ; les os sont régulièrement conformés, ils ont seulement un volume plus considérable qu'à l'ordinaire.

N° 525. — Colonne vertébrale, avec la partie postérieure des côtes, le bassin et la partie supérieure des deux fémurs; scoliose à trois courbures.

Cette pièce provient d'une femme adulte. La colonne vertébrale a une hauteur de 57 centimètres ; elle est affectée d'une scoliose à trois courbures : la moyenne dorsale à convexité droite est la plus prononcée, elle s'étend de la seconde à la dixième dorsale; la supérieure cervicale à convexité gauche et antérieure est peu considérable. La courbure lombaire, également à convexité gauche, occupe toute la région lombaire et la douzième dorsale. Chacune de ces courbures principales peut être décomposée en courbures secondaires que je n'analyserai pas ici.

Le bassin est un peu incliné sur le côté gauche. Ses diamètres sont normaux.

Les deux fémurs sont volumineux, légèrement déformés; le col est changé dans sa direction, il est très-court et forme avec le corps de l'os, un angle droit, il se trouve sur un plan inférieur au grand trochanter. La partie inférieure des deux têtes, fait saillie en dehors de la cavité cotyloïde du côté du trou ovalaire. Il existe une demi-luxation.

N° 525 *a*. — Colonne vertébrale, avec le sacrum; scoliose à trois courbures.

Sur cette colonne vertébrale, la courbure supérieure la moins prononcée est à convexité gauche, elle s'étend de la cinquième cervicale à la troisième dorsale. La courbure dorsale ou moyenne est à convexité droite, elle est dominante, et s'étend de la quatrième dorsale à la onzième, son sommet est au niveau de la huitième; les corps des septième, huitième et neuvième dorsales sont fortement taillés en biseau du côté de la concavité. La troisième courbure s'étend de la onzième dorsale au sacrum; elle est à convexité gauche, et son sommet correspond au niveau du corps de la seconde lombaire, qui est obliquement taillé en coin du côté de la concavité. Les quatrième et cinquième vertèbres dorsales ont épouvé un mouvement de rotation en sens inverse; celui de la quatrième est porté à gauche et celui de la cinquième à droite. Les apophyses épineuses ne présentent que deux courbures dorso-lombaires.

(M. Bouvier, 1861.)

N° 525 *b*. — Colonne vertébrale, avec le sacrum; scoliose à trois courbures.

Sur cette colonne vertébrale, la courbure supérieure cervico-dorsale a pris un grand développement, elle s'étend de la première cervicale jusqu'à la sixième dorsale, elle est à convexité droite; les corps vertébraux sont inclinés en même temps en avant, et les vertèbres, surtout les quatrième et cinquième, sont très-affaissées du côté de la concavité. La seconde courbure dominante à convexité droite, commence à la septième vertèbre dorsale, et se termine à la douzième, son sommet est au niveau de la neuvième qui est fortement taillée en biseau du côté de la concavité. La courbure inférieure, exclusivement lombaire et à convexité gauche, occupe les quatre premières vertèbres lombaires, la troisième et la quatrième ont éprouvé un mouvement de torsion en sens inverse, la troisième est dirigée à gauche, la quatrième à droite. En arrière il n'y a que deux courbures, la supérieure a son sommet vers la cinquième apophyse épineuse dorsale, l'inférieure vers la neuvième; les apophyses épineuses lombaires sont en ligne droite.

(M. Bouvier, 1861.)

N° 525 *c*. — Colonne vertébrale, avec le sacrum; scoliose à trois courbures.

Sur cette colonne vertébrale, la courbure supérieure cervico-dorsale est à convexité gauche, elle est peu prononcée et s'étend de la septième cervicale à la troisième dorsale. La courbure moyenne dorsale à convexité droite, commence à la quatrième dorsale et se termine à la onzième; son sommet est entre la septième et la huitième. La troisième courbure dorso-lombaire à convexité gauche est dominante, elle comprend la douzième

dorsale et les cinq lombaires. Son sommet est au niveau de la seconde lombaire, dont le corps est fortement taillé en coin du côté de la concavité ; cette vertèbre, ainsi que la troisième, a éprouvé un petit mouvement de torsion de droite à gauche et d'avant en arrière. La colonne vertébrale, au lieu d'être verticale, est, dans son ensemble, inclinée en arrière. En arrière, du côté des apophyses épineuses, on ne trouve que deux courbures qui correspondent aux deux inférieures de la face antérieure.
(M. Bouvier, 1861.)

N°s 525 *d*, 525 *e*. — Moules en plâtre d'une scoliose dorso-lombaire.

Sur ces deux modèles en plâtre, les courbures occupent les régions dorso-lombaires, elles sont à peu près égales et peu prononcées.
(M. Bouvier, 1861.)

N° 525 *f*. — Moule en plâtre d'une scoliose dorso-lombaire.

Sur ce modèle en plâtre, les courbures occupent la région dorso-lombaire, elles sont à peu près égales et peu prononcées.
(M. Bouvier, 1861.)

N°s 525 *g*, 525 *h*. — Moules en plâtre d'une scoliose dorso-lombaire.

Sur ces deux modèles en plâtre, les courbures occupent les régions dorso-lombaires, elles sont à peu près égales.
(M. Bouvier, 1861.)

N°s 525 *i*, 525 *j*, 525 *k*, 525 *l*, 525 *m*. — Moules en plâtre de scolioses dorso-lombaires.

Sur ces cinq modèles en plâtre, les courbures occupent les régions dorso-lombaires, elles sont à peu près égales et très-prononcées.
(M. Bouvier, 1861.)

N° 526. — Colonne vertébrale, bassin et portion supérieure des deux fémurs ; scoliose à trois courbures.

Cette pièce provient d'un homme de 60 ans, qui avait été

affecté de rachitisme. Il est difficile d'apprécier très-exactement la première courbure cervico-dorsale, par suite de l'absence de la tête et des cinq premières vertèbres cervicales. La courbure moyenne dorsale très-prononcée, sans qu'il se soit établi de courbure accessoire suffisante, donne au rachis la forme d'une équerre, dont l'angle est assez aigu. Cette courbure, qui est à convexité gauche, a son sommet entre la huitième et la neuvième dorsale. Les corps des cinquième, sixième, septième, huitième et neuvième dorsales sont notablement diminués de hauteur du côté de la concavité. La courbure lombaire est peu prononcée, elle occupe les cinq vertèbres de cette région. Le tissu spongieux des vertèbres est raréfié et présente, dans un assez grand nombre de points, une usure de la lame de tissu compacte, qui met à découvert les cellules spongieuses.

Le bassin est bien conformé, ses diamètres sont normaux.

La partie supérieure des deux fémurs est légèrement aplatie latéralement et convexe en avant ; on y retrouve quelques-uns des caractères peu prononcés du rachitisme.

(Professeur Breschet.)

N° 526 *a*. — Colonne vertébrale avec le bassin et la partie supérieure des deux fémurs d'une femme adulte; scoliose à trois courbures.

Cette pièce a été recueillie sur une femme; la colonne vertébrale présente une scoliose à trois courbures. La courbure supérieure à convexité gauche est peu prononcée; la moyenne dorsale dominante à convexité droite est arrivée à une période avancée, sans qu'il se soit établi de courbure de compensation suffisante, ce qui donne au rachis la forme d'une équerre, dont l'angle est arrondi et siége au niveau de la huitième dorsale. La tête se trouve portée à droite de la ligne médiane, à une distance qui dépasse 20 centimètres. Les corps vertébraux qui sont affaissés au niveau de la concavité, ont aussi éprouvé un mouvement de torsion de gauche à droite et d'avant en arrière.

La courbure lombaire peu accusée est à convexité gauche. Le bassin est bien conformé et présente ses diamètres normaux, la partie supérieure des deux fémurs est un peu aplatie d'avant en arrière.

(Professeur Breschet.)

N° 526 *b*. — Colonne vertébrale et bassin, avec la partie supérieure des deux fémurs d'une femme adulte; scoliose à trois courbures.

La courbure supérieure de la colonne vertébrale est à peine

indiquée et à convexité gauche, elle occupe les deux dernières cervicale et la première dorsale. La courbure dorsale très-prononcée, dominante, à convexité droite, s'étend de la deuxième dorsale à la première lombaire. Son sommet est au niveau de la septième dorsale, il existe un mouvement de torsion considérable, qui fait que les corps des huitième, neuvième et dixième dorsales regardent à droite et en arrière; il en résulte une gibbosité considérable. Les corps vertébraux du côté de la concavité sont affaisés, et par suite les côtes devenues triangulaires sont relevées; elles se touchent et quelques-unes sont ankylosées entre elles.

La courbure lombaire à convexité gauche, occupe les quatre dernières vertèbres. En arrière les apophyses épineuses ne présentent que deux courbures. La tête était dans la verticale, ce qui est dû à la longue branche inférieure de la courbure dorsale.

Le bassin est sans déformation notable, il est un peu oblique de haut en bas et d'arrière en avant. L'os iliaque droit est un peu plus bas que le gauche. Les diamètres du petit bassin sont les suivants : détroit supérieur, l'antéro-postérieur est de 13 centimètres, le diamètre transverse de 14 centimètres 1/2, les diamètres obliques de 13 centimètres 1/2. Diamètres du détroit inférieur, le diamètre antéro-postérieur est de 7 centimètres, et le bi-ischiatique de 11 centimètres.

N° 526 c. — Thorax, colonne vertébrale et bassin, avec la partie supérieure des deux fémurs; scoliose à trois courbures, les deux courbures inférieures dominantes sont presque égales.

Cette pièce a été recueillie sur une jeune femme adulte, les premières vertèbres dorsales présentent une courbure peu accusée et peu étendue, à convexité gauche. La seconde courbure la principale dominante, à convexité droite, a 6 centimètres de flèche en avant et 31 millimètres en arrière. Les deux côtés de la courbure ont pris une direction presque horizontale, le sommet de la courbure est au niveau de la huitième dorsale, dont le corps est fortement taillé en biseau du côté de la concavité. Les septième, huitième et neuvième dorsales sont soudées du côté concave de la courbure, dont elles forment le milieu. La courbure lombaire à convexité gauche, a son sommet au niveau du corps de la deuxième vertèbre, qui est fortement taillé en coin du côté de la concavité.

Le sternum, légèrement bombé en avant, est abaissé. La cavité thoracique est modifiée dans sa forme et ses dimensions. La partie moyenne de la colonne vertébrale, en se rapprochant des côtes droites, a retréci le demi-thorax correspondant dans presque toute sa hauteur, mais surtout au milieu. La capacité totale de la

poitrine est évidemment diminuée. Le bassin est bien conformé.
(M. Bouvier, 1861, *Atlas des maladies chroniques de l'appareil locomoteur*, Pl. 3, fig. 3 et 4.)

N° 526 *d*. — Colonne vertébrale avec le bassin et la partie supérieure des deux fémurs; scoliose dorso-lombaire.

La colonne vertébrale présente une courbure en S, la branche supérieure de la courbure dorsale qui est dominante, est très-allongée, et la colonne vertébrale dans sa généralité est inclinée à gauche et en avant. Le sommet de cette courbure est au niveau de la dixième dorsale, il est donc très-bas, ce qui donne cette exagération de longueur à la branche supérieure de la courbure. La courbure lombaire très-prononcée est à convexité gauche, et les corps vertébraux de cette région, surtout ceux de la seconde et troisième vertèbre lombaire, ont éprouvé un mouvement de rotation considérable, d'avant en arrière et de droite à gauche. La courbure lombaire est continuée par le sacrum qui est porté à droite. Le bassin est déformé, aplati d'avant en arrière et ses diamètres ainsi que sa cavité sont notablement rétrécis. Les corps vertébraux à la région dorsale et à la région lombaire, sont ankylosés du côté de la concavité par des stalactites osseuses périphériques.
(M. Bouvier, 1861.)

N° 526 e. — Moule en plâtre d'une scoliose dorso-lombaire.

Sur ce modèle en plâtre les courbures occupent les régions dorso-lombaires, la courbure lombaire est à convexité gauche et dominante.
(M. Bouvier, 1861.)

N° 527. — Colonne vertébrale, avec le bassin et les côtes; scoliose à trois courbures.

Sur cette pièce la courbure lombaire à convexité droite, est très-faible et très-courte, et la corde de la dorsale inférieure dominante très-oblique ou presque horizontale. Le rachis ne figure plus un vilebrequin, mais une spirale qui est complète, quand il existe comme sur cette pièce un rudiment de quatrième courbure.

La colonne vertébrale légèrement arquée à la région lombaire, s'élève obliquement à partir du sacrum, et vers la seconde lombaire se trouve complétement en dehors de la ligne médiane, elle ne s'écarte que de 3 centimètres environ. La colonne se recourbe ensuite de gauche à droite vers la neuvième dorsale, revient vers la ligne médiane qu'elle coupe, et se place du côté opposé où elle décrit une courbe à convexité antérieure et droite, puis se recourbe d'arrière en avant et de droite à gauche. Elle se relève ensuite en se dirigeant vers la ligne médiane avec laquelle elle se confond. Cette déviation complexe est assez rare. La corde dorsale est courte elle a 3 centimètres, de sorte que les premières lombaires et les dernières dorsales qui prolongent l'extrémité inférieure de l'arc, se trouvent très-rapprochées. Ces vertèbres éprouvent en outre un mouvement de rotation assez marqué, les inférieures de droite à gauche. La combinaison des courbures dorsales et lombaires tord le rachis en tire-bouchon.

Le bassin est assez bien conformé.

(M. Bouvier, 1861.)

N° 527 a. — Tête, thorax, colonne vertébrale et bassin d'adulte scoliose à trois courbures.

Sur cette colonne vertébrale, la courbure dorsale moyenne, est à convexité gauche et très-dominante. La courbure moyenne s'étend de la troisième dorsale à la première lombaire, son sommet correspond à la septième et huitième dorsale. La rotation des vertèbres au niveau du sommet de la courbe est complète, l'apophyse transverse gauche regarde directement en avant, les corps vertébraux sont très-affaissés du côté de la concavité. La courbure supérieure dirigée en sens inverse de la courbure moyenne, est peu étendue, et à convexité droite ; elle a suffi pour ramener la tête vers la ligne médiane. La courbure lombaire qui occupe les quatre dernières vertèbres de cette région, est à convexité gauche.

Le sternum convexe en avant est dans le plan médian, mais il n'est plus en face du rachis qui à ce niveau est dévié à droite. La courbe régulière du thorax à l'état normal, forme un ellipsoïde, dont le grand diamètre est transversal; sous l'influence de la déviation dorsale sur cette pièce, il se trouve dans le plan antéro-postérieur. Les côtes sont redressées et allongées, et la moitié postérieure du thorax est devenue un angle aigu.

Le bassin est bien conformé, mais l'excavation est diminuée et les diamètres sont les suivants : détroit supérieur, diamètre antéro-postérieur, 10 centimètres ; transverse, 14 ; obliques, 12 ; détroit inférieur, antéro-postérieur, 7 centimètres ; bi-ischiatique, 9.

(M. Marc Sée, 1869.)

N° 528.—Colonne vertébrale, composée des trois dernières vertèbres cervicales, des douze dorsales et des cinq lombaires, avec la moitié postérieure des côtes; scoliose à trois courbures.

La déformation en S, très-allongée de cette colonne vertébrale, présente à la partie inférieure de la région cervicale et supérieure de la région dorsale, une courbure peu accusée à convexité gauche. La courbure moyenne dorsale à convexité droite, est très-prononcée à son sommet, au niveau de la sixième dorsale. La branche inferieure de cette courbure presque horizontale, se dirige légèrement de haut en bas, d'arrière en avant et de droite à gauche, pour se continuer avec une courbure lombaire à convexité gauche; le sommet correspond à la deuxième lombaire, dont le corps est fortement taillé en coin du côté de la concavité. Les vertèbres dorsales et lombaires ont éprouvé un mouvement de torsion très-accusé en sens inverse. Les côtes présentent les caractères ordinaires propres à cette déformation. La tête était fortement portée à droite de l'axe de la colonne vertébrale.

(M. Bouvier, 1861.)

N° 528 *a*. — Colonne vertébrale, composée des quatre dernières vertèbres cervicales, des douze dorsales et des cinq lombaires; scoliose.

Il existe sur cette colonne vertébrale, une scoliose très-prononcée de la région dorsale à convexité gauche, avec torsion très-considérable des corps vertébraux. Le sommet de la courbure dorsale est au niveau de la huitième vertèbre, les corps sont très-affaissés du côté de la concavité de la courbure, dont la branche inférieure est très-allongée. Cette courbure est fortement portée en arrière par un certain degré de lordose lombaire.

(M. Bouvier, 1861.)

N° 528 *b*. — Tronçon de colonne vertébrale, se composant des douze vertèbres dorsales, d'un fragment de la première vertèbre lombaire, de sept fragments des dernières côtes gauches et de quelques fragments plus courts des côtes droites ; scoliose.

La hauteur totale de cette portion de colonne vertébrale qui appartient à un jeune homme, est de 25 centimètres, la courbure moyenne dorsale qui paraît être la plus étendue, est à convexité droite, il existe aussi un mouvement très-évident de rotation, et les corps des vertèbres sont portés du côté de la convexité. Les corps des vertèbres dorsales ont une épaisseur moindre du côté de la concavité, la masse apophysaire de ce côté est écrasée comme atrophiée; les apophyses transverses sont réduites dans certains points à de petits tubercules et très-rapprochées; les trous de conjugaison sont considérablement rétrécis, et au niveau des septième, huitième vertèbres, ils n'existent plus. L'angle de torsion des dernières côtes droites est en grande partie disparu; elles sont rapprochées, aplaties et ankylosées ainsi que les corps vertébraux, les apophyses articulaires, transverses et les lames des vertèbres. L'ankylose s'étend même aux lames, du côté gauche, les apophyses épineuses sont libres; du côté opposé à la concavité des caractères inverses s'observent.

(Professeur Cruveilhier.)

N° 528 *c*. — Pièce composée de sept vertèbres dorsales, avec cinq côtes à gauche et trois à droite; scoliose dorsale à convexité droite.

Cette portion de colonne vertébrale, présente un mouvement de torsion très-prononcé, les corps vertébraux sont taillés en coin du côté de la concavité, ils sont ankylosés. Les trous de conjugaison sont considérablement déformés, les uns agrandis, les autres rétrécis. Les apophyses transverses et articulaires et les lames pour les vertèbres inférieures, ne sont plus reconnaissables, elles sont soudées. Les lames des trois vertèbres supérieures sont libres de soudures.

Les cinq côtes de la concavité sont allongées, aplaties, et offrent quatre courbures alternatives, elles n'ont plus d'angle de torsion, elles sont ankylosées par des jetées osseuses les unes avec les autres. Les trois inférieures luxées de leurs articulations avec les vertèbres, sont portées en dedans, et font saillie à l'intérieur de la poitrine qui devait être considérablement déformée. Les côtes droites également ankylosées avec les apophyses transverses, embrassent dans leur concavité la convexité des corps des vertèbres qu'elles touchent presque.

(Professeur Cruveilhier.)

N° 528 *d*. — Tronçon de colonne vertébrale, se composant de neuf vertèbres dorsales; scoliose.

On ne retrouve plus que les débris des corps vertébraux; ils portent à un haut degré les caractères du rachistisme, c'est une scoliose. Les vertèbres sont toutes soudées ensemble, ainsi qu'avec les côtes gauches, qui sont elles-mêmes très-déformées, applaties et ankylosées. Le canal rachidien ouvert accidentellement par la destruction du corps de certaines vertèbres, permet de voir qu'il n'est pas rétréci au milieu d'une déformation aussi considérable; que, par conséquent, la moelle ne devait pas être comprimée.

(Professeur Cruveilhier.)

Nos 528 *e*, 528 *f*. — Moules en plâtre d'une scoliose dorso-lombaire.

Sur ce modèle en plâtre, la courbure dorsale est dominante à convexité droite ; le moule n° 528 *f* représente le malade après le traitement ; il existe une amélioration notable dans la déformation.

(M. Bouvier, 1861.)

Nos 528 *g*, 528 *h*. — Moules en plâtre d'une scoliose dorso-lombaire.

Sur ce modèle en plâtre, la scoliose dorso-lombaire est assez prononcée, avec un certain degré de cyphose, la courbure dorsale est dominante à convexité droite. Le moule n° 528 *h* représente le malade après traitement, on constate une amélioration notable, mais la difformité persiste encore, seulement avec un degré moindre.

(M. Bouvier, 1861.)

Nos 528 *i*, 528 *j*. — Moules en plâtre d'une scoliose dorso-lombaire.

Sur ce modèle en plâtre, la courbure dorsale est à convexité droite, les deux courbures sont à peu près égales et prononcées. Le moule n° 528 *j* représente le malade après traitement, l'amélioration est très-notable.

(M. Bouvier, 1861.)

N° 528 *k*, 528 *l*. — Moules en plâtre d'une scoliose dorso-lombaire.

Sur ce modèle en plâtre, la courbure dorsale est à convexité droite et très-prononcée. Le moule n° 528 *l* représente le malade après traitement ; il existe une amélioration très-prononcée quoique la difformité soit encore sensible.

(M. Bouvier, 1861.)

Nos 528 *m*, 528 *n*. — Moules en plâtre d'une scoliose dorso-lombaire.

Sur ce modèle en plâtre, la courbure dorsale à convexité droite est très-prononcée. Le moule n° 528 *n* représente le malade après traitement; la difformité est notablement modifiée.

(M. Bouvier, 1861.)

Nos 528 *o*, 528 *p*. — Moules en plâtre d'une scoliose dorso-lombaire.

Sur ce modèle en plâtre, les deux courbures sont à peu près égales et très-prononcées. Le moule 528 *p* représente le malade après traitement, le redressement est considérable, quoique la difformité se reconnaisse.

(M. Bouvier, 1861.)

N° 529. — Colonne vertébrale d'un enfant rachitique; scoliose dorso-lombaire, avec cyphose.

Cette colonne vertébrale a été prise sur un enfant de 2 ans. Comme dans beaucoup de scolioses de la première enfance, la convexité de la courbure dorsale est à gauche; cette courbure s'étend de la quatrième vertèbre dorsale à la neuvième. Les cinq premières dorsales décrivent une courbure inverse à peine marquée. Le corps des troisième et quatrième vertèbres à déjà perdu de sa hauteur à gauche, du côté concave de cette petite incurvation.

Les sixième, septième, huitième et neuvième vertèbres dorsales sont affaissées à droite, surtout les septième et huitième qui répondent au milieu de la courbure dorsale.

De la dixième dorsale à la troisième lombaire, se voient à la fois une concavité antérieure, et une courbure latérale à convexité droite. La douzième dorsale et la première lombaire sont très-amincies en avant et à gauche, la flèche de la cyphose est de 12 à 15 millimètres. Les deux courbures latérales sont sensiblement égales, leur flèche est de 8 millimètres. Ces courbures se voient beaucoup moins en arrière.

(M. Bouvier, *Atlas sur les maladies chroniques de l'appareil locomoteur*, pl. 1, fig. 6.)

N° 529 *a*. — Colonne vertébrale, bassin et portion supérieure des deux fémurs d'un homme adulte; scoliose dorso-lombaire, la courbure lombaire dominante à convexité gauche.

La colonne vertébrale présente avec le sacrum une élévation

d'environ 65 centimètres, la courbure cervicale est à peine sensible; il existe donc une scoliose à trois courbures. Les courbures dorsales et lombaires sont égales en intensité ; la première est à convexité gauche, la seconde à convexité droite. La courbure dorsale occupe toutes les vertèbres de cette région, mais elle est surtout prononcée vers sa partie inférieure; le mouvement de torsion est accusé, ce qui fait que la partie supérieure de la colonne vertébrale est en même temps portée en avant, où elle offre une espèce de courbe à concavité antérieure; il y a donc un degré de cyphose assez accusé. Du côté de la concavité, dans la région dorsale, dans le point où la courbe est la plus prononcée, le corps des vertèbres est diminué de hauteur, creusé en gouttière, et il existe des stalactites saillantes sous forme de bourrelet tranchant. Cette disposition se retrouve à l'état rudimentaire dans la région lombaire.

Le bassin est oblique de haut en bas et d'arrière en avant, pyriforme ; pour les deux détroits, la base serait dirigée en arrière et le sommet en avant. Il résulte de cette disposition une diminution du diamètre transverse, et une augmentation du diamètre antéro-postérieure, qui pour le supérieur est de 13 centimètres 1/2 ; tous les diamètres du détroit inférieur sont rétrécis.

(Professeur Breschet.)

N° 529 *b*. — Colonne vertébrale et sacrum; scoliose à trois courbures, la dorsale inférieure droite dominante.

Cette colonne vertébrale provient d'un homme de 46 ans, la torsion de la colonne vertébrale et l'inclinaison de sa partie supérieure ont imprimé à la colonne dorsale une direction presque antéro-postérieure. La courbure dorsale porte principalement sur les six dernières vertèbres, mais les dorsales supérieures, quoique légèrement déviées en sens contraire, la continuent réellement en avant et en augmentent ainsi l'étendue.

Le haut de la colonne lombaire, incliné en arrière, éloigne encore le sommet de la courbe de la ligne naturelle de direction du rachis. Aussi ne trouve-t-on pas moins de 8 centimètres, entre cette ligne et le milieu de la concavité dorsale, répondant à la neuvième vertèbre de cette région.

Les déformations des vertèbres sont considérables, l'affaissement cunéiforme est très-prononcé du côté gauche des huitième, neuvième, dixième et onzième dorsales, et du côté de la première lombaire.

Des végétations osseuses compactes et saillantes unissent à gauche, dans le sens de la concavité, tous les corps vertébraux appartenant à la courbure principale. Une production osseuse semblable, encor eplus volumineuse, réunit, du côté droit le première et deuxième lombaire. Le corps de la onzième dorsale déborde sensiblement à droite le corps de la douzième, et celui-ci s'était porté un peu plus à droite que la première lombaire, qui déborde légèrement à gauche.

(M. Bouvier, *Maladies chroniques de l'appareil locomoteur, Atlas,* Pl. 14, fig. 4.)

N° 529 c. — Squelette incomplet d'une femme adulte rachitique; scoliose dorsale à convexité gauche.

Sur ce squelette les cinq premières vertèbres cervicales manquent, la colonne vertébrale présente une scoliose à deux courbures. La supérieure dorsale à convexité gauche, s'étend de la dernière cervicale à la neuvième dorsale ; l'inférieure dorso-lombaire à convexité droite, s'étend de la neuvième dorsale à la cinquième lombaire. Ces deux courbures sont à peu près également prononcées, et la neuvième vertèbre dorsale est commune aux deux.

La poitrine est aplatie dans sa partie moyenne du côté gauche, et saillante du côté droit, les côtes offrent la disposition commune à ce genre d'inclinaison de la colonne vertébrale, c'est-à-dire que du côté convexe, l'espace intercostal est sensiblement le même en avant et en arrière, tandis que du côté concave les côtes sont très-rapprochées en arrière et écartées en avant; en outre elles sont plus étroites. La courbe régulière du thorax à l'état normal, forme une ellipsoïde dont le grand diamètre est transversal ; sous l'influence de la déviation dorsale, il est devenu oblique d'avant en arrière et de droite à gauche.

Le bassin est vicié dans sa position, sa forme et ses diamètres, il est oblique de haut en bas et d'arrière en avant. Sa cavité supérieure, mais principalement le petit bassin, sont considérablement rétrécis; d'une épine iliaque supérieure à celle du côté opposé, le diamètre est de 20 centimètres. Les corps vertébraux qui composent le sacrum, font en avant, dans le petit bassin, une saillie considérable; ils sont allongés en avant et déprimés sur les côtés. Réunies à la dernière vertèbre lombaire, la première et la seconde pièce du sacrum font une courbe à convexité antérieure. L'ouverture du grand bassin considérablement rétrécie et déformée en arrière par la saillie du sacrum, et en avant de chaque côté, par la pression qu'ont exercée les deux têtes fémorales sur le fond des cavités cotyloïdes, elle a la forme d'un cœur de carte à jouer. L'ouverture du petit bassin plus régulière a des dimensions très-restreintes.

Les membre inférieurs seuls existent, ils sont fortement déviés et se croisent en X au niveau des genoux, de telle sorte que le pied de la jambe droite est à gauche, *et vice versâ*. Les fémurs

sont fortement courbés à convexité externe, les condyles volumineux ont acquis des diamètres transverses considérables. Le tibia et le péroné de chaque côté sont aplatis d'avant en arrière dans leur partie moyenne, et présentent une courbe à convexité interne et antérieure très-prononcée, surtout à leur partie moyenne où l'espace interosseux se trouve être nul. Les deux jambes forment assez bien un huit de chiffre, de sorte que leur extrémité inférieure se trouve être très-rapprochée. Les pieds sont dirigés obliquement de haut en bas, du talon vers les orteils; leur surface plantaire regarde en arrière, ce qui fait supposer que la progression était impossible et que la couche plantaire ne reposait sur le sol qu'à condition que le sujet fût placé sur le dos.
(Professeur Breschet, *Bul. de la Fac.*, t. V, p. 246.)

N° 529 *d*. — Colonne vertébrale, avec le sacrum; scoliose dorso-lombaire, la dorsale dominante à convexité gauche.

La courbure dorsale de cette colonne vertébrale est très-prononcée, et comme il ne s'est point établi de courbure accessoire prononcée, suffisante, le rachis a pris la forme d'une équerre, dont l'angle tourné en arrière et à gauche est arrondi, et correspond au niveau de la septième dorsale. La tête se trouve portée en avant et à droite, en dehors de l'axe vertical. Une seconde courbure longue, mais peu accusée, s'étend de la dixième dorsale à la troisième lombaire; elle est à convexité droite. Les vertèbres dorsales de la première courbure, sont fortement taillées en biseau du côté de la concavité et en particulier la quatrième, la cinquième, sixième et septième. Ces vertèbres ont en outre éprouvé une torsion assez prononcé de droite à gauche et d'avant en arrière.
(M. Bouvier, 1861.)

N° 529 *e*. — Moule en plâtre d'une scoliose dorso-lombaire.

Sur ce modèle en plâtre on constate que la courbure dorsale est à convexité gauche, et est très-élevée.
(M. Bouvier, 1861).

N° 529 *f*. — Moule en plâtre d'une scoliose dorso-lombaire.

Sur ce modèle en plâtre on constate que la courbure dorsale dominante est à convexité gauche, elle est étendue et élevée.
(M. Bouvier, 1861).

Nos 529 *g*, 529 *h*. — Moules en plâtre d'une scoliose dorso-lombaire.

Sur ces deux modèles en plâtre, on constate que la courbure dorsale à convexité gauche est dominante et élevée.
(M. Bouvier, 1861.)

No 529 *i*. — Moule en plâtre d'une scoliose dorso-lombaire.

Sur ce modèle en plâtre, on constate que la courbure dorsale à convexité gauche est très-peu prononcée.
(M. Bouvier, 1861.)

No 529 *j*. — Moule en plâtre d'une scoliose dorso-lombaire.

Sur ce modèle en plâtre, on constate que la courbure dorsale dominante à convexité gauche est très-étendue.
(M. Bouvier, 1861.)

No 529 *k*. — Moule en plâtre d'une scoliose dorso-lombaire.

Sur ce modèle en plâtre, on constate que la courbure dorsale dominante à convexité gauche est très-élevée.
(M. Bouvier, 1861.)

Nos 529 *l*, 529 *m*. — Moules en plâtre d'une scoliose dorso-lombaire.

Sur ces deux modèles en plâtre on constate que la courbure dorsale très-étendue, très-élevée, dominante, est à convexité gauche.
(M. Bouvier, 1861.)

No 529 *n*. — Moule en plâtre d'une scoliose à trois courbures.

Sur ce modèle en plâtre on constate que la courbure moyenne dorsale très-élevée et dominante, est à convexité gauche.
(M. Bouvier, 1861.)

N° 529 *o*. — Moule en plâtre d'une scoliose dorso-lombaire.

Sur ce modèle en plâtre on constate que les deux courbures sont étendues. La dorsale dominante est à convexité gauche.
(M. Bouvier, 1861.)

Nos 529 *p*, 529 *q*. — Moules en plâtre d'une scoliose dorso-lombaire.

Sur ces deux modèles en plâtre on constate que la courbure dorsale, qui est la plus étendue et dominante, est à convexité gauche.
(M. Bouvier, 1861.)

Nos 529 *r*, 529 *s*, 529 *t*, 529 *u*, 529 *v*. — Moules en plâtre d'une scoliose dorso-lombaire.

Sur ces cinq modèles en plâtre on constate que la courbure dorsale, qui est la plus prononcée, dominante, est à convexité gauche.
(M. Bouvier, 1861.)

N° 530. — Colonne vertébrale, avec le bassin; scoliose à trois courbures.

Sur cette colonne vertébrale, on constate que la courbure moyenne dorsale dominante, est à convexité gauche. La colonne vertébrale, dans son ensemble, est inclinée en arrière. La déformation qui résulte de ces courbures appartient à la variété décrite, par M. Bouvier, en vilebrequin.

La courbure supérieure, peu étendue, à convexité droite et antérieure, commence à la cinquième cervicale et se termine à la deuxième dorsale. La courbure moyenne dorsale, très-dominante, à convexité gauche, s'étend de la troisième dorsale à la douzième; son sommet correspond à la huitième dorsale; le corps des sixième, septième, huitième et neuvième dorsales est fortement taillé en biseau du côté de la concavité. Ces vertèbres ont en outre éprouvé un mouvement de torsion très-accusé, de droite à gauche et d'avant en arrière.

La courbure lombaire, occupe les cinq vertèbres de cette région ; elle est assez prononcée et à convexité droite et antérieure. Le bassin est bien conformé; les diamètres sont normaux.
(M. Bouvier, 1861.)

N° 530 *a*. — Colonne vertébrale, composée des trois dernières cervicales, des douze dorsales, des cinq lombaires et du sacrum, avec la partie postérieure des côtes; scoliose dorso-lombaire à convexité gauche.

On constate, sur cette colonne vertébrale, que la courbure moyenne dorsale s'étend de la quatrième dorsale à la onzième. Elle est très-prononcée et à convexité gauche. Elle est en outre obliquement dirigée d'avant en arrière. Son sommet, qui est assez anguleux, correspond à la neuvième vertèbre dorsale qui, avec la huitième, présente un corps très-affaissé. Du côté de la concavité, ces deux vertèbres sont ankylosées. Cette courbure moyenne est surmontée d'une légère courbure cervico-dorsale à convexité droite. La courbure lombaire, qui est assez prononcée, à convexité droite, est continuée par le sacrum, qui est porté à gauche. Les vertèbres, qui siégent au sommet de la courbure dorsale moyenne et lombaire, ont éprouvé un mouvement de torsion assez prononcé en sens inverse. La tête était portée à droite et en avant de l'axe de la colonne vertébrale. Les côtes présentent les déformations propres à cette déviation.

(M. Bouvier, 1861.)

N° 530 *b*. — Colonne vertébrale, composée des quatre dernières vertèbres cervicales, des douze dorsales et des cinq lombaires, avec la moitié postérieure des côtes; scoliose dorso-lombaire à convexité gauche.

On constate sur cette colonne vertébrale que la courbure dorsale très-prononcée, s'étend de la quatrième à la douxième dorsale. La courbe, assez régulière, a un angle arrondi, en même temps que la convexité est dirigée à gauche, elle se porte notablement en arrière avec un angle de torsion considérable, qui est surtout prononcé au niveau du sommet. Il correspond à la huitième dorsale qui, avec la septième, présente un affaissement considérable de son corps du côté de la concavité. La branche inférieure de cette courbe est très-oblique, presque horizontale, ce qui la fait paraître très-allongée; elle se continue avec la courbure lombaire qui est peu prononcée, à convexité droite et antérieure, avec un certain degré de lordose. La courbure moyenne est surmontée d'une courbure cervico-dorsale très-courte et peu accusée. Les côtes présentent les déformations propres à ce genre de déviation.

(M. Bouvier, 1861.)

N° 530 c. — Colonne vertébrale, composée des six dernières vertèbres cervicales, des douze dorsales et des trois premières lombaires; scoliose dorso-lombaire à convexité gauche.

On constate sur cette colonne vertébrale que la courbure dorsale, qui est très-anguleuse, présente une disposition particulière qui porte la partie supérieure de la colonne vertébrale en avant et à droite, de sorte que la tête était située bien en avant et à droite de l'axe de la colonne vertébrale. La courbure moyenne à convexité gauche et postérieure, a son sommet entre la septième et huitième vertèbre dorsale. Les corps de ces deux vertèbres sont fortement affaissés du côté de la concavité.

Cette courbure dorsale dominante, se continue en bas avec une autre courbure à convexité droite et antérieure, qui s'étend de la onzième dorsale à la troisième lombaire.

(Professeur Sappey, 1867.)

N° 531. — Squelette d'une vieille femme; scoliose dorso-lombaire à convexité gauche.

Tous les os de ce squelette sont éminemment rachitiques, ils ont un aspect gris transparent qui indique leur peu de richesse en matière calcaire. La colonne vertébrale est affectée d'une scoliose à trois courbures, la supérieure cervico-dorsale à concavité droite et antérieure est la moins étendue; elle commence au niveau de la partie inférieure de la région cervicale, et se termine à la troisième dorsale. La seconde, la principale, est à convexité gauche; elle occupe les neuf dernières vertèbres dorsales, sa flèche est le double de la flèche lombaire, et, de plus, l'arc est oblique. Il résulte de cette disposition que la colonne dorsale et la tête sont entièrement en dehors de la verticale, qui passe à plus de 15 centimètres du milieu de la concavité dorsale, quoique la flèche, prise isolément, ne soit que de 3 centimètres. La troisième courbure, qui est à convexité droite et antérieure, a pour siége les vertèbres lombaires.

En arrière, la ligne des apophyses épineuses décrit trois courbes inégales, dont la première convexe à droite est très-faible, et a son sommet vers la troisième dorsale. La deuxième, la plus forte des trois, à convexité postéro-gauche, a son sommet vers la sixième dorsale. Enfin, la troisième, dirigée dans le même sens que la première, a son sommet vers la deuxième vertèbre lombaire.

Le bassin est considérablement déformé, les diamètres supérieurs du petit bassin sont rétrécis, ce qui tient à la pression qu'ont exercée les têtes fémorales sur le fond des cavités cotyloïdes qui sont peu profondes. Le bassin a la forme d'un cœur de carte à jouer, il semble que les deux os iliaques aient été pliés à leur partie moyenne ; de plus, le sacrum fait une saillie notable en avant, en même temps qu'il est obliquement dirigé de droite à gauche et d'avant en arrière.

Les côtes du côté de la concavité dorsale sont allongées, elles ont perdu leur obliquité, elles se touchent presque en arrière, du côté convexe, une disposition inverse s'observe, il n'y a pas d'ankylose. La poitrine est aplatie latéralement, saillante en arrière du côté convexe et en avant du côté opposé.

Les déformations sont plus prononcées aux membres inférieurs; les supérieurs présentent néanmoins une déviation de tous les os longs ; elle est plus manifeste pour les deux humérus, dont la partie inférieure offre une courbe assez symétrique à convexité externe.

Les deux fémurs, dans leur déformation, ne présentent pas la même symétrie; celui du côté gauche offre une courbe à convexité externe, celui de droite est plié à sa partie supérieure, au niveau du petit trochanter, d'arrière en avant. Il résulte que leur direction est bien différente : l'un, le droit, dirige son extrémité condylienne en avant et en dehors, tandis que celle de gauche est dirigée en dedans. Le col fémoral est court, et forme avec le corps un angle droit; la tête, trop volumineuse pour être logée dans la cavité cotyloïde, fait saillie vers le trou ovalaire. Il existe une demi-luxation. Les deux tibias, ainsi que les péronés, sont également diversement contournés, ils sont aplatis latéralement, et offrent une courbe assez régulière à convexité antérieure. Celle du côté gauche est plus prononcée que la droite, les pieds sont renversés sur leur bord interne.

N° 531 *a*. — Squelette d'homme adulte; scoliose à trois courbures

Sur ce squelette, il existe à la région cervicale, une troisième courbure rudimentaire à peine marquée. Les courbures moyenne et inférieure sont à peu près égales; elles sont toutes deux avec un mouvement assez prononcé de rotation des corps vertébraux.

La courbure moyenne à convexité gauche, s'étend de la deuxième vertèbre dorsale à la dixième, la troisième à convexité droite s'étend de la onzième dorsale à la cinquième lombaire, mais son maximum d'intensité correspond à la première vertèbre lombaire, dont le corps du côté de la concavité est beaucoup moins élevé que du côté opposé. La même disposition s'observe pour la deuxième, les côtes offrent la disposition propre à ce genre de déviation.

Le bassin est légèrement oblique, mais ces diamètres ne sont pas rétrécis, les cavités cotyloïdes sont peu profondes et la symphyse pubienne ainsi que les branches sont atrophiées.

Les membres supérieurs sont à peu près normaux, les inférieurs sont au contraire le siége de déformations notables et intéressantes. Les deux fémurs n'ont pas la même longueur, le gauche est de 3 centimètres plus long que le droit, leur tête est abaissée et à moitié luxée. Le col qui est court forme avec le corps un angle droit ; ce dernier, aplati latéralement, est convexe en avant, et légèrement en dehors. Les tibias et les péronés, aplatis également dans le sens latéral, offrent leur courbure en avant directement, cette dernière position est assez rare. Les pieds sont normaux.

N° 531 *b*. — Squelette de femme rachitique ; scoliose à trois courbures.

La femme de laquelle provient ce squelette était âgée de 24 ans, elle avait subi une opération césarienne à la maison d'accouchements. La hauteur de ce petit squelette est de 88 centimètres.

La colonne vertébrale présente une scoliose à trois courbures, la moyenne est dominante à convexité gauche et postérieure, elle est assez anguleuse, son sommet est au niveau de la dixième dorsale, dont le corps est considéralement affaissé du côté de la concavité. Les deux autres courbures, la supérieure et l'inférieure, sont à convexité droite, la lombaire est assez accentuée, la supérieure est peu marquée, la tête est portée en avant et à droite de l'axe de la colonne vertébrale.

Le sternum bombé en avant forme le sommet de la gibbosité antérieure ; il s'est maintenu dans le plan médian, mais il n'est plus en face de la colonne vertébrale qui est déviée à gauche. La courbe régulière du thorax, à l'état normal, forme un ellipsoïde, dont le grand diamètre est transversal ; sous l'influence de la déviation dorsale, il se trouve dans le plan antéro-postérieur. Les côtes présentent les altérations propres à cette déviation qui ont déjà été souvent indiquées, la poitrine est très-déprimée à droite et présente une voussure très-marquée à gauche.

Le bassin légèrement incliné latéralement est un peu penché à gauche. Les diamètres du détroit supérieur sont : le transverse de 115 millimètres, les diamètres obliques de 108, le diamètre sacro-pubien de 7 centimètres 1/2, le diamètre bi-ischiatique de 6 centimètres 1/2. Les deux os iliaques sont fortement renversés en dehors, surtout le gauche.

Les membres supérieurs et inférieurs ne présentent point de déviations notables, mais ils sont frappés d'arrêt de développement, qui, contrairement à ce que l'on observe, est plus marqué pour les supérieurs. Tous ces os sont volumineux, formés d'un tissu compacte très-dense, et les épiphyses ont acquis un volume considérable, principalement dans le diamètre transversal. Voici la longueur de chacun des os des membres : la clavicule, 12 centimètres ; les humérus, 13 centimètres 1/2 ; les radius et le cubitus, 9 centimètres. Le fémur gauche a 17 centimètres, le droit 16, le tibia gauche 15 et le droit 14 ; aussi ce membre est-il plus court que celui du côté opposé. Les deux pieds sont dans l'extension.

(Professeur Orfila.)

N° 532. — Colonne vertébrale, avec le bassin et la partie supérieure des deux fémurs ; cyphose dorsale, avec scoliose dorso-lombaire à deux courbures.

Sur cette colonne vertébrale les courbures sont presque égales et très-légères; elles sont limitées à une région du rachis. La courbure lombaire domine, mais ne dépasse pas 15 millimètres, elle est à convexité gauche et comprend toutes les vertèbres lombaires, le sommet de la courbure est entre la deuxième et la troisième vertèbre. L'arc dorsal, dirigé en sens inverse de l'arc lombaire, est formé par les neuf dernières dorsales, le sommet est placé vers la neuvième vertèbre, et la flèche représente à peu près les deux tiers de la flèche lombaire. L'affaissement latéral du côté concave est peu prononcé, et limité aux corps vertébraux du huitième au onzième. En arrière la ligne épineuse ne présente que la courbure antéro-postérieure de la cyphose.

Le bassin est bien conformé, et présente ses diamètres normaux.

(M. Bouvier, 1861.)

N° 532 a. — Colonne vertébrale avec le sacrum; cyphose assez prononcée.

La cyphose, sur cette colonne vertébrale, occupe la région cervico-dorsale; son sommet est au niveau de la cinquième dorsale; il existe en même temps une scoliose à deux courbures légères, la lombaire dominante est à convexité gauche, la dorsale est à convexité droite, et elle est aussi élevée que la cyphose. Les apophyses épineuses, les lames et les apophyses articulaires sont soudées au niveau du sommet de la courbure de la cyphose. Le corps des vertèbres, un peu affaissé en avant, est libre.

(M. Bouvier, 1861.)

N° 532 *b*. — Colonne vertébrale, avec le sacrum; cyphose dorsale très-prononcée, avec scoliose de la même région à convexité droite.

La cyphose, sur cette colonne vertébrale, est élevée, anguleuse; elle s'étend de la cinquième cervicale à la neuvième dorsale, l'angle est arrondi, en arrière le sommet de la cyphose est à la quatrième apophyse épineuse dorsale. La scoliose est peu marquée et à convexité gauche, elle s'étend de la troisième dorsale à la onzième.

En arrière au niveau du sommet de la courbe, les apophyses épineuses sont écartées, ce qui est rare, les lames vertébrales sont raccourcies, quoiqu'elles aient à peu près conservé leur dimensions verticales, elles sont ankylosées ainsi que les apophyses articulaires. Les corps vertébraux de la quatrième, cinquième et sixième dorsale sont ankylosés, rugueux, inégaux, à leur face antérieure.

(M. Bouvier, 1861.)

N° 532 *c*. — Colonne vertébrale, avec le sacrum et la partie postérieure des côtes; cyphose dorsale, avec une légère scoliose dorsolombaire.

Sur cette colonne vertébrale, les deux courbures latérales sont à peu près égales et peu accusées, la courbure dorsale est à convexité droite.

La cyphose, qui est régulière, peu prononcée, s'étend de la première dorsale à la deuxième lombaire; les corps vertébraux sont peu déformés, mais ceux des quatrième, cinquième, sixième, septième, huitième, neuvième et dixième vertèbres sont ankylosés. Les côtes n'ont point subi de déformations bien sensibles.

En arrière, on ne retrouve qu'une courbure, celle de la cyphose, le dos est arrondi. Un certain nombre de lames et d'apophyses articulaires sont ankylosées.

(M. Bouvier, 1861.)

N° 533. — Tronçon de colonne vertébrale, composé des deux dernières vertèbres cervicales, des douze dorsales, de la première lombaire, avec les côtes et le sternum; cyphose générale de la région dorsale.

La cyphose, sur cette colonne vertébrale, est régulière, sans déviation latérale. La région dorsale tout entière est comprise dans l'arc décrit par la cyphose, la flèche est courte et la poitrine est peu modifiée.

Le sternum hypérostosé présente une voussure à convexité antérieure, qui forme un angle de 120 degrés. En même temps que cet os est augmenté en épaisseur, il est devenu plus large; il a 16 millimètres au niveau de son angle et 70 millimètres de largeur dans sa partie moyenne ; l'appendice xyphoïde est ossifié.

(Professeur Breschet.)

N° 533 *a*. Sternum; voussure en avant.

Sur ce sternum, il existe une voussure antérieure analogue à celle de la pièce précédente. Cet os présente en avant un angle obtus de 120 millimètres, il a 60 millimètres de largeur au niveau de l'angle, et il est hypérostosé; l'appendice xyphoïde est ossifié.

(Professeur Lœnnec.)

N° 533 *b*. — Colonne vertébrale, avec le sacrum; cyphose de la région dorso-lombaire.

Sur cette colonne vertébrale, en même temps qu'on constate une cyphose dorso-lombaire, il existe un léger degré de scoliose dorsale. La cyphose, assez prononcée, porte fortement la tête en avant, quoique le sommet de la courbure, qui correspond à la onzième dorsale, soit arrondi. Les trois dernières dorsales, mais surtout la onzième, ont leur corps affaissé en avant. La scoliose dorsale légère, à convexité droite, occupe les six dernières dorsales.

(M. Bouvier, 1861.)

N° 533 *c*. — Colonne vertébrale et bassin; cyphose à angle droit.

Cette pièce provient d'un homme adulte, d'environ 30 ans; il existe une cyphose à angle droit assez prononcé, avec un léger mouvement de rotation de la colonne vertébrale de gauche à droite, ce qui fait qu'en même temps que la partie supérieure du rachis proémine en avant, elle se trouve déviée à droite. Le siége de cette courbure est très-limité; il occupe le corps des septième, huitième et neuvième vertèbres dorsales. Ces vertèbres présentent une diminution notable de hauteur à leur partie antérieure et latérale droite, mais c'est principalement la huitième qui est taillée en coin; cette altération si limitée, explique suffisamment pourquoi la flexion est anguleuse. Les apophyses épineuses correspondantes, au lieu d'être plus écartées, sont au contraire infléchies en sens inverse du corps et sont couchées les unes sur les autres, leur sommet regarde en bas et en arrière; l'écartement entre les lames vertébrales est peu considérable.

Le bassin est relevé de bas en haut sur la colonne vertébrale, le détroit supérieur est resserré latéralement, principalement à sa partie antérieure, de manière que la symphyse pubienne proémine assez fortement en avant. Le sacrum est plus concave que dans l'état normal. Les deux os iliaques et les vertèbres sont plus volumineux; il y a une hypertrophie générale de ces os, en même temps que leur surface est couverte d'aspérités, l'os iliaque du côté gauche présente sur la branche horizontale du pubis, une fracture consolidée.

N° 533 *d.* — **Colonne vertébrale d'un singe; scoliose dorsale à deux courbures.**

Les deux courbures sur cette colonne vertébrale sont assez courtes, et situées à la partie supérieure de la région dorsale, il existe en même temps un certain degré de cyphose.

(M. Bouvier, 1861.)

N° 534. — **Tête, colonne vertébrale et bassin, avec la partie supérieure des deux fémurs; cyphose prononcée, avec une scoliose à trois courbures.**

Sur cette pièce la cyphose occupe toute l'étendue de la colonne vertébrale, elle n'est pas parfaitement régulière, la tête se trouve placée dans l'axe de la colonne vertébrale et fortement portée en avant.

Des trois courbures de la scoliose, deux occupent la région dorsale, dont la moyenne est à convexité gauche ; la troisième siége à la région lombaire ; elles sont peu prononcées. La colonne vertébrale sur les côtés des corps, dans les points correspondants à la concavité de la scoliose, présente des stalactites osseuses, qui pour la région dorsale ont ankylosé entre elles certaines vertèbres. Dans la concavité de la région lombaire on retrouve également ces stalactites, mais leur degré d'ossification est moins avancé.

N° 534 *a.* — **Colonne vertébrale, thorax et bassin d'un homme adulte; cyphose dorso-lombaire assez prononcée.**

Sur cette colonne vertébrale, le sommet de la courbure est entre la onzième et la douzième dorsale, ces deux corps vertébraux sont fortement affaissés en avant. En arrière, les dixième et onzième lames sont réunies par l'ossification des ligaments inter-lamellaires, qui ont 12 milimètres de hauteur entre les neuvième et dixième lames, et un peu moins entre la dixième et onzième; en avant les corps vertébraux sont libres. La voussure tend à s'effacer à la partie supérieure, en haut cette partie devient droite; il existe même un certain degré de lordose. Le diamètre transversal de la poitrine est diminué, il a 21 centimètres à la septième côte, 19 à la neuvième, 17 à la dixième. Au niveau de la onzième le diamètre antéro-postérieur a 19 centimètres, et le diamètre vertical 22 centimètres.

Le bassin est modifié, l'écartement des épines iliaques antéro-supérieur est de 25 centimètres, le diamètre transversal du détroit supérieur a 13 centimètres, le diamètre bi-ischiatique du détroit inférieur a 85 millimètres.

(M. Bouvier, 1861.)

N° 535. — Colonne vertébrale d'adulte, avec le bassin et la moitié postérieure des côtes; scoliose à trois courbures.

Sur cette colonne vertébrale, la courbure de la région lombaire à convexité gauche est la plus prononcée. Tous ces os ont été atteints profondément par le rachitisme, leur surface extérieure est rugueuse, inégale, couverte de plaques osseuses dans presque tous les points de leur étendue ; ils appartiennent à la troisième période, à celle de réossification; ils présentent un certain degré d'hypertrophie.

La courbure lombaire, qui est à convexité gauche, s'est probablement produite la première; elle est très-dominante, la colonne vertébrale est en grande partie portée à droite de son axe, avec lequel elle forme un angle de 40 degrés environ. Les deux tiers supérieurs de la colonne sont fortement inclinés à droite. La courbure lombaire comprend les trois premières vertèbres lombaires et la dernière dorsale, la flèche est de 45 millimètres en avant, de 15 millimètres en arrière, et le sommet est situé au niveau de la deuxième lombaire, qui a perdu, ainsi que les deux vertèbres voisines, plus de la moitié de sa hauteur. Les deux courbures supérieures dorsales sont peu prononcées; elles sont à peu près égales, la flèche de la moyenne n'a qu'un centimètre en avant et 5 millimètres en arrière, La tête se trouve portée en avant et à droite à 15 centimètres de la ligne médiane.

Les côtes présentent des déviations en rapport avec les courbures de la colonne vertébrale, mais elles sont remarquables par le nombre considérable de fractures qu'elles présentent, et qui sont dues au rachitisme. A droite ces fractures occupent les sixième, septième, huitième, neuvième et dixième, à l'union de leur tiers moyen avec le tiers postérieur. A gauche les fractures siégent sur les quatrième, cinquième, septième, huitième, neuvième, dixième et onzième côte. Sur quelques-unes, les fractures sont multiples. La plupart sont consolidées, et les fractures se reconnaissent à une petite saillie.

Le bassin ne paraît point vicié.

N° 535 a. — Colonne vertébrale, avec le sacrum; scoliose dorso-lombaire.

La courbure dorso-lombaire sur cette colonne vertébrale est dominante et à convexité gauche, cette courbure occupe les cinq dernières vertèbres dorsales et les quatre premières lombaires, son sommet est au niveau de la première lombaire, qui avec la douzième dorsale présente un affaissement de son corps très-considérable du côté de la concavité. Il existe en outre à ce niveau, un mouvement de torsion très-accusé des corps vertébraux de droite à gauche et d'avant en arrière. La partie supérieure de la colonne vertébrale est portée en arrière et à droite, en dehors de la ligne médiane.

(M. Bouvier, 1861.)

N° 535 b. — Colonne vertébrale, avec le sacrum; scoliose dorso-lombaire.

La courbure sur cette colonne vertébrale est très-prononcée et s'étend de la sixième dorsale à la quatrième lombaire, elle est donc très-étendue, son sommet correspond au niveau de la onzième et douzième dorsale. Le corps de ces deux vertèbres du côté de la concavité est extrêmement affaissé, et ces corps sont ankylosés, ainsi que ceux de la dixième dorsale et de la première lombaire. La courbure supérieure dorsale est assez prononcée, elle a son sommet au niveau de la cinquième vertèbre, elle est à convexité droite. La tête se trouve ramenée dans l'axe vertical de la colonne vertébrale.

(M. Bouvier, 1861.)

N° 535 c. — Tronçon de colonne vertébrale, composé des quatre dernières vertèbres cervicales, des douze dorsales et des cinq lombaires ; scoliose à trois courbures, la lombaire très-dominante.

La courbure dorso-lombaire, sur cette colonne vertébrale, est dominante, à convexité gauche et postérieure, elle est très-prononcée, et presque à angle droit : elle s'étend de la neuvième dorsale à la quatrième lombaire. Son sommet est au niveau de la douzième vertèbre dorsale, dont le corps ainsi que celui de la première lombaire, est réduit à un mince biseau du côté de la concavité. La courbure moyenne, à convexité droite, comprend cinq vertèbres de la cinquième à la neuvième dorsale. La courbure supérieure, peu prononcée, également dorsale, et à convexité gauche, comprend les quatre premières vertèbres dorsales. En arrière, en suivant la série des apophyses épineuses, on ne trouve que deux courbures. L'axe du rachis est fortement incliné en avant.

(M. Bouvier, 1861.)

N° 535 *d*. — Colonne vertébrale, thorax, bassin, avec la partie supérieure des deux fémurs; scoliose dorso-lombaire gauche principale anguleuse.

Cette déviation, qui est pathologique, a été recueillie sur un homme de 62 ans, boulanger de son état, et qui avait été droit jusqu'à 30 ans. Il contracta, à la suite d'un lumbago chronique, une scoliose par simple flexion, qui provoqua à la longue une énorme déformation du rachis.

La courbure vertébrale forme presque un angle aigu, le sommet de cet angle répond à la première lombaire, taillée en coin, et terminée à droite par un bord si mince que les vertèbres qu'il sépare semblent se confondre dans ce point. Ces vertèbres sont la deuxième lombaire et une treizième dorsale. Le sujet a vingt-cinq vertèbres et treize paires de côtes. Le corps de ces deux vertèbres est coupé obliquement de manière à décrire, avec la première lombaire, une courbe régulière d'un petit rayon. Au-dessus et au-dessous de cette courbe, le rachis se dirige d'abord presque horizontalement, puis se recourbe en sens contraire pour se rapprocher de sa direction normale. Des deux courbures secondaires, à convexité droite, produites par ce mouvement, la supérieure est constituée par les huitième, neuvième, dixième et onzième dorsales, l'inférieure, par les quatrième et cinquième lombaires. Cette dernière courbure replace la cinquième lombaire dans la direction de l'axe du sacrum, mais la courbure supérieure est insuffisante pour ramener le haut du rachis sur la ligne médiane, et le tronc reste fortement incliné à droite et en avant. Cette inclinaison est même un peu augmentée par une quatrième petite courbure, à convexité gauche, décrite par les sept vertèbres dorsales les plus élevées.

Les deux côtés de la courbure principale ne sont séparés que par un intervalle de 2 centimètres, vers le sommet de la courbe, et l'on ne trouve encore que 4 centimètres d'écartement entre la neuvième dorsale et la quatrième lombaire qui en forment les deux extrémités. Un fil, tendu de ces vertèbres à l'autre, figure assez bien la direction de la ligne médiane ; il n'y a pas moins de 9 centimètres entre ce fil et le milieu de la courbure représentée par la première lombaire. La gibbosité lombaire existe seule. Le thorax est très-oblique, cette obliquité est telle, que les dernières côtes droites, pressées contre la face interne de l'os iliaque, sont comme imbriquées et sont repoussées en dedans de la cavité thoracique.

(M. Bouvier, *Maladies chroniques de l'appareil locomoteur*, Atlas, pl. 6, fig. 3.)

N° 535*e*. — Colonne vertébrale, avec le sacrum; scoliose dorso-lombaire à convexité droite.

Sur cette colonne vertébrale, la courbure dorso-lombaire comprend les deux premières lombaires et les quatre dernières dorsales. Le corps de la onzième dorsale est fortement taillé en biseau du côté de la concavité. Il est probable que cette courbure s'est produite la première et est restée dominante, la colonne a pris la forme d'une équerre, dont l'angle est très-ouvert et arrondi. Il existe une torsion assez accusée au niveau de la courbure principale. L'axe du rachis est incliné à gauche et en arrière, la tête se trouve très-écartée de la ligne médiane. L'apophyse odontoïde est à 25 centimètres à gauche de l'axe vertical qui passe par le sacrum. La partie supérieure de la région dorsale présente une légère courbure à convexité gauche.

(M. Bouvier, 1861.)

N° 535*f*. 535 *g*. — Moules en plâtre d'une scoliose dorso-lombaire peu prononcée.

Sur ces deux modèles en plâtre, on constate que la courbure lombaire est dominante à convexité gauche.

(M Bouvier, 1861.)

Nos 535 *h*, 535*i*. — Moules en plâtre d'une scoliose dorso-lombaire.

Sur ces deux modèles en plâtre, on constate que la courbure lombaire très-dominante est à convexité gauche.

(M. Bouvier, 1861.)

Nos 535*j*, 535*k*, 535 *l*, 535 *m*. — Moules en plâtre d'une scoliose dorso-lombaire.

Sur ces quatre modèles en plâtre, on constate que la courbure lombaire très-dominante est à convexité gauche.

(M. Bouvier, 1861.)

Nos 535 *n*, 535 *o*, 535 *p*, 535 *q*. — Moules en plâtre d'une scoliose dorso-lombaire.

Sur ces quatre modèles en plâtre, on constate que la courbure lombaire dominante est à convexité gauche.
(M. Bouvier, 1861.)

N° 536. — Squelette d'adulte; cyphose très-prononcée.

Ce squelette a très-probablement appartenu à un homme. Tous les os, quoique grêles, sont bien conformés, à l'exception de la colonne vertébrale qui, dans la région dorsale, est affectée d'une cyphose avec flexion angulaire très-prononcée, la colonne vertébrale est comme pliée en deux. Le corps de la neuvième vertèbre dorsale et celui de la première lombaire se touchent par leur face antérieure. Le siége de l'inflexion est au niveau des trois dernières dorsales, qui, seules, sont altérées. Leur corps, à la partie antérieure, est fortement taillé en coin, mais c'est principalement sur la onzième que la destruction est la plus avancée ; cette vertèbre est presque réduite à son anneau postérieur. Il existe, en même temps, à ce niveau, un mouvement de torsion de gauche à droite.

Le diamètre vertical de la poitrine se trouve diminué; les côtes sont allongées, leur courbure postérieure plus anguleuse et le sternum forme en avant une saillie; les cavités pectorales et abdominales étaient considérablement diminuées de capacité.

N° 536 *a*. — Squelette; cyphose anguleuse.

Cette pièce provient d'une femme de 32 ans. La colonne vertébrale présente une cyphose anguleuse très-prononcée, qui siége à la partie inférieure de la région dorsale. Les membres sont normaux et ne présentent aucune déformation. La flexion de la colonne vertébrale en avant est tellement prononcée, que la face antérieure du corps de la quatrième vertèbre dorsale est venue au contact de celui de la seconde lombaire. On pourrait croire ici qu'il s'agit d'un mal de Pott, mais la déviation a été attribuée par M. Dubois au rachitisme.

Les diamètres du bassin sont viciés, rétrécis aux deux détroits; le diamètre antéro-postérieur du détroit supérieur est de 10 centimètres; le diamètre coccy-pubien, de 0^m 075 millimètres; le sacrum est redressé.
(Professeur Paul Dubois, 1858.)

N° 537. — Squelette; scoliose dorsale anguleuse à convexité gauche.

Cette pièce provient d'un homme de 30 ans, qui présente une scoliose dorsale anguleuse à convexité gauche. Les membres inférieurs sont bien conformés et sans déviation.

N° 538. — Débris d'un squelette, se composant des deux dernières vertèbres lombaires, du bassin et des membres inférieurs; déviations multiples.

Ces os ont appartenu à une femme adulte. La déviation des deux dernières vertèbres lombaires indique suffisamment que la colonne vertébrale était altérée; le bassin est vicié dans sa position et ses diamètres ; le sacrum est assez fortement infléchi sur lui-même au niveau de la réunion de la troisième avec la quatrième pièce.

Le membre inférieur droit est beaucoup plus profondément affecté de rachitisme que le gauche, il est plus court que celui du côté opposé; ce raccourcissement porte principalement sur le fémur; les deux os sont aplatis latéralement et courbes à convexité antérieure et externe. La jambe droite est à peu près normale; du côté gauche, au contraire, le tibia et le péroné sont aplatis d'avant en arrière; ils présentent une courbe à convexité interne et légèrement antérieure. Le pied ne présente aucune déformation notable.

N° 539. — Tronçon de colonne vertebrale, composé des deux dernières vertèbres cervicales, des douze dorsales, des côtes et du sternum; lordose dorsale.

La région dorsale présente une courbe assez régulière à convexité antérieure avec un certain degré de scoliose peu accusée à convexité droite. La distance entre la face postérieure du sternum et la face antérieure du sixième corps vertébral est réduite à 7 centimètres, et celle de l'appendice xyphoïde au corps de la huitième vertèbre est de 105 millimètres seulement.

CHAPITRE XIV

Viciations dans la direction des surfaces articulaires des os de la main et du pied.

Ces viciations dans la direction de la main et du pied se rapportent à trois types principaux qui feront autant d'articles distincts, à savoir : 1° retractions fibreuses des doigts de la main et du pied ; 2° main bot ; 3° pied bot.

Article premier.

RÉTRACTIONS DES DOIGTS DE LA MAIN ET DU PIED.

Dix pièces seulement se rapportent à ce genre de lésions, huit siégent sur la main n°s 540, 540 *a*, 540 *b*, 540 *c*, 540 *d*, 540 *e*, 540 *f*, deux au pied n°s 540 *h*, 540 *i* ; encore ces deux dernières sont des moulages, l'un avant, l'autre après le traitement. Ces pièces, quoique peu nombreuses, présentent un certain intérêt, surtout celles n° 540, 540 *b*, 540 *c*, 540 *d*, 540 *e*. La plupart de ces pièces se rapportent à une lésion assez rare, à des rétractions spontanées de l'aponévrose palmaire, qui peuvent finir par entraver les fonctions de la main. La pièce n° 540 *f* est une rétraction des doigts dont l'origine première reste douteuse.

N° 540. — Main droite, avec la partie inférieure de l'avant-bras; rétraction du petit doigt et de l'annulaire.

Cette pièce provient d'un homme de 70 ans. Ces deux doigts sont maintenus dans une flexion à angle droit des deux dernières phalanges, par deux brides fibreuses saillantes, qui vont de l'aponévrose palmaire jusqu'au milieu environ de la deuxième phalange de ces doigts.

(Professeur J. Cloquet.)

N° 540 *a*. — Main droite, avec la moitié inférieure des os de l'avant-bras; flexion de la main.

La main est dans une flexion forcée, comparable à celle du pied équin. Il est aujourd'hui impossible, sur cette pièce, de déterminer la cause et la nature de cette déviation. On constate seulement que le petit doigt est le plus fléchi des cinq. L'os pisiforme s'est placé en avant du carpe et un peu en dehors. Les parties molles se sont accommodées à cette flexion exagérée.

En arrière, l'extrémité inférieure du cubitus fait une saillie considérable, sa face articulaire externe est comme luxée en arrière, tandis que l'apophyse styloïde regarde directement en avant.

N° 540 *b*. — Main gauche, avec la partie inférieure des os de l'avant-bras; flexion considérable de tous les doigts.

Sur cette main la flexion n'est point égale pour tous les doigts, elle est beaucoup plus prononcée pour l'annulaire, l'auriculaire et le médius. Pour les deux premiers la flexion est telle que leur extrémité unguéale est venue au contact de la peau. Ces déviations résultent de rétractions fibreuses.

N° 540 *c*. — Main droite; rétraction de l'annulaire et du petit doigt.

Main droite d'un homme adulte qui exerçait la profession de remouleur et poussait devant lui sa meule. Cet homme présentait à chaque main une rétraction de l'annulaire et du petit doigt. La main droite, sur laquelle la rétraction est la plus prononcée, n'a point été disséquée et on constate qu'il existe une flexion très-prononcée de l'annulaire et du petit doigt. Cette flexion est telle que, l'extrémité des doigts arrive presque par sa pulpe, au contact de la paume de la main, sans qu'il soit possible de les redresser. Ils sont maintenus dans cette position vicieuse par des brides fibreuses, multiples, qui s'insèrent à la peau et à l'aponévrose palmaire, elles deviennent surtout saillantes quand on cherche à redresser les doigts. La peau de la face palmaire dans aucun point de son étendue, ne présente de trace de cicatrice et par conséquent de plaie. La lésion est donc spontanée.

(M. Remi, *Soc. anat.*, 1877.)

N° 540 *d.* — **Main gauche; rétraction de l'annulaire et du petit doigt.**

Main gauche du même individu que la pièce précédente n° 540*c*, le petit doigt et l'annulaire sont également fléchis dans la paume de la main, mais à un moindre degré que la main droite. Cette pièce a été disséquée, ce qui a permis de redresser en grande partie le petit doigt, mais l'annulaire est resté fléchi. On constate sur cette pièce un épaississement notable de l'aponévrose palmaire ; cet épaississement est surtout accusé pour les brides qui vont à l'annulaire et au petit doigt. En augmentant de volume, ces expansions aponévrotiques se sont rétractées, et ce sont elles qui par leur raccourcissement, maintiennent les doigts fléchis. Les tendons des fléchisseurs superficiels et profonds sont normaux, glissent facilement dans leurs gaînes, et, s'ils sont quelquefois malades, ce n'est que consécutivement. On a cependant quelquefois constaté à l'avant-bras, une diminution de volume, une atrophie de la partie musculaire, avec hypertrophie de l'élément celluleux qui sépare les divers faisceaux des muscles.

(M. Remi, *Soc. anat.*, 1877.)

N° 540 *e.* — **Main droite; rétraction de l'annulaire et du petit doigt.**

Main droite d'un individu adulte, qui présente une rétraction considérable du petit doigt et de l'annulaire, sans brides cicatricielles de la peau, qui présentait seulement quelques plis résultant de brides produites par la rétraction de l'aponévrose palmaire. La peau a été enlevée, l'aponévrose palmaire mise à nu, et on constate sur cette pièce que des prolongements hypertrophiques, rétractés de cette aponévrose, vont s'insérer sur les gaînes tendineuses et les éléments fibreux des deux doigts rétractés. C'est évidemment à ces brides qu'est due la flexion des doigts, qu'il est impossible d'étendre complétement. Les tendons sont très-libres dans leur gaîne, c'est un exemple de rétraction spontanée de l'aponévrose palmaire.

(M. Richet, *Soc. anat.*, 1877.)

N° 540 *f*. — **Main droite, avec la partie inférieure de l'avant-bras; extension des doigts de la main, qui sont au contact de la face dorsale des métacarpiens.**

Cette pièce provient d'un homme de 30 ans environ, la main se termine par un moignon arrondi, au niveau des articulations métacarpo-phalangiennes des quatre derniers doigts. Avant toute dissection, on aurait pu croire que ces quatre doigts manquent complétement. Il n'y avait aucune cicatrice au niveau du moignon, une cicatrice large, blanche et mince, semblable à celle qui succède à une brûlure, occupait la face dorsale du poignet et du métacarpe.

Comme on le voit sur la pièce, la dissection a montré que les doigts existaient réellement, les tendons, les vaisseaux et les nerfs et une partie du squelette de chacun des doigts se retrouve sous la cicatrice de la face dorsale de la main. Le pouce a conservé ses deux phalanges, les autres doigts sont réduits à une seule phalange, qui s'articule avec l'extrémité inférieure du métacarpien correspondant, et qui représente la première phalange. Ces phalanges présentent des dimensions bien inférieures aux dimensions normales, elles sont luxées en arrière, et viennent s'appliquer exactement contre la face postérieure des métacarpiens correspondants; ce renversement n'est point dû à la rétraction des tendons extenseurs, car ceux-ci sont repliés avec les phalanges. On peut se demander s'il s'agit ici d'une difformité congénitale, ou bien si cette lésion résulte d'une cicatrice suite de brûlure. Cette dernière supposition est la plus probable.

(M. Sebillotte, *Soc. anat.*, 1850, t., XXV, p. 105.)

N° 540 *g*. — **Main droite, avec la partie inférieure de l'avant-bras; extension forcée des doigts sur la face dorsale des phalanges.**

Sur cette main, les doigts, à l'exception du pouce, sont renversés sur la face dorsale des métacarpiens ; et ils y adhèrent fortement par une cicatrice très-dense, il n'y a de libre que la dernière phalange du médius et de l'annulaire.

N° 540 *h*. — **Moule en plâtre d'un pied droit; pied-bot traumatique talus valgus.**

Sur ce pied qui présente des brides cicatricielles considérables de la peau de la face supérieure du pied, il existe une rétraction des tendons, d'où résulte un pied bot traumatique talus valgus.

(M. Bouvier, 1861.)

N° 540 *i*. — Moule en plâtre du pied précédent, après section des brides.

Le pied a repris sa forme et sa disposition complétement normale.

(M. Bouvier, 1861.)

ARTICLE 2.

MAIN BOT

Sept pièces nos 541, 541 *a*, 541 *b*, 541 *c*, 541 *d*, 541 *e*, 541 *f*, se rapportent à la main, et toutes les sept, sont des exemples de main bot radio-palmaire.

N° 541. — Portion inférieure du bras, avec l'avant-bras et la main droite ; main bot radio-palmaire.

Cette pièce conservée fraîche, a été prise sur un enfant de 7 ans 1/2. Le bras présente à peu près les dimensions normales, tandis que l'avant est d'environ moitié plus court. La main est dépourvue de pouce, renversée sur le bord radial et dans la pronation. Pendant la vie de légers mouvements de flexion et d'extension se passaient dans l'articulation du coude, ils étaient à peine sensibles dans les articulations du poignet et des phalanges.

Le squelette de ce membre est constitué par un humérus bien conformé, un cubitus, quelques os du carpe, quatre métacarpiens, quatre doigts ayant chacun trois phalanges. Les os qui manquent sont dans l'avant-bras le radius, au carpe le scaphoïde, le trapèze, le premier métacarpien et les deux phalanges du pouce.

Les muscles présentent, tant au bras qu'à l'avant-bras et à la main, de nombreuses anomalies qui résultent évidemment de l'absence de certains os précités. Le biceps qui présente ces deux portions offre une singulière disposition, la portion externe par ses fibres les plus élevées se fixe au bord externe de l'humérus, au-devant de la portion externe du muscle triceps, immédiatement au-dessous du deltoïde. En bas les deux portions constituantes de ce muscle offrent une disposition assez étrange, la portion interne se glisse au-dessous de l'externe, pour aller s'insérer par des fibres musculaires au bord externe de l'extrémité supérieure du cubitus. Les fibres externes descendent verticalement, pour constituer un tendon qui se fixe à la partie antérieure de l'extrémité supérieure du cubitus. Quelques fibres musculaires, représentant le brachial antérieur, se fixent aux faces externe et interne de l'humérus, jusqu'au voisinage de l'articulation du coude.

Les muscles de la région anti-brachiale antérieure et superficielle, le rond pronateur, le grand et le petit palmaire, sont représentés par un large faisceau musculaire aplati, qui s'insère en haut à la partie inférieure du bord interne de l'humérus, et antérieure de l'épitroklée, ainsi qu'à une aponévrose inter-musculaire qui les sépare desmuscles de la région externe, et des subjacents. Toutes ces fibres donnent naissance à un tendon assez large, qui s'attache à l'os le plus externe du carpe, ainsi qu'au métacarpien correspondant. Le cubital antérieur a ses insertions normales. Les muscles de la région anti-brachiale antérieure et profonde présentent de nombreuses anomalies. La portion du fléchisseur superficiel qui se porte à l'indicateur présente des fibres musculaires dans presque toute l'étendue du tendon; il n'existe pas de trace du long fléchisseur du pouce, ni du carré pronateur.

A la région anti-brachiale externe, existe un large faisceau musculaire qui représente le long supinateur, qui supérieurement s'insère bien au tiers inférieur du bord externe de l'humérus, mais dont le tendron inférieurement se perd dans l'aponévrose, à la partie inférieure du poignet. Les deux radiaux externes, supérieurement, constituent une masse musculaire qui s'insère par une forte aponévrose, dans toute l'étendue du bord externe et de la moitié supérieure de la face antérieure du cubitus; inférieurement leur insertion est normale. Le court supinateur manque.

Les muscles de la face postérieure de l'avant-bras sont à peu près normaux. A la main les muscles de l'éminence hypothénar, les interosseux et les lombricaux présentent la disposition normale, tandis que les muscles de l'éminence thénar manquent.

L'artère humérale normale au bras, se place au pli du coude au-dessus du brachial antérieur, au-dessous du tendron du biceps qu'elle croise ; puis elle traverse la partie supérieure des fibres musculaires qui constituent les radiaux, et se divise alors en cubitale et en radiale. La cubitale a sa direction et ses rapports normaux à l'avant-bras, à la main elle fournit la collatérale interne et externe du petit doigt, la collatérale interne et externe de l'annulaire et l'interne du médius. L'artère radiale se porte obliquement vers la partie externe de la paume de la main, entre le fléchisseur superficiel et profond, et fournit la collatérale externe du médius et l'externe et l'interne de l'indicateur. Au milieu de l'avant-bras, elle donne une branche musculaire qui se dirige vers la partie supérieure du bord externe de la paume de la main.

Nerfs. — Le médian descend verticalement sur le côté interne du bras jusqu'au devant de l'épitroklée ; là il se place au-dessous de la masse musculaire qui constitue les muscles de la couche superficielle de l'avant-bras, ensuite il se dévie, se porte en bas, en dehors et en arrière, au-devant du fléchisseur superficiel. Ce nerf devient ensuite sous-cutané, passe au-dessous du ligament annulaire de l'aponévrose palmaire, et se termine en donnant les collatéraux de l'index, du médius, et le collatéral externe de l'annulaire. A l'avant-bras il se détache une branche qui se dirige vers la face dorsale de la main pour former les nerfs collatéraux dorsaux des deux premiers doigts.

Le nerf cubital normal au bras se trouve situé à l'avant-bras au-dessous du cubital antérieur, sur le fléchisseur profond ; arrivé au bord interne de la main, il se termine par le collatéral interne et externe du petit doigt et interne de l'annulaire. A l'avant-bras il fournit une branche qui se rend à la face dorsale de la main, et se termine par les nerfs collatéraux des deux derniers doigts, et une autre branche pour les muscles de l'éminence hypothénar.

Le nerf radial se continue au bras jusqu'au bord externe de l'humérus ; il descend entre le faisceau musculaire du long supinateur et le brachial antérieur, pour aller se perdre au niveau de l'articulation du coude dans les faisceaux musculaires du biceps.

(M. Rombeau, *Soc. anat.*, 1852, t. XXVII, p, 414.)

N° 541 *a*. — **Moule en plâtre de la pièce précédente avant dissection.**

(M. Rombeau.)

N° 541 *b*. — **Squelette du membre supérieur gauche d'un fœtus; main bot radio-palmaire.**

Sur cette pièce l'humérus est bien conformé, l'avant-bras est fortement incurvé sur le bord radial, ainsi que la main qui est infléchie en dehors. Le radius manque dans les trois quarts inférieurs ; il est remplacé par une bride fibreuse. Le premier métacarpien manque également, mais le pouce existe avec ces deux phalanges.

N° 541 *c*. — **Deux mains-bot radio-palmaires du même fœtus la déviation est peu prononcée.**

Le membre gauche a été disséqué pour montrer la disposition

des muscles, qui est normale, et le membre droit est conservé entier. Le radius existe des deux côtés, ainsi que le pouce, et les mains sont bien conformées.

N° 541 *d.* — **Deux mains-bot radio-palmaires, avec le bras et l'avant-bras.**

Ces deux mains appartiennent au même fœtus. Le membre droit a été complétement disséqué et l'on constate que l'humérus est normal ainsi que le cubitus, qui est légèrement infléchi en dehors. Le radius manque en totalité. Les os du carpe sont incomplets ; il n'existe que quatre métacarpiens avec les doigts correspondants.

Le membre gauche est disséqué ; les vaisseaux artériels sont injectés. Le radius manque également et la main ne présente que quatre doigts, c'est le pouce qui manque.

(Professeurs Gosselin et M. Houel.)

N° 541 *e.* — **Moule en plâtre d'une main-bot radio-palmaire.**

Ce membre supérieur, qui est du côté gauche, est le moule du membre précédent atteint de main-bot radio-palmaire.

Professeur Gosselin et M. Houel.)

N° 541 *f.* — **Membre supérieur gauche ; main-bot radio-palmaire.**

Ce membre, qui n'a point été disséqué, provient d'un enfant mort-né. Le bras gauche était plus court que le droit, et l'avant-bras est courbé en avant. Le radius paraît manquer au moins dans sa moitié inférieure. Il n'existe que quatre doigts ; c'est le pouce qui manque comme dans la plupart de ces cas.

(M. Duchesne, *Bull. de l'Acad. de Méd.*, 1861.)

Article 3.

PIED-BOT

Soixante-trois pièces, tant naturelles que moulages en plâtre, se rapportent aux déformations du pied, désignées sous le nom de pied-bot.

Trois pièces naturelles, nos 542, 543 et 553 sont des exemples de pied valgus. Mais ce qui domine dans le Musée, c'est évidemment le renversement du pied en dehors, ou varus ; on en compte treize de naturels, nos 544, 544 *a*, 544 *b*, 544 *c*, 545, 546, 546 *a*, 546 *b*, 548, 548 *a*, 548 *b* et 549. Un très-grand nombre de pièces consistent dans des moulages, nos 544 *d*, 544 *e*. Les moules compris entre les nos 547 *a* et 547 *l* sont des moulages de pied varus avant et après traitement ; certains moules ont même été pris longtemps après. Une autre série du n° 548 *c* au n° 548 *n* sont des moulages simples, de la difformité plus ou moins prononcée du pied varus.

Les pièces nos 547, 552 et 552 *a* sont des exemples de pied bot talus-valgus, et les nos 553 *a*, 553 *b* et 553 *c* sont trois moulages en plâtre de cette variété de difformité.

Trois pièces naturelles nos 550, 550 *a*, 551 sont des exemples de pied équin, et, après elles, du n° 551 *a* au n° 551 *k*, se trouvent un grand nombre de moulages en plâtre également de pied équin, dont la plupart représentent la difformité avant et après guérison. Une de ces pièces, n° 551 *a*, est intéressante ; elle représente le membre qui a été opéré par Delpech en 1819.

Une pièce qui a une certaine analogie avec le pied chinois est le n° 552 *b*; c'est un exemple rare de talus pied creux.

Je veux aussi attirer l'attention sur la pièce n° 544 *b* qui est un bel exemple de varus, qui a déterminé une modification consécutive et très-intéressante de la moitié inférieure du tibia, cet os a éprouvé une torsion assez notable sur son axe. Plusieurs autres pièces représentent cette déformation, mais à un degré beaucoup moins prononcé.

N° 542. — Pied-bot valgus.

Cette pièce, qui ne représente qu'une partie fort incomplète du membre inférieur droit, est néanmoins intéressante ; ce sont les débris probablement d'un pied bot valgus dont l'origine est inconnue. Le péroné manque, le tibia, au lieu de présenter la mortaise de son articulation inférieure, présente une facette plane, oblique de haut en bas et de dehors en dedans, l'astragale semble manquer. Le calcaneum est relevé de dehors en dedans et est soudé avec le cuboïde, et ce dernier au cinquième métatarsien, qui a éprouvé un léger mouvement de rotation.

N° 543. — Squelette de la jambe et du pied droit ; pied bot valgus.

Sur cette pièce, le tibia, qui porte les traces évidentes du rachitisme, est courbe ; sa convexité est dirigée en dedans et légèrement en avant, en même temps que sa diaphyse est aplatie d'avant en arrière; son extrémité inférieure est peu volumineuse, le péroné manque.

L'astragale, le calcanéum, le scaphoïde et le cuboïde sont soudés ensemble et notablement atrophiés, principalement le cuboïde, qui est très-peu volumineux et impossible à délimiter; la torsion du pied s'est effectuée à l'union de la première rangée avec la seconde. Les trois cunéiformes et les métatarsiens correspondants ont leurs rapports normaux. Le quatrième orteil est très-petit et le cinquième, par suite probable de l'atrophie du cuboïde, manque complétement. Tout le pied est légèrement renversé en dehors, il est valgus ; son bord interne est convexe, l'externe est concave, et l'extrémité postérieure du calcanéum est porté en dehors ; les derniers orteils sont un peu relevés.

N° 544. — Squelette d'un pied-bot varus gauche, avec la moitié inférieure du tibia et du péroné.

Sur cette pièce, la voûte plantaire est exagérée ; le bord interne du pied est relevé, cet individu marchait sur le bord externe. Les os ne présentent point de conformation anormale.
(Professeur Broca.)

N° 544 a. — Squelettes de deux pieds-bots varus, l'un droit, l'autre gauche.

Ces deux pieds ont appartenu probablement au même individu. Sur l'un de ces deux pieds, toutes les parties molles ont été enlevées ; il ne reste plus que les os : c'est le droit. Sur le gauche, au contraire, les tendons et une partie des muscles de la couche plantaire ont été conservés ; mais, comme ils sont desséchés, il est impossible d'apprécier leur état. Ces deux pieds ont entre eux la plus grande analogie au point de vue de la déviation. Elle est cependant un peu plus prononcée sur le pied droit.

C'est l'articulation astragalo-scaphoïdienne qui est le point central de la déformation. La partie postérieure du calcanéum est relevée et déviée en dedans. Le col de l'astragale est allongé, mais il a conservé sa direction normale. La tête ne s'articule plus avec le scaphoïde que par son côté interne, et la partie non articulaire est devenue rugueuse, inégale ; elle fait saillie à la face dorsale du pied. Le scaphoïde a pris une direction légèrement oblique. Son tubercule interne est rapproché de la malléole du tibia, dont il n'est plus séparé que par 1 centimètre. Le cuboïde a également abandonné en partie son articulation avec le calcanéum, dont la partie supérieure et externe est libre. Il s'est incliné en bas et en dedans. La distance qui sépare cet os du scaphoïde est augmentée.

Les rapports des os de la seconde rangée ont peu varié ; ils ont suivi le scaphoïde dans leur mouvement de rotation. C'est à cette disposition qu'est due l'inversion du pied qui porte, en dedans la face plantaire, et le bord interne en haut. Le cinquième métatarsien, devenu inférieur, est situé sur un plan postérieur aux autres. La concavité de la voûte plantaire est augmentée. Il n'existe point de changement notable dans l'articulation tibio-tarsienne. Elle est dans une extension forcée, et le péroné très-grêle en bas est atrophié.

(Professeur Breschet.)

N° 544 b. — Squelette d'un pied-bot varus gauche très-prononcé, avec le tibia et le péroné.

Le tibia, dans sa moitié inférieure, présente une torsion considérable de dedans en dehors et d'avant en arrière. Le sommet de la malléole interne est sur la même ligne verticale que l'épine antérieure du tibia. Le péroné est très-grêle et a suivi le tibia dans son mouvement. L'axe de la mortaise tibiale, au lieu d'être transversal est oblique en arrière.

Le pied est fortement varus, la plante regarde en dedans et en arrière, la pointe du pied est relevée, il repose sur le sol par son bord externe, et l'axe du cinquième métatarsien est presque dans celui du diamètre bi-malléollaire. Le calcanéum est très-relevé dans sa partie postérieure, la surface d'insertion du tendon d'Achille, regarde presque directement en haut. Les surfaces articulaires de l'astragale regardent directement en avant, et sont presque verticales.

La face postérieure de l'astragle est réduite à un mince bord, présentant une petite apophyse qui vient s'articuler avec la partie supérieure de la face articulaire postérieure du calcanéum. Le col allongé est presque vertical, son plan regarde en dehors et continue la face antérieure du tibia devenue externe. A la face interne du col, est une surface articulaire correspondant au scaphoïde. Au-dessus, l'astragale présente une dépression où est reçue la tubérosité du scaphoïde.

L'articulation calcanéo-astragalienne est dirigée d'arrière en avant, et reportée à la partie interne du pied. En dehors, les deux os s'écartent et la gouttière du calcanéum est très-étendue, moins profonde, mais beaucoup plus large que sur un os normal. En dedans, il n'y a guère de séparation entre les deux facettes articulaires du calcanéum; elles se continuent pour former une surface convexe d'avant en arrière, embrassée par la face inférieure concave de l'astragale comme par une pince.

La facette articulaire cuboïdienne du calcanéum est située à l'extrémité de la face interne de cet os, cette facette est oblique en bas et en arrière. Le cuboïde semble avoir été plié sur lui-même d'avant en arrière et de bas en haut. Les trois cunéiformes ont suivi l'avant-pied, le premier qui est volumineux, s'articule avec la partie interne de la malléole interne. Cette pièce est des plus intéressantes et des plus complètes, pour l'étude des déformations du pied-bot varus.

(Professeur Broca,)

N° 544 c. — Pied-bot varus très-prononcé, avec la moitié inférieure des deux os de la jambe.

Ce pied, qui appartient à un adulte, présente comme déviation des os, des déformations en tout identiques à celles du pied précédent. On a pratiqué la section du tendon d'Achille, de l'extenseur propre du gros orteil et du jambier antérieur. Cet individu est mort un mois après l'opération.

On constate sur cette pièce que le tendon d'Achille a présenté un écartement d'environ 2 centimètres; les deux bouts de la section sont réunis à l'aide d'un tissu fibreux qui est déjà parfaitement formé, fibreux. Les éléments qui le constituent sont seule-

ment plus minces, plus déliés, et, à ce niveau, le tendon est moins volumineux.
(Professeur Jobert de Lamballe.)

No 544 d. — Moule en plâtre d'un pied-bot varus gauche très-prononcé.

Ce pied, qui a été moulé sur un adulte, présente une atrophie des muscles de la jambe.
(M. Bouvier, 1861.)

No 544 e. — Moule en plâtre d'un pied-bot varus droit très-prononcé.

Sur ce pied, qui a été pris sur un adulte, il existe une atrophie des muscles de la jambe. Même individu que le pied précédent.
(M. Bouvier, 1861.)

No 545. — Squelette de pied-bot varus gauche, avec le tibia et le péroné.

Cette pièce, qui provient d'un adulte, a la plus grande analogie avec celle no 544 *b* qui pourrait lui servir de description. L'extrémité inférieure du tibia est moins tordue, mais le péroné est très-grêle. La tubérosité du calcanéum est très-élevée, cet os est oblique en avant, en bas et en dedans.

L'astragale en arrière est réduit à un bord, son col allongé présente une surface articulaire scaphoïdienne. Le cuboïde est à moitié luxé en dedans sur le calcanéum, sous la partie supérieure et externe de la face antérieure, et fait saillie en dehors. Le pied, incurvé en dedans, repose sur le sol par son bord externe.
(M. Guersant, 1861.)

No 545 a. — Squelette de pied-bot varus très-prononcé, avec la partie inférieure du tibia et du péroné.

Le tibia ne paraît point avoir éprouvé de torsion à sa partie inférieure; le péroné est excessivement grêle.

L'astragale est oblique de haut en bas et d'arrière en avant; le scaphoïde luxé en dedans s'articule avec la face interne du col, tandis que la tête est saillante à la face dorsale et dirigée un peu en dehors; dans la marche elle reposait sur le sol.

Le calcanéum est oblique en bas et en avant, en arrière et au-dessus de la gouttière calcanéo-astragalienne qui est devenue antérieure, existe une surface convexe plus étendue en avant qu'en arrière, et inclinée en dedans ; en avant et en dedans est la saillie de la petite apophyse, d'où descend une facette articulaire, à convexité antérieure, mais peu étendue. Ces deux surfaces sont emboîtées par une surface concave, que présente la face inférieure de l'astragale, et à laquelle correspond en dehors une gouttière très-large et peu profonde.

L'articulation du cuboïde est reportée sur la face interne du calcanéum, dont l'extrémité antéro-inférieure forme une saillie qui porte sur le sol. Le scaphoïde et le cuboïde, à demi luxés en avant et en dedans, ne sont modifiés que dans leur position.

Les cunéiformes, les métatarsiens et les phalanges sont très-grêles ; les métatarsiens sont surtout atrophiés du côté de leur face plantaire.

(M. Guersant, 1861.)

N° 546. — Squelettes de deux pieds-bots, varus.

Ces deux pièces ont été prises sur un jeune sujet dont les épiphyses ne sont point encore soudées ; les ligaments ont été conservés avec la moitié inférieure du tibia et du péroné.

Les os de la jambe et du pied sont frappés d'atrophie générale ; la déviation est plus prononcée à droite qu'à gauche ; la face plantaire regarde non-seulement en dedans, mais elle est encore dirigée en haut, et cet individu marchait sur les trois quarts externes de la face dorsale du pied. Ce sont encore les articulations astragalo-scaphoïdienne et du cuboïde avec le calcanéum, qui sont le siége de la demi-luxation, et l'on retrouve sur ces pièces, les caractères anatomiques décrits sur les précédentes.

(Professeur Breschet.)

N° 546 a. — Pied-bot droit varus, avec les os de la jambe, les muscles sont disséqués.

Ce pied provient d'un enfant de 4 ans. La déviation était double ; elle occupait les deux pieds, à peu près au même degré. Le talon est un peu relevé ; la station et la marche avaient lieu sur la face dorsale du pied, sur le cuboïde et la face dorsale du cinquième métatarsien.

Les muscles ont été disséqués ; tous ceux de la jambe et du pied sont à l'état normal ; aucun ne présente de transformation fibreuse ni graisseuse. Les muscles de la plante du pied sont seulement raccourcis. Les os étant recouverts de parties molles, on ne peut préciser leurs caractères anatomiques ; mais il est probable qu'ils sont analogues aux faits précédents.

(M. Demarquay.)

N° 546 *b*. — Pied-bot du côté droit, atteint de varus; squelette de la jambe avec les deux muscles raccourcis, les jumeaux et le tendon du jambier antérieur.

Cette pièce a été prise sur un jeune enfant. Quoique le pied soit très-dévié, puisqu'il repose sur le sol par son bord externe, les os sont peu déformés. Le col de l'astragale est bien conformé ; il est cependant un peu incliné en dedans et la tête fait une légère saillie en haut et en dehors ; la facette articulaire du scaphoïde n'est donc point transportée tout entière sur la face interne. Le calcanéum est incurvé en dedans et sa partie supérieure est élevée.

On constate sur cette pièce qui appartient à un enfant, que le muscle jumeau est atrophié dans son volume et dans ses éléments musculaires, tandis que l'élément fibreux qui unit les fibres musculaires est hypertrophié ; le tendon d'Achille se continue aussi plus haut dans le muscle ; il est manifestement allongé. La même disposition existe pour le jambier antérieur. Ces muscles sont tendus, raccourcis.

(M. Demarquay.)

N° 547. — Pied gauche avec la partie inférieure du tibia et du péroné; pied-bot talus valgus.

Cette variété de déviation est assez rare. Ce pied est dans la flexion forcée sur la jambe, la face plantaire regarde en avant et en bas, la face dorsale en arrière et en haut, elle se trouve couchée sur la région antérieure de la jambe, le talon est abaissé, les orteils élevés ; il devait y avoir un raccourcissement notable des muscles de la région antérieure. Les caractères anatomiques des os, ont de grands rapprochements avec ceux du pied valgus. C'est aussi l'articulation des deux rangés du tarse qui est le siége de la déviation, le scaphoïde et le cuboïde sont à demi luxés vers le côté interne du pied, en même temps que, comme dans le valgus, ils sont un peu portés en haut. Le bord interne du pied est convexe, l'externe est concave, le calcaneum est contourné sur son axe de dedans en dehors, sa face externe s'est élevée vers la malléole externe du péroné, avec lequel il existe une surface articulaire concave qui a 22 millimètres de diamètre, et au moins 5 millimètres de profondeur. La malléole du péroné, plus volumineuse que dans l'état ordinaire, présente une tête convexe, arrondie, parfaitement en rapport avec la cavité décrite sur le calcaneum; tous les os du pied ont subi une atrophie notable.

N° 547 *a*. — Moules en plâtre d'un pied-bot varus droit.

Ces quatre moules portent le même numéro et représentent l'un, le pied-bot varus droit d'un enfant avant traitement. Un second moule représente le même pied droit de cet enfant peu de temps après le traitement et guéri. Les deux autres le même pied droit à l'âge adulte, et sur ce dernier moulage, on constate que le pied est normal et que la guérison s'est maintenue.

(M. Bouvier, 1861.)

N° 547 *b*. — Moules en plâtre d'un pied-bot varus gauche.

Ces trois moules en plâtre d'un pied-bot varus gauche, ont été pris chez un enfant; l'un représente le pied avant le traitement, un second représente ce même pied immédiatement après le traitement, et l'on constate qu'il est normal. Le troisième moule le représente à l'âge adulte.

(M. Bouvier, 1861.)

N° 547 *c*. — Moules en plâtre d'un pied-bot varus et valgus.

Sous ce numéro sont compris quatre moules en plâtre, représentant les deux pieds du même individu, deux le pied droit, deux le gauche. Le pied droit est un varus très-prononcé, moulé avant et après traitement. Le pied gauche est un valgus équin qui est représenté également avant et après traitement, il est complétement guéri.

(M. Bouvier, 1861.)

N° 547 *d*. — Moule en plâtre d'un pied-bot varus très-prononcé.

Cette pièce a été moulée sur un pied droit d'un jeune homme, qui était affecté d'un pied-bot varus très-prononcé.

N° 547 e. — Moules en plâtre d'un pied-bot varus très-prononcé.

Ces deux moules en plâtre de pied-bot du côté gauche varus très-prononcé, ont été pris chez un adulte; l'un de ces moules représente le pied avant le traitement, le second après guérison.

(M. Bouvier, 1861.)

N° 547 *f*. — Moules en plâtre d'un pied-bot varus très-prononcé.

Ces deux moules en plâtre d'un pied-bot varus très prononcé, ont été pris sur un enfant. L'enfant a été opéré à 4 ans 1/2; l'un de ces moules représente le pied avant le traitement, le second quelque temps après, et l'on constate que le pied a été bien redressé.

(M. Bouvier, 1861.)

N° 547 *g*. — Moules en plâtre d'un pied-bot varus très-prononcé.

Ces deux moules en plâtre d'un pied-bot gauche, varus très-prononcé, ont été pris sur un enfant. L'un de ces moules représente le pied avant le traitement, l'autre après, et l'on constate que le redressement est complet.

(M. Bouvier, 1861.)

N° 547 *h*. — Moules en plâtre d'un pied-bot varus très-prononcé.

Ces deux moules en plâtre d'un pied-bot gauche varus très-prononcé, ont été pris sur un enfant. L'un de ces moules représente le pied avant le traitement, l'autre après; et l'on constate que le redressement est complet.

(M. Bouvier, 1861.)

N° 547 *i*. — Deux moules en plâtre d'un pied-bot gauche d'adulte; varus très-prononcé.

L'un de ces moules représente le pied avant le traitement, l'autre après, et on constate que le redressement est complet.

(M. Bouvier, 1861.)

N° 547 *j*. — Deux moules en plâtre d'un pied droit d'adulte; varus très-prononcé.

L'un de ces moules représente le pied avant le traitement, l'autre après, et l'on constate que le redressement est complet.

(M. Bouvier, 1861.)

N° 547 *k*. — Deux moules en plâtre d'un pied droit d'adulte; varus très-prononcé.

L'un de ces moules représente le pied avant le traitement, l'autre après, et l'on constate que le redressement est complet.
(M. Bouvier, 1861.)

N° 547 *l*. — Deux moules en plâtre d'un pied droit d'adulte; varus très-prononcé.

L'un de ces moules représente le pied avant le traitement, l'autre après, et l'on constate que le redressement est complet.
(M. Bouvier, 1861.)

N° 548. — Pied-bot varus droit.

Cette pièce provient d'un très-jeune enfant; la déviation est très-prononcée. Les muscles de la jambe et du pied sont bien développés; il n'existe point de rétraction apparente.

N° 548 *a*. — Deux jambes de très-jeune enfant; pied-bot varus très-prononcé.

La déviation des deux pieds est très-considérable, et, quoique l'enfant n'ait point marché, les jambes sont notablement atrophiées.
(M. Houel.)

N° 548 *b*. — Squelette de la jambe et du pied droit; pied-bot varus très-prononcé.

Cette pièce provient d'un jeune enfant à la naissance, le pied bot est varus prononcé. Le calcanéum est oblique en bas en avant et surtout en dedans, sa tubérosité est relevée contre le péroné. L'astragale a son col allongé ; la surface scaphoïdienne est interne. Le premier métatarsien est relevé contre la jambe. Le péroné présente une courbure à convexité antéro-interne prononcée. L'espace interosseux n'est point rétréci. Le tibia présente une courbure analogue à celle du péroné. Cette courbure s'accompagne d'un mouvement de torsion bien évident, de la partie inférieure en dehors. La malléole interne est en avant.
(M. Guersant.)

Nº 548 *c*. — Moule en plâtre d'un pied-bot varus.

Ce moule représente un pied gauche, qui a été moulé sur un jeune enfant. Il s'agit d'un pied-bot varus très-prononcé.
(M. Bouvier, 1861.)

Nº 548 *d*. — Moule en plâtre de la jambe et du pied gauche d'un très-jeune enfant; varus très-prononcé.

(M. Bouvier, 1861.)

Nº 548 *e*. — Moule en plâtre de la jambe et du pied gauche d'un jeune enfant; varus très-prononcé.

(M. Bouvier, 1861.)

Nº 548 *f*. — Moule en plâtre de la jambe et du pied droit d'un jeune enfant; varus très-prononcé.

(M. Guersant.)

Nº 548 *g*. — Moule en plâtre de la jambe et du pied gauche d'un enfant; varus très-prononcé.

(M. Guersant.)

Nº 548 *h*. — Moule en plâtre de la jambe et du pied gauche; varus très-prononcé.

Cette pièce a été moulée sur un jeune enfant qui a été opéré avec succès, quoique la déviation fût très-prononcée.
(M. Guersant, 1861.)

Nº 548 *i*. — Moule en plâtre de la jambe et du pied droit d'un enfant; varus très-prononcé.

M. Guersant, 1861.)

Nº 548 *j*. — Moule en plâtre d'un pied gauche d'enfant; varus très-prononcé.

(M. Guersant, 1861.)

N° 548 *k*. — **Moule en plâtre de la jambe et du pied gauche d'un enfant; varus très-prononcé.**

(M. Bouvier, 1861.)

N° 548. *l* — **Moule en plâtre de la jambe et du pied droit chez un adulte; varus très-prononcé.**

(M. Bouvier, 1861.)

N° 548 *m*. — **Moule en plâtre de la jambe et du pied droit chez un adulte; varus très-prononcé.**

(M. Bouvier, 1861.)

N° 548 *n*. — **Moule en plâtre de la jambe et du pied gauche d'un adulte; varus très-prononcé.**

(M. Bouvier, 1861.)

N° 549. — Squelettes de deux pieds-bots ; **varus très-prononcés droit et gauche.**

Sur cette pièce, il existe un allongement du col de l'astragale, et une déviation en dedans de l'articulation scaphoïdienne. Ces pièces proviennent d'un très-jeune enfant.
(M. Guersant, 1861.)

N° 550. — **Pied droit, avec la partie inférieure de la jambe ; pied-équin très-prononcé,**

Ce pied qui est recouvert des parties molles, est dans l'extension forcée. Sa face dorsale, fortement convexe, regarde en avant, tandis que la face plantaire, dont la voûte est augmentée, regarde en arrière et en haut. La première phalange des orteils est dans l'extension forcée, tandis que les autres sont légèrement fléchies.

Le calcanéum est très-élevé en arrière ; il a pris une direction oblique de haut en bas et d'avant en arrière. Les tendons de la face dorsale du pied sont minces, aplatis. Les muscles de la couche plantaire sont tendus, raccourcis. L'aponévrose est rétractée, l'individu marchait exclusivement sur les orteils et la tête des métatarsiens.

N° 550 a. — Squelette de pied droit pied-équin.

Cette pièce a été prise chez un jeune homme, car les epiphyses inférieures du tibia et du péroné ne sont point soudées. La déviation du pied est très-prononcée, et ce pied a été divisé verticalement dans son milieu avec le tibia pour montrer la disposition des os. On constate sur le trait de scie, que le tissu est raréfié, que les cellules sont agrandies et que la lamelle de tissu compacte périphérique est très-amincie.

Le calcanéum a conservé sa direction normale, mais son apophyse antérieure est atrophiée, et l'astragale dont le col est allongé, est vertical, parallèle à l'axe du tibia, il s'articule par toute sa face inférieure devenue postérieure, avec la partie antérieure du calcanéum. Le cuboïde est également porté en bas et en arrière. L'individu marchait exclusivement sur la pointe des orteils et la tête des métatarsiens.

(M. Bouvier, 1861.)

N° 551. — Portion du membre inférieur gauche, composée de la partie inférieure du fémur, de la jambe et du pied; pied-équin très-prononcé.

Cette pièce provient d'une femme d'environ 30 ans. Le pied du côté droit présentait une disposition à peu près identique. Le talon est très-élevé, le calcanéum a une disposition verticale, et touche presque, par sa face supérieure, la face postérieure du tibia. L'astragale porté en bas et en avant est aussi très-oblique, et les métatarsiens continuent l'axe vertical de la jambe; le scaphoïde et le cuboïde sont admis luxés en arrière, le scaphoïde sur la tête de l'astragale, le cuboïde sur le calcanéum. Les orteils sont dans l'extension forcée, et cet individu ne reposait sur le sol que par la face inférieure des phalanges et la tête des métatarsiens. Mais comme il s'agit d'une femme adulte, cette pièce est surtout destinée à montrer l'altération musculaire, qui peut être consécutive ou primitive à cette déformation, et qui, dans le cas particulier, a paru être à M. Broca consécutive à l'altération musculaire.

Muscles qui ont été trouvés sains. — Tous les muscles du pied, excepté le pédieux, le fléchisseur commun des orteils, le triceps fémoral, les adducteurs, le droit interne, le demi-membraneux, le muscle du *fascia lata* qui était énorme, enfin le psoas, les deux obturateurs et la masse sacro-lombaire étaient sains.

Muscles complétement graisseux. — Le pédieux, le péronier antérieur et le court péronier latéral.

Muscles incomplétement graisseux, mais uniformément grais-

seux. — Le jambier antérieur, le fléchisseur propre, le poplité, le demi-tendineux.

Muscles irrégulièrement graisseux. — Le muscle jambier antérieur, sain en haut, très-graisseux en bas, extenseur propre, normal dans sa partie supérieure, graisseux dans son quart inférieur, extenseur commun, le long péronier latéral. Aucun muscle n'avait subi de transformation fibreuse.

(Professeur Broca, *Soc. anat.* 1851, t. XXVI, p. 50.)

N° 551 *a.* — **Deux moules en plâtre de la jambe et du pied droit et gauche du même individu pied-équin.**

Le moule du pied droit, qui était équin, représente ce membre plus de vingt ans après l'opération qui a été pratiquée par Delpech en 1819. Le pied est dans la rectitude presque normale quoiqu'il existe un certain degré de valgus. La jambe est, en outre, très-amaigrie, surtout si on la compare au pied et à la jambe gauche. Il existe, au point de vue du volume, une très-grande différence entre ces deux membres.

(M. Bouvier, 1861.)

N° 551 *b.* — **Deux moules en plâtre de la jambe et du pied droit; pied-bot équin très-prononcé.**

Cette pièce a été moulée chez un adulte. L'un de ces moules montre la difformité avant le traitement, le second, après traitement. Il s'agit du nommé Bonnemé, âgé de 35 ans, qui a été opéré, le 4 octobre 1836, par la section du tendon d'Achille. Le pied a été très-bien redressé, seulement, avant comme après, les muscles du mollet sont peu développés.

(M. Bouvier, 1861.)

N° 551 c. — **Deux moules en plâtre de la partie inférieure de la jambe et d'un pied-bot équin du côté droit.**

Cette pièce a été moulée sur un adulte; l'un de ces moules montre la difformité du pied avant le traitement, l'autre, le pied guéri qui a repris sa disposition normale, la plante du pied est seulement très-plate.

(M. Bouvier, 1861.)

N° 551 *d.* — **Deux moules en plâtre de la jambe et d'un pied-bot gauche; équin très-prononcé.**

Cette pièce a été moulée sur un adulte; l'un de ces moules

représente la difformité du pied avant le traitement, l'autre, la guérison qui s'est maintenue après l'opération.
(M. Bouvier, 1861.)

N° 551 *e.* — **Deux moules en plâtre de la jambe et d'un pied-bot droit ; équin très-prononcé chez un adulte.**

L'un de ces moules représente la difformité du pied avant le traitement, l'autre, la guérison qui s'est maintenue.
(M. Bouvier, 1861.)

N° 551 *f.* — **Deux moules en plâtre de la jambe et d'un pied-bot gauche ; équin très-prononcé chez un adulte.**

L'un de ces moules représente la difformité du pied avant le traitement, l'autre, la guérison qui s'est maintenue.
(M. Bouvier, 1861.)

N° 551 *g* — **Deux moules en plâtre de la jambe et d'un pied-bot gauche; équin très-prononcé chez un jeune homme.**

L'un de ces moules représente la difformité du pied avant le traitement, l'autre, la réduction qui s'est maintenue.
(M. Bouvier, 1861.)

N° 551 *h.* — **Deux moules en plâtre représentant la jambe et le pied gauche ; pied équin très-prononcé.**

Cette pièce a été moulée sur un jeune enfant ; il existait des brides fibreuses dans les muscles du mollet, l'un de ces moules représente le pied avant le traitement, l'autre, après guérison.
(M. Bouvier, 1861.)

N° 551 *i.* — **Moule en plâtre de la partie inférieure de la jambe et d'un pied gauche; équin très-prononcé.**

(M. Bouvier, 1861.)

N° 551 *j.* — **Moule en plâtre de la jambe et d'un pied-bot droit; équin très-prononcé chez un adulte.**

(M. Bouvier, 1861.)

N° 551 k. — Moule en plâtre de la jambe et du pied droit d'un jeune homme ; pied-équin assez prononcé.

(M. Guersant, 1861.)

N° 552. — Squelette de la partie inférieure de la jambe droite et du pied ; pied talus valgus très-prononcé.

Le pied est fortement fléchi sur la jambe, et son axe est presque parallèle au tibia ; la face plantaire regarde en avant et un peu en bas, et le bord externe du pied est légèrement renversé. C'est l'articulation tibio-astragalienne qui est le siége essentiel de la déviation.

L'astragale est enfoncé d'avant en arrière sous la mortaise tibiale, il y cache une partie de son col ; l'astragale est sub-luxé en arrière, sa poulie est en grande partie à découvert. Le calcanéum suit le mouvement. Le talon fortement abaissé par suite de l'obliquité du calcanéum n'est plus saillant au delà du tibia, il se trouve reporté en dessous de la jambe. Au lieu de s'appuyer par son plan inférieur, la tubérosité calcanéenne pose sur le sol par sa partie inféro-postérieure. La pointe du pied est très-élevée, la face plantaire paraît allongée et la dorsale raccourcie. La base de sustentation se trouve de beaucoup réduite. Le plan externe du calcanéum présente une surface articulaire concave qui a 22 millimètres de diamètre, et au moins 5 de profondeur. La malléole du péroné correspond à cette surface articulaire et présente, au lieu de son extrémité saillante, une tête convexe en rapport avec la facette articulaire. Les os de la seconde rangée du tarse et ceux du métatarse sont atrophiés.

N° 552 a. — Bassin et membres inférieurs d'un fœtus à terme, qui présente un double talus valgus très-prononcé.

Les membres inférieurs n'ont point été disséquées afin de montrer le degré avancé de celte lésion congéniale.

(M. Houel.)

N° 552 b. — Squelette de la jambe et du pied du côté gauche ; talus pied creux.

Le talus pied creux n'est qu'un demi-talus, l'avant-pied, au lieu de suivre le calcanéum se replie en bas, et ramène la pointe du pied sur le sol. De là l'exagération de la concavité plantaire, le pied creux ajouté au talus.

L'astragale est reporté en arrière du tibia, et le calcanéum présente une courbure verticale de son apophyse postérieure qui se trouve dans l'axe du tibia et repose sur le sol comme dans le pied talus par sa face postéro-inférieure, à la manière du pilon des amputés. La tête de l'astragale est un peu reportée en haut où elle fait saillie, et le scaphoïde la suit dans son mouvement, mais, les cunéiformes abaissés, ne s'articulent plus qu'avec la partie inférieure du scaphoïde, le bord interne du pied est légèrement relevé, la voûte plantaire présente des proportions très-exagérées.

Le cuboïde est aussi abaissé, il est articulé avec le calcanéum plus bas qu'à l'état normal. L'angle exagéré du pied creux est différent au bord interne et externe; l'angle du côté interne est dessiné plus en arrière, celui du côté externe plus en avant.

(M. Bouvier, 1861.)

N° 553. — Squelette de la partie inférieure de la jambe et du pied gauche; pied valgus.

Cette pièce, qui est en assez mauvais état de conservation, a été prise sur un adulte, et elle a servi en 1841 à M. Bouvier à faire sa description du pied valgus dans le dictionnaire de médecine en 30 volumes.

Le bord interne du pied portait sur le sol, dans presque toute sa longueur, le bord externe est relevé et renversé en dedans, le pied est à peine fléchi sur la jambe. Le mauvais état de conservation du calcanéum qui manque dans sa partie postérieure ne permet plus d'apprécier la position de cet os; tous les os du tarse profondément altérés, sont ankylosés entre eux. Les extrémités inférieures du tibia et du peroné qui sont également profondément déformées et altérées, sont ankylosées entre elles et avec les os du tarse.

(M. Bouvier.)

N° 553 *a*. — Moule en plâtre d'un pied droit; talus valgus très-prononcé, opéré en juin 1839.

(M. Bouvier.)

N° 553 *b*. — Moule en plâtre du pied droit précédent.

Ce moule a été pris longtemps après la guérison, la rectitude du pied est complète.

(M. Bouvier.)

N° 553 *c*. — Moule en plâtre du pied gauche d'un jeune enfant; valgus prononcé.

(M. Guersant, 1861.)

TABLE DES MATIÈRES

DU TOME DEUXIÈME

CHAPITRE VII

CHAPITRE VIII

CHAPITRE IX

CHAPITRE XI

CHAPITRE XII

CHAPITRE XIII

CHAPITRE XIV.

FIN DU DEUXIÈME VOLUME.

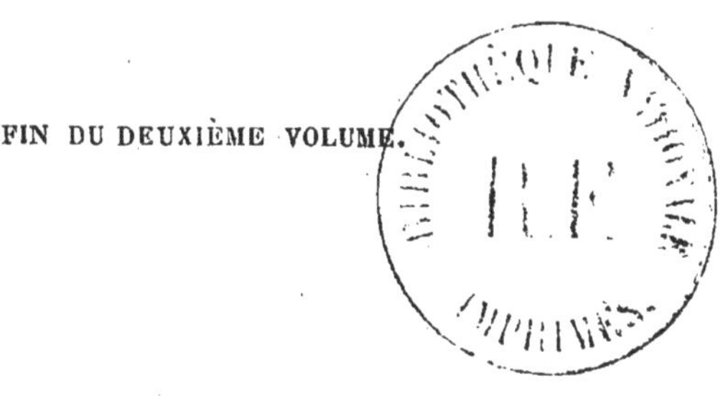

Paris, imprimerie Paul Dupont, 41, rue Jean-Jacques Rousseau, 41. — 29.1.77

CATALOGUE DES PIÈCES

DU

MUSÉE DUPUYTREN

L'ordre suivi pour la classification des pièces dans le musée est le suivant ; c'est par appareil ou système qu'elles ont été disposées, savoir :

1° L'appareil de la locomotion : système osseux ;
2° Le système musculaire ;
3° Le système nerveux ;
4° L'appareil des sens ;
5° L'appareil de la circulation ;
6° L'appareil de la digestion avec ses glandes annexes ;
7° L'appareil de la respiration ;
8° L'appareil génito-urinaire ;
9° Le système cutané et cellulaire ;

Enfin il existe une dixième division qui comprend les monstres, et forme la tératologie.

Paris-Imp. PAUL DUPONT, 41, rue Jean-Jacques-Rousseau. — 30.7.77

www.ingramcontent.com/pod-product-compliance
Ingram Content Group UK Ltd.
Pitfield, Milton Keynes, MK11 3LW, UK
UKHW012153240726
13966UKWH00002B/302